Com a vida de novo

Dados Internacionais de Catalogação na Publicação (CIP)
(Câmara Brasileira do Livro, SP, Brasil)

S62c Simonton, O. Carl.
Com a vida de novo: uma abordagem de auto-ajuda para pacientes com câncer / O. Carl Simonton, Stephanie Matthews-Simonton, James L. Creighton [tradução Heloísa de M. M. Costa]. – São Paulo: Summus, 1887.

Título original: Getting well again
Bibliografia.
ISBN 978-85-323-0306-6

1. Câncer – Aspectos psicológicos 2. Cura mental 3. Espírito e corpo – Terapia 4. Imagem (Psicologia) I. Matthews-Simonton, Stephanie. II. Creighton, James. III. Título: Uma abordagem de auto-ajuda para pacientes com câncer.

	CDD-616.994019
	-153.3
	-615.851
87-2205	NLM-QZ 200

Índices para catálogo sistemático:
1. Câncer : Aspectos psicológicos   616.994019
2. Corpo e mente : Terapias   615.851
3. Cura mental : Terapias mentais   615.851
4. Imaginação : Psicologia   153.3

A co-edição deste livro no Brasil faz parte do projeto coordenado pelo
CORA – Centro Oncológico de Recuperação e Apoio, com vistas
à difusão da abordagem de auto-ajuda no tratamento
de pacientes com câncer.

Compre em lugar de fotocopiar.
Cada real que você dá por um livro recompensa seus autores
e os convida a produzir mais sobre o tema;
incentiva seus editores a encomendar, traduzir e publicar
outras obras sobre o assunto;
e paga aos livreiros por estocar e levar até você livros
para a sua informação e o seu entretenimento.
Cada real que você dá pela fotocópia não autorizada de um livro
financia o crime
e ajuda a matar a produção intelectual de seu país.

Com a vida de novo

Uma abordagem de auto-ajuda para pacientes com câncer

O. Carl Simonton
Stephanie Matthews-Simonton
James L. Creighton

summus
editorial

Do original em língua inglesa
GETTING WELL AGAIN
Copyright © 1978 by O. Carl Simonton e Stephanie Matthews-Simonton
Editado por acordo com a Bantam Books, Inc., Nova York
Direitos desta tradução adquiridos por Summus Editorial

Tradução: **Heloisa de Melo M. Costa**
Capa: **Roberto Strauss**

Este trabalho pioneiro continua sendo, após muitos anos, referência no acompanhamento de aspectos emocionais de pacientes com câncer. As informações de cunho médico, porém, podem estar desatualizadas em função dos constantes avanços científicos na área.

Summus Editorial
Departamento editorial
Rua Itapicuru, 613 – 7º andar
05006000 – São Paulo – SP
Fone: (11) 3872-3322
http://www.summus.com.br
e-mail: summus@summus.com.br

Atendimento ao consumidor
Summus Editorial
Fone: (11) 3865-9890

Vendas por atacado
Fone: (11) 3873-8638
e-mail: vendas@summus.com.br

Impresso no Brasil

Este livro é dedicado aos pacientes que decidiram tentar alterar o curso de seus cânceres através de processos mentais e emocionais e à coragem necessária para tanto.

— *Carl e Stephanie Simonton*

Dedico este livro à minha esposa, Maggie Creighton, a primeira a me indicar esses caminhos e a me apoiar durante todo o percurso.

— *James Creighton*

Agradecimentos

Estamos profundamente gratos pelo trabalho feito por outros pesquisadores, cujos esforços forneceram o fundamento para o nosso próprio trabalho e para este livro.

Queremos expressar nossa apreciação pelo apoio e encorajamento da equipe e dos amigos da *Universidade de Oregon Medical School*, especialmente ao Departamento de Oncologia Radiológica, no início deste projeto. Também ao Serviço de Oncologia Radiológica e ao Departamento de Radiologia do Centro Médico do "Travis Air Force Base" pelo apoio ao desenvolvimento de um programa formal dirigido às necessidades emocionais dos pacientes cancerosos. Nossos agradecimentos especiais pelo apoio e pela sabedoria demonstrados por Oscar Morphis, oncologista, chefe do "Oncology Associates" de Fort Worth, no Texas.

O interesse e o encorajamento de nossos pais têm sido uma fonte de força e lhes somos imensamente agradecidos.

O apoio de Robert F. White, de Minnesota, Len e Anita Halpert de Nova York e de Dorothy Lyddon, da Califórnia, têm-nos sido de imensa ajuda e lhes agradecemos por isso.

A bolsa recebida do "Institute of Noetic Sciences", que acelerou nosso trabalho e permitiu-nos alargar nosso campo de pesquisas, foi de grande utilidade e damos-lhe o seu justo valor.

No que diz respeito diretamente à criação deste livro gostaríamos de agradecer a Jeanne Achterberg-Lawlis, Anne Blocker, Bob Gilley, Frances Jaffer, Flint Sparks e, pelo seu excelente trabalho no manuscrito, a Sharon Lilly.

Gostaríamos de agradecer à nossa diretora de publicação, Victoria Pasternack, por sua ajuda e comprometimento com este livro e a nosso editor, Jeremy Tarcher, por sua ajuda, conselhos e amizade, sem os quais este livro não seria o que é.

Nossos agradecimentos especiais a Reece e Doris Halsey por terem ajudado na criação deste livro.

Somos especialmente gratos à sabedoria e à ajuda de John Gladfelter cujos conselhos aumentaram de maneira estrondosa a qualidade de nossas vidas pessoal e profissional.

E, por último, queremos agradecer a nossos pacientes, que partilharam conosco tanto de si mesmos, permitindo que partilhássemos com eles também.

Carl e Stephanie Simonton

Sou grato à minha secretária, Marie Von Felton, que datilografou e redatilografou os manuscritos, no seu esboço original.

James Creighton

Índice

PRIMEIRA PARTE: A MENTE E O CÂNCER 13

1 A Ligação Corpo/Mente: Uma Abordagem Psicológica ao Tratamento do Câncer 15

   O Ponto de Partida: A "Vontade viver" 16
   O Primeiro Paciente: Um Exemplo Impressionante 18
   Uma Abordagem Holística ao Tratamento do Câncer 20
   Os Resultados dessa Abordagem 21
   Teoria Transformada em Prática 23

2 Os Mistérios da Cura: O Indivíduo e suas Convicções .. 25

   A Importância do Indivíduo 26
   Uma Cura Misteriosa 27
   Remissão "Espontânea" e o Efeito Placebo 30
   Saúde Psicossomática 35
   Biofeedback e a Habilidade de Influenciar a Saúde 36
   Um Sistema de Conceito de Saúde 38

3 Investigando as Causas do Câncer 39

   O que é o Câncer? 39
   O que Causa o Câncer? 40
   O Sistema Imunológico: Nossa Defesa Natural Contra as Doenças 45

4 A Ligação entre o Estresse e a Doença 50

   Como medir o Estresse e Predizer Enfermidades 50
   Como o Estresse Vem a Criar uma Suscetibilidade à Doença 54

Um Resumo das Descobertas Realizadas Até o Momento: Voltamos ao Indivíduo 57

5 Personalidade, Estresse e Câncer 58
   Conexão Entre o Câncer e as Emoções: Perspectiva Histórica 58
   Os Indícios Psicológicos 62
   Exemplos da Vida dos Nossos Pacientes 67
   O Processo Psicológico da Doença 71
   Com a Vida de Novo 74

6 Expectativas Sobre o Câncer e Seus Efeitos na Recuperação 76
   Profecias Auto-Elaboradas 77
   Convicções Sociais Negativas Sobre o Câncer — e as Suas Conseqüências 79
   Como Criar um Sistema de Crenças Positivo 81

7 Um Modelo Holístico da Recuperação do Câncer 85
   Um Modelo Corpo/Mente do Desenvolvimento do Câncer 85
   Revertendo o Círculo: Um Modelo Corpo/Mente de Recuperação 90

SEGUNDA PARTE: CAMINHOS PARA A SAÚDE 93

8 O Programa: Como Colocá-lo em Funcionamento 95
   Uma Visão Geral dos Caminhos de Volta à Saúde 96
   Colocar o Programa em Prática 100

9 Participando da Sua Saúde 104
   John Browning: Uma História 105
   Bog Gilley: Uma História 108
   Como Interpretar o Significado dos Acontecimentos 109
   Identificar a Nossa Participação na Doença 110
   Aceitar a Responsabilidade Pela Sua Saúde 112

10 Os "Benefícios" da Doença 114
   Resolver Problemas Através da Doença 115
   A Legitimidade das Necessidades Emocionais 117
   Identificar os "Benefícios" da Doença 117

11 Aprender a Relaxar e a Visualizar a Cura 121
    A Técnica de Relaxamento 122
    Relaxamento e Visualização 124
    O Processo de Visualização 126
    A Visualização Para Outros Tipos de Doença 128
    O Valor do Relaxamento e da Visualização 130
    Superando Possíveis Problemas com o Processo de Visualização 131

12 O Valor das Imagens Mentais Positivas............... 133
    Os Critérios Para Imagens Eficientes 135
    Superando os Problemas Com a Visualização 138
    Desenhos e Interpretações das Imagens Mentais dos Nossos Pacientes 141
    As Imagens Como Descrições de Si Mesmo 152

13 Eliminando o Ressentimento 154
    Técnicas Para Perdoar Velhos Ressentimentos — Nossa Própria Experiência 155
    Visualização para Superar o Ressentimento 156
    Experiências dos Nossos Pacientes Com o Método de Visualização do Ressentimento 157
    Compreendendo o Ressentimento 160

14 Criar o Futuro: Estabelecendo Objetivos 162
    Os Benefícios de Se Estabelecer Objetivos 163
    Como Determinar os Objetivos: Linhas Gerais 164
    Reforço dos Objetivos Através da Visualização 169

15 Descobrindo o Seu Guia Mental de Saúde 172
    Contato Com os Recursos Internos: Exemplos Pessoais dos Nossos Pacientes 174
    Anotações do Diário 178
    Outra Maneira de Abordar o Guia Mental 179
    O Processo de Visualização do Guia Mental 180

16 Como Dominar a Dor 182
    Os Componentes Emocionais da Dor 182
    As "Recompensas" da Dor: Aprender a Não Usar a Dor Como Justificativa 184

	Métodos de Controle da Dor	185
	Visualização Para Lidar Melhor Com a Dor	186
	Substituição da Dor Pelo Prazer	188
17	Exercícios Físicos	190
	Nosso Programa de Exercícios: Uma Hora, Três Vezes Por Semana	193
18	Lidar Com os Medos da Recaída e Morte	196
	A Recaída: O Feedback do Organismo	196
	Morte: a Redecisão	198
	As Experiências dos Nossos Pacientes	200
	Uma Nova Perspectiva Sobre a Vida e a Morte	203
	Implicações da Fantasia da Morte e do Renascimento ...	205
19	O Apoio Familiar	206
	Aceitar os Sentimentos dos Pacientes — E os Seus Também	206
	Como Estabelecer Uma Comunicação Aberta, Eficiente e Solidária	207
	Solidariedade Para Com a Responsabilidade e Participação do Paciente	213
	Recompensando a Saúde, Não a Doença	217
	Como Satisfazer as Necessidades de Uma Longa Doença	219
	Aprender e Crescer	221
	Bibliografia	223
	Os autores	235
	CORA — Centro Oncológico de Recuperação e Apoio ..	237

PRIMEIRA PARTE
A Mente e o Câncer

1
A Ligação Corpo-Mente: Uma Abordagem Psicológica ao Tratamento do Câncer

Cada um de nós tem a sua própria participação na saúde ou na doença, a todo momento. Este livro tem como objetivo mostrar às pessoas que sofrem de câncer ou de qualquer outra doença séria como podem participar da sua própria recuperação. Por outro lado, mostrará àqueles que não estão doentes como manter a sua própria saúde.

Usamos a palavra *participação*, para indicar a função vital que a pessoa desempenha na manutenção do seu nível de saúde. A grande maioria das pessoas acha que a cura é algo que nos é *dado*, e que, ao terem um problema de saúde, a única coisa que tem a fazer é ir ao médico que se encarregará da cura. Em parte, isto é verdade, porém, apenas em parte.

Todos nós participamos de nossa saúde através de nossas convicções, nossos sentimentos e nossas atitudes em relação à nossa vida e, de forma mais direta, através de exercícios e dieta. Além do que, nossa resposta a qualquer tratamento depende de nossas convicções a respeito da eficiência do tratamento e da confiança que temos em relação à equipe médica.

Este livro não pretende minimizar o papel do médico e de outros profissionais de saúde que participam do tratamento médico. Ao invés disso, *Com a Vida De Novo* descreverá o que você pode fazer em conjunto com o tratamento médico para recuperar a saúde que merece.

Ao compreendermos como podemos participar de nossa saúde ou de nossa doença estaremos dando o primeiro passo importante para recuperarmos nosso bem-estar. Para muitos dos nossos pacientes é um primeiro passo primordial. Talvez o seja também para você.

Somos Carl e Stephanie Simonton, e dirigimos o *Cancer Counseling and Research Center* de Dallas, Texas. Carl, que é o diretor

15

responsável pelo Departamento Médico do Centro, é um radioterapeuta, especializado no tratamento do câncer. Stephanie é diretora de aconselhamento e formada em psicologia.

A maioria dos pacientes que chega até nós, de todos os pontos do país, recebeu um diagnóstico de "incurável", por parte de seu médico. Segundo estatísticas nacionais sobre o câncer, esses pacientes têm uma expectativa de vida de um ano. Por acreditarem que a única ajuda que podem receber é a médica — e quando os seus médicos declaram que a medicina não pode mais ajudá-los e que, provavelmente, lhes restam apenas alguns meses de vida — eles se sentem traídos, desesperançados e, portanto, vão ao encontro das expectativas médicas. Porém, nos casos em que os pacientes mobilizam seus próprios recursos e participam ativamente de sua própria recuperação, podem vir a ultrapassar a expectativa de sobrevida que lhes foi indicada e alterar de maneira significativa sua qualidade de vida.

As idéias e técnicas descritas neste livro consistem da abordagem por nós utilizada no *Cancer Counseling and Research Center* para mostrar aos pacientes cancerosos como participar da recuperação de sua saúde e viver de forma compensadora e realizadora.

O PONTO DE PARTIDA: A "VONTADE DE VIVER"

O que faz com que um paciente recupere sua saúde enquanto que um outro morre, mesmo no caso de o diagnóstico ser igual para ambos? Carl ficou interessado por este assunto ao completar o seu período de residência como especialista em cancerologia no "Oregon Medical School". Lá, ele observou que os pacientes que declaravam querer viver geralmente agiam como se, de verdade, não o quisessem. Havia pacientes com câncer no pulmão que se recusavam a parar de fumar, pacientes com câncer no fígado que se recusavam a parar de beber e outros, ainda, que não compareciam com regularidade ao tratamento.

Em muitos casos, tratava-se de pessoas cujos diagnósticos médicos indicavam que, se o tratamento fosse seguido, poderiam ter muitos anos de vida. E, apesar de afirmarem sem cessar que havia inúmeras razões para que quisessem viver, mostravam-se deprimidas, com profunda apatia e com uma atitude que demonstrava desistência, ao contrário de outros pacientes diagnosticados como sendo terminais.

Nesta última categoria havia um pequeno grupo de pacientes que, apesar de ter sido enviado de volta à sua casa, após um tratamento mínimo, sem que houvesse esperança de sequer poder voltar para o acompanhamento, continuava a chegar para a consulta anual ou semestral, mantendo sua saúde em nível estável, contradizendo de maneira inexplicável as estatísticas.

Quando Carl lhes perguntava sobre o que poderia explicar a sua saúde, com freqüência, davam o seguinte tipo de resposta: "Não posso morrer enquanto meu filho não tiver acabado a faculdade" ou "O meu trabalho precisa de mim" ou "Não quero morrer antes de ter resolvido o meu problema com a minha filha". O ponto em comum nessas respostas residia no fato de que esses pacientes achavam que *tinham uma certa influência sobre o curso de sua própria doença*. A diferença básica entre esses pacientes e aqueles que não queriam cooperar residia na atitude dos primeiros em relação à doença e sua posição positiva em relação à vida. Os pacientes que continuavam a ter melhoras, por uma razão ou outra, tinham uma "força vital" mais poderosa. Esta descoberta fascinou-nos.

Stephanie, cuja formação era a de aconselhamento de motivação, tem um interesse especial pelas pessoas que são excepcionalmente bem-sucedidas — aquelas que, nos negócios, por exemplo, parecem destinar-se ao cimo. Ela havia estudado o comportamento das pessoas cujo desempenho era considerado excepcional e ensinado os princípios deste comportamento àqueles que não o possuíam. Parecia razoável estudar da mesma maneira os pacientes cancerosos — aprender o que aqueles que estavam tendo sucesso tinham em comum e como eram diferentes em relação àqueles que não estavam tendo sucesso.

Se a diferença entre o paciente que consegue recuperar sua saúde e aquele que não o consegue reside em parte na atitude em relação à doença e à convicção de que pode, de certa forma, ter uma influência sobre ela, como poderíamos influenciar os pacientes na direção certa? Seria possível aplicar as técnicas utilizadas na psicologia da motivação para induzir e aumentar a "vontade de viver?". Quando começamos, em 1969, examinamos todas as possibilidades, desde grupos de encontro, terapia de grupo, meditação, visualização, técnicas de motivação, cursos de "desenvolvimento da mente", do tipo "Silva Mind Control e Mind Dynamics" e *biofeedback*.

A partir de nossos estudos de *biofeedback* descobrimos que algumas técnicas possibilitavam às pessoas que as praticavam serem capazes de influenciar seus próprios processos internos, influenciando as batidas do coração e a pressão sangüínea. Um aspecto importante do *biofeedback*, chamado de visualização, também era o componente principal de outras técnicas que estudamos. Quanto mais aprendíamos a respeito do processo, mais intrigados ficávamos.

Em essência, o processo de visualização inclui um período do relaxamento durante o qual o paciente criaria mentalmente uma imagem do objetivo ou resultado desejado. No caso do paciente canceroso, isto significaria tentar visualizar o câncer, o tratamento destruindo-o e, o mais importante de tudo, as defesas naturais de seu corpo ajudando-o a recuperar-se. Após termos analisado esses pontos com dois eminentes pesquisadores de *biofeedback*, os Drs. Joe Kamiya e Elmer Green, decidimos utilizar as técnicas de visualização com os pacientes cancerosos.

O PRIMEIRO PACIENTE: UM EXEMPLO IMPRESSIONANTE

O primeiro paciente com o qual foi tentado utilizar as teorias que estávamos desenvolvendo era um senhor de 61 anos de idade que se apresentou na faculdade de medicina em 1971, com uma forma de câncer de garganta que apresentava um prognóstico grave. Ele estava bastante fraco e seu peso havia caído de 70 kg para cerca de 50 kg; mal podia engolir a própria saliva e estava com dificuldades respiratórias. Havia menos de cinco por cento de possibilidades de que ele conseguisse sobreviver mais de cinco anos. Os médicos da faculdade de medicina chegaram a se perguntar se valeria a pena que ele seguisse qualquer tipo de tratamento, já que era possível que a terapia só o fizesse sentir-se pior, sem esperanças de melhoras significativas.

Carl entrou na sala de exames decidido a ajudar este homem a participar ativamente de seu próprio tratamento. Este era um caso que justificava medidas excepcionais. Carl começou a tratá-lo, explicando-lhe que ele poderia influenciar a evolução de sua própria doença. Carl fez então um esboço de um programa de relaxamento e visualização baseado em estudos que ele estava fazendo. O paciente deveria estabelecer três períodos de 5 a 15 minutos cada, durante o dia: pela manhã, ao acordar, após o almoço e à noite, antes de se deitar. Durante esses períodos, ele deveria, antes de mais nada, compor-se, sentando-se silenciosamente e concentrando-se nos músculos de seu corpo, começando pela cabeça e chegando até os pés, dizendo a cada um de seus músculos que relaxassem. Depois, já mais relaxado, ele deveria imaginar-se sentado em um lugar agradável e calmo, embaixo de uma árvore, perto de um riacho, ou qualquer outro lugar que preferisse, o tempo que fosse agradável para ele. A partir daí ele deveria imaginar o seu câncer de maneira vívida, de qualquer forma que aparecesse.

Em seguida, Carl pediu-lhe para imaginar o seu tratamento, de radioterapia, como pequenos projéteis de energia que atingiriam as células, tanto as normais como as cancerosas, no caminho onde se encontrassem. E já que as células cancerosas eram mais fracas e mais confusas do que as normais, não conseguiriam reparar o dano causado pelos projéteis e, segundo Carl, dessa forma, as células normais continuariam saudáveis, enquanto que as cancerosas morreriam.

Depois, Carl pediu ao paciente que formasse uma imagem mental do último passo, o mais importante — as células brancas chegando, apoderando-se das células mortas e doentes e expulsando-as do seu corpo através do seu fígado e rins. Através de seu olho mental ele deveria visualizar o seu câncer diminuindo de tamanho e a sua saúde sendo restabelecida. Após haver completado esse exercício, ele deveria voltar às suas atividades normais.

O que aconteceu estava além do que Carl conhecia com qualquer tipo de tratamento físico já tentado em pacientes cancerosos. A terapia de irradiação funcionou magnificamente bem e o homem não demonstrou nenhum dos efeitos colaterais à irradiação, nem em sua pele nem nas mucosas de sua boca e de sua garganta. Ao chegar ao meio do tratamento ele foi capaz de comer de novo. Ganhou forças e peso. E o câncer desapareceu progressivamente.

Durante o tratamento, tanto a terapia de irradiação como a visualização, o paciente só perdeu um dia de sessão de visualização, quando foi passear de carro com um amigo e ficou preso num engarrafamento. Ele ficou bastante chateado tanto consigo mesmo, quanto com seu amigo, pois sentiu que o fato de ter perdido uma sessão que fosse fazia-o sentir que perdia o controle sobre sua condição física.

Tratar esse paciente assim era muito estimulante, mas de certa forma, também assustador. As possibilidades de métodos de cura que estavam se apresentando encontravam-se muito além da educação médica formal de Carl.

O paciente continuou a progredir até que, passados dois meses, não havia mais sinais do câncer. A convicção que ele tinha de poder influenciar seu próprio tratamento era bem-evidente quando, perto do final de seu tratamento, ele disse a Carl: "Doutor, no início eu achava que precisava do senhor para estar bem; agora sinto que mesmo que o senhor desaparecesse eu ainda conseguiria lidar com o problema sozinho."

Após a remissão do câncer o paciente decidiu por si mesmo aplicar a mesma técnica de imagens mentais à artrite de que sofria há anos. Ele imaginou mentalmente as células brancas passando por entre a superfície de suas articulações, levando os entulhos, até que a superfície estivesse lisa e brilhante. Os sintomas da artrite desapareceram progressivamente e, apesar de voltarem de tempos em tempos, ele conseguia fazê-los diminuir até o ponto em que conseguia ir pescar regularmente, esporte que não é fácil, mesmo para quem não sofre de artrites.

Além do que já havia feito, ele decidiu usar o relaxamento e a visualização para influenciar a sua vida sexual. Apesar de sofrer de impotência já há vinte anos, dentro de poucas semanas após praticar as técnicas de visualização ele conseguiu recuperar sua atividade sexual plena e o seu estado geral, em todas essas áreas, permanece saudável já há seis anos.

Felizmente, nossa primeira experiência foi tão positiva e impressionante, pois quando começamos a falar no meio médico a respeito dessas nossas experiências e expor a idéia de que os pacientes têm uma influência maior do que a imaginada sobre a evolução da doença, houve reações bastante negativas por parte dos médicos. Para dizer a verdade, havia ocasiões em que nós mesmos duvidávamos das nossas conclusões. Como muita gente — sobretudo qualquer um com formação médica — havíamos aprendido que a doença "acontecia" às pessoas, sem possibilidade de controle psicológico individual sobre a evolução, e que não havia praticamente nenhuma relação de causa-efeito entre a doença e o que estava acontecendo na vida dos doentes.

Continuamos, não obstante, a usar esta abordagem para o câncer. Apesar de, às vezes, não haver diferença na doença em si, na maioria dos casos aconteceram mudanças significativas nas respostas dos doentes ao tratamento. Hoje, sete anos passados após a experiência com o primeiro paciente, acrescentamos um certo número de outros processos além da visualização que usamos com pacientes, primeiro na "Travis Air Force Base", onde Carl foi o chefe do departamento de terapia de irradiação e, agora, no nosso centro de Fort Worth. Estas técnicas são a base dos "Caminhos para a Saúde", segunda parte do *Com a Vida de Novo*.

UMA ABORDAGEM HOLÍSTICA AO TRATAMENTO DO CÂNCER

Por ser uma terrível doença, no momento exato em que alguém descoɔre estar com câncer, este fato passa a ser a característica principal da pessoa. O indivíduo pode ter várias outras funções — de pai, de chefe, de amante — e ter inúmeras características pessoais de valor — inteligência, charme, senso de humor — porém, a partir daquele momento passa a ser identificado apenas como "paciente canceroso". Toda a identidade da pessoa como ser humano perde-se na sua identidade de paciente com câncer. Todos, inclusive o seu próprio médico, passam a levar em consideração apenas o fato físico do câncer e o tratamento tem como objetivo o paciente como um corpo, não como pessoa.

Nós partimos da premissa de que uma doença não é simplesmente um fato físico, mas um problema que diz respeito à pessoa como um todo, incluindo não apenas o corpo, mas também as emoções e a mente. Acreditamos que os estados emocional e mental têm uma função importante tanto no que diz respeito à *suscetibilidade* à doença, incluindo o câncer, como na *recuperação* de qualquer doença. Acreditamos também que o câncer surge como uma indicação de problemas existentes em outras áreas da vida da pessoa, agravados ou compostos de uma série de estresses que surgem de 6 a 18 meses antes do aparecimento do câncer. O paciente canceroso, de maneira típica, reagiu a esses problemas e estresses com um sentimento de profunda falta de esperança e de "desistência". Esta reação emocional, acreditamos, por sua vez dispara um conjunto de reações fisiológicas que suprimem as defesas naturais do corpo, tornando-o suscetível à produção de células anormais.

Partindo do princípio de que nossas convicções são basicamente certas — e grande parte dos próximos sete capítulos diz respeito à demonstração das razões por que estamos tão seguros do que afirmamos — torna-se então necessário para o paciente e para o médico, ao lutarem para recuperar a saúde, levarem em consideração não apenas o que está acontecendo no nível físico, como também e, na mesma medida, o que está acontecendo no resto da vida do paciente. Se o sistema total integrado de mente, corpo e emoções, que constitui a pessoa como um todo, não está trabalhando para recuperar a saúde, então intervenções simplesmente físicas não darão o resultado desejado. Um programa eficiente de tratamento deve lidar com o ser humano como um todo, não apenas focalizando a doença, pois ao fazer isso é como se estivéssemos tentando curar uma epidemia de febre amarela apenas usando sulfa, sem eliminar os focos dos mosquitos causadores da febre.

OS RESULTADOS DESSA ABORDAGEM

Três anos após começarmos a ensinar aos pacientes a usarem as suas mentes e emoções para alterarem a evolução das doenças malignas, decidimos fazer um estudo para distinguir os efeitos do tratamento médico e emocional, a fim de demonstrar de maneira científica que o tratamento emocional estava realmente dando resultados.

Começamos por estudar um grupo de pacientes com doenças malignas consideradas medicamente incuráveis. O tempo de sobrevida estabelecido para a média dos pacientes com tal tipo de doença é de 12 meses.

Nos últimos quatro anos tratamos de 159 pacientes com um diagnóstico de doença maligna incurável, do ponto de vista médico. Desses, 63 estão vivos, com uma média de sobrevida de 24,4 meses desde o diagnóstico inicial. A expectativa de vida para esse grupo, segundo as normas americanas, é de 12 meses. Um controle equivalente da população global está sendo feito e os primeiros resultados indicam uma sobrevida comparável às normas americanas e menos da metade do tempo de sobrevida que têm os nossos pacientes. No caso dos nossos pacientes que vieram a falecer, o tempo médio de sobrevida era de 20,3 meses. Em outras palavras, os pacientes por nós seguidos e que continuam vivos, já viveram, em média, duas vezes mais do que os que receberam apenas o tratamento médico convencional. Mesmo aqueles pacientes que morreram, chegaram a viver uma vez e meia mais do que os do grupo de controle.

Em janeiro de 1978, a situação da doença nos pacientes que ainda continuam vivos é a seguinte:

	Número de pacientes	Percentual
Nenhuma evidência da doença	14	22,2%
Regressão do tumor	12	19,1%
Doença estabilizada	17	27,1%
Aparecimento de novo tumor	20	31,8%

Deve ser relembrado que 100 por cento dos pacientes eram considerados incuráveis pelos médicos.

Sem dúvida, a duração da vida após o diagnóstico é apenas um dos aspectos da doença. De igual (e talvez até maior) importância é o fato da qualidade de vida enquanto o paciente sobrevive. Existem poucas maneiras de se medir de maneira objetiva a qualidade de vida. No entanto, uma delas, o nível de atividade diária mantido durante e depois do tratamento, comparado ao nível de atividade anterior ao diagnóstico. Atualmente, 51% dos nossos pacientes mantêm o mesmo nível de atividade que tinham antes do diagnóstico; 76% deles estão, pelo menos 75%, tão ativos quanto estavam antes do diagnóstico. Com base em nossa experiência clínica, este nível de atividade no caso de pacientes "incuráveis do ponto de vista médico" é, nada mais nada menos, extraordinário.

Os resultados de nossa abordagem ao tratamento do câncer deram-nos confiança de que as conclusões que havíamos tirado estavam corretas — que uma participação ativa e positiva pode influenciar a doença, o resultado do tratamento e a qualidade de vida da pessoa.

Algumas pessoas talvez fiquem preocupadas por estarmos talvez dando "falsas esperanças", sugerindo às pessoas que elas podem influenciar o curso da doença e que estamos criando expectativas irrealísticas. É verdade que a evolução do câncer varia tanto de pessoa para pessoa que não podemos oferecer nenhuma garantia. Há sempre uma certa dose de incerteza, assim como no tratamento médico tradicional, mas achamos que a esperança é uma atitude acertada a se tomar em relação à incerteza.

Como veremos mais detalhadamente adiante, a expectativa, seja ela positiva ou negativa, pode ter uma função importante na determinação de um objetivo. Uma expectativa negativa impedirá a possibilidade de um desapontamento, mas pode também contribuir para um resultado negativo que não era inevitável.

Não existem garantias atualmente de que uma expectativa positiva de vida será realizada. Mas, sem esperanças, o que existe é um desespero (sentimento esse que, veremos mais adiante, já se acha presente em excesso na vida e na personalidade do paciente). Não negamos a possibilidade da morte. Ao contrário, trabalhamos muito com os nossos pacientes para ajudá-los aceitar a idéia da morte como algo possível. Também trabalhamos para ajudá-los a acreditar que podem influenciar o seu estado de saúde e que a mente, o corpo e as emoções podem ser colaboradores, trabalhando em conjunto para criar saúde.

TEORIA TRANSFORMADA EM PRÁTICA

Com a Vida de Novo divide-se em duas partes principais. A primeira descreve a teoria na qual nossa abordagem psicológica do câncer está baseada. A segunda apresenta um programa de recuperação para os pacientes e suas famílias. Os capítulos da primeira parte "A mente e o câncer" não são um esforço para provar à comunidade médica a validade desta abordagem. Ao invés disso, trata-se de um esforço para fornecer uma explicação simples e direta para que se possa avaliar se nossa abordagem é razoável, para ajudar a pessoa a decidir utilizá-la ou não.

A segunda parte começa com "Os Caminhos para a Saúde", programa que usamos com nossos pacientes no "Cancer Counseling and Research Center in Fort Worth". Insistimos para que experimentem as técnicas específicas. Ler a respeito, sem praticar, é como se ter uma receita em mãos, sem tomar os remédios indicados. Ao

23

participar deste programa a pessoa estará participando da sua própria saúde.

O último capítulo trata dos problemas da pessoa que vive com um ente querido que tem uma doença fatal. Descrevemos alguns dos problemas de comunicação que podem ocorrer, a confusão de sentimentos e a possibilidade de, com a experiência, haver uma maior aproximação e amor. Se você tem câncer, não só deve ler este capítulo como também a pessoa com quem vive, mulher ou marido, filhos e amigos mais chegados.

Convidamos todos vocês a nos acompanharem nesta busca de novos métodos de recuperação da doença e manutenção da saúde.

2

Os Mistérios da Cura: O Indivíduo e suas Convicções

A impressionante tecnologia da medicina moderna passa uma imagem de poder e de conhecimento tão imensos que torna-se difícil acreditar que os nossos recursos individuais possam fazer qualquer tipo de diferença. Claro, ninguém poderia, em sã consciência, negar os progressos da medicina atual. Seus feitos estão dentre os maiores da mente humana. Somente no tratamento contra o câncer, grandes progressos foram feitos no campo da radioterapia, em procedimentos sofisticados em quimioterapia e em técnicas cirúrgicas. Como resultado dessa tecnologia, de 30 a 40 por cento de todos os pacientes cancerosos serão "curados".

Alguns pacientes cancerosos recebem o tratamento através de máquinas colocadas em salas especiais, cheias de avisos sobre os perigos da irradiação. Os pacientes são levados a se perguntar por que, já que o tratamento deve, supostamente, fazer-lhes bem, todos os membros da equipe médica o evitam. Outras máquinas fazem tal barulho e silvos que o paciente é obrigado a usar protetores nos ouvidos. O mais moderno equipamento de diagnóstico é tão grande que o paciente é colocado dentro dele, onde radiografias são tiradas de partes específicas do seu corpo. As equipes médicas utilizam equipamentos e adotam procedimentos altamente sofisticados e caros em operações cirúrgicas que levam horas. A tecnologia é brilhante e poderosa. Algumas terapias usadas na luta contra o câncer são tão potentes que os pacientes temem os efeitos colaterais do tratamento tanto quanto a doença em si.

Tanto dinheiro, tempo e conhecimento foram dispendidos nessa moderna tecnologia médica que fica fácil achar que a ciência médica é toda-poderosa. Mas, quando, apesar de tudo, pessoas ainda morrem, é a doença que parece toda-poderosa. Os aparelhos brilhantes, os laboratórios gigantescos e os genuínos progressos médicos da atualidade podem nos fazer esquecer que muitos dos ingredientes essenciais da cura ainda permanecem misteriosos. É importante que nos lembremos dos limites dos nossos conhecimentos.

A IMPORTÂNCIA DO INDIVÍDUO

Não existe especialista em cancerologia que não tenha ainda se perguntado por que um paciente morre enquanto outro, com basicamente o mesmo prognóstico e o mesmo tratamento, se recupera. Tal situação ocorreu com dois pacientes que participaram do nosso programa. Ambos receberam o melhor tratamento médico disponível. Cada um participou dos processos e técnicas descritos neste livro. Porém, as suas respostas foram muito diferentes. Jerry Green e Bill Spinoza (nomes fictícios) receberam basicamente os mesmos diagnósticos de câncer de pulmão, que já havia-se espalhado para o cérebro.

No dia em que recebeu este diagnóstico, Jerry desistiu da vida. Deixou o trabalho e, após ter organizado a sua vida financeira, sentou-se em frente à televisão, olhando fixamente, durante horas a fio. Vinte e quatro horas depois começava a sentir dores profundas e as forças começaram a lhe fugir.

Ele não se interessava por nada. Até que se lembrou de que sempre quis construir um bar em sua casa e começou a construi-lo e, durante uma ou duas semanas, mostrou sinais de aumento de energia e a dor diminuiu. Porém, logo que as estantes do bar ficaram prontas, ele voltou para o aparelho de TV. Sua esposa contou-nos que ele não a assistia de verdade, ficando mais atento ao relógio para tomar, às horas certas, o remédio contra a dor. Jerry não deu sinais de melhoras à radioterapia, morrendo em três meses. Sua mulher lembrou-se depois de que os pais dele e muitos de seus parentes próximos haviam morrido de câncer e, de fato, quando se casaram, Jerry disse-lhe que morreria de câncer também.

Bill Spinoza também recebeu o diagnóstico de câncer de pulmão, com ramificações para o cérebro. O prognóstico de sobrevida e o tratamento que recebeu eram quase idênticos ao de Jerry. Porém, a reação de Bill ao tratamento foi muito diferente. Por um lado, ele considerou a doença como uma oportunidade para rever as prioridades de sua vida. Gerente de vendas, viajando sem cessar, ele estava sempre prestes a partir, e como ele mesmo disse "nunca se tinha dado tempo para admirar as árvores". Apesar de continuar a trabalhar, ele reorganizou o seu tempo para se dedicar mais a fazer coisas que considerava agradáveis.

Em nossa clínica ele participava ativamente da terapia de grupo e usava com regularidade o processo de visualização que havia aprendido conosco. Sua reação à radioterapia foi favorável, ficou praticamente livre dos sintomas e continuava ativo. Cerca de um ano e meio mais tarde, após ter deixado nosso programa, Bill sofreu uma série de revezes emocionais e, dentro de pouco tempo, teve uma recaída e morreu em seguida.

Ambos os pacientes com o mesmo diagnóstico, ambos com o mesmo tratamento. E, no entanto, Bill viveu um ano a mais do que Jerry e ultrapassou de maneira considerável o diagnóstico médico daquela forma de câncer. Além disso, a *qualidade* de vida de Bill foi muito diferente. Ele continuava ligado à vida, ativo, desfrutando de sua família e amigos. Cada um dos pacientes respondeu ao tratamento de forma que não era considerada típica. O declínio de Jerry foi mais rápido do que se poderia esperar. E, por outro lado, Bill ultrapassou em muitos meses o prognóstico que havia sido estabelecido.

UMA CURA MISTERIOSA

Enquanto os casos de Bill e de Jerry ilustram as diferenças que a personalidade de cada indivíduo pode fazer, os mistérios da recuperação são ilustrados de forma ainda mais espetacular no caso de Bob Gilley, um executivo de alto nível, bem-sucedido, de Charlotte, estado da Carolina do Norte. Bob sempre gozou de saúde quase perfeita e, portanto, nunca pensou muito em doença. Durante anos ele fora um entusiasmado jogador de tênis. No entanto, nos meses que precederam o diagnóstico, Bob estava consciente de que sentia-se "por baixo" emocionalmente falando, sentindo-se desencorajado e deprimido com alguns de seus relacionamentos. Mas, quando foi fazer o seu exame físico anual, em 1973, ele estava sentindo-se "bem", fisicamente. E, de fato, tinha passado uma hora extenuante, de manhã, fazendo o seu jogo predileto, antes de se dirigir ao exame.

Em virtude de sua profissão, Bob era muito consciente do valor de se submeter a exames físicos, com regularidade, apesar de encará-los com um certo tédio, já que raramente mostravam que ele sofria de alguma doença. O eletrocardiograma, os raios X e o exame foram normais. Porém, após um exame mais cuidadoso, um caroço foi descoberto em sua virilha. Uma biópsia cirúrgica foi marcada para a semana seguinte.

Bob descreveu sua experiência recentemente, em uma palestra dirigida a pacientes cancerosos e profissionais da área da saúde, interessados em nossa abordagem:

Foi-me dito que fariam uma pequena incisão, talvez meio centímetro de comprimento, do tipo feito em apendicectomia.

Porém, ao acordar, várias horas mais tarde, após a biópsia, descobri que eles haviam aberto todo o meu abdômen, tanto vertical quanto horizontalmente.

Quando o cirurgião apareceu ele me disse que era muito difícil diagnosticar o tipo de tecido que havia sido retirado. Tratava-se de um tipo de massa maligna, mas eu tinha boas chances de sobrevida. No outro dia de manhã cedo, as possibilidades de sobrevida haviam descido para 50%. Quando meu médico particular chegou, o diagnóstico havia mais uma vez mudado, e me deram 30% de possibilidades de sobrevida.

Finalmente, após uma longa discussão, o patologista, o oncologista e o cirurgião chamaram o que eu tinha de: "carcinoma indiferenciado secundário". As minhas chances de cura havia caído para menos de 1%.

Bob foi então enviado para uma grande clínica de cancerologia para ser submetido a um tratamento de quimioterapia:

Foi uma experiência estranha. Cheguei muito fraco por causa da cirurgia e fiquei esperando um dia inteiro, numa sala, com centenas de outros pacientes cancerosos. Todos eram tratados de maneira muito impessoal, mas estou certo de que era devido ao grande número de casos. Tornei-me o "Carcinoma Indiferenciado do Quarto 351-A".

Quando fiquei mais forte, passei a receber passes para todo tipo de atividade: passes para ir passear no parque, passes para o café da manhã, almoço e jantar — cheguei até a receber passes para poder usar o banheiro do posto de gasolina que ficava em frente ao hospital, porque era muito importante que eu continuasse a me sentir um membro da comunidade exterior ao hospital, evitando tornar-me enclausurado num hospital de oncologia. Fui a pessoa que mais passes recebeu na história daquele hospital. Também controlava meu escritório a partir da minha cama de hospital.

Os tipos e dosagens quimioterápicos foram finalmente decididos e conheci um outro aspecto estressante do câncer. Sentia-me mortalmente doente três quartos do tempo. Perdi os meus cabelos, meu apetite e uma quantidade considerável de peso. Estava constantemente com náuseas, tinha diarréia, veias queimadas (irritadas por causa da quimioterapia), minha boca estava cheia de bolhas e vivia pálido e fraco. Em pouco tempo parecia que havia saído de um campo de concentração.

Todos me olhavam como se eu fosse um moribundo, com exceção de algumas poucas pessoas que me eram extremamente preciosas. Durante os meses de intensa quimioterapia, estava em busca de um milagre, usando a nutrição, curandeiros, adivinhos e outros. Muitas vezes eu gritava: "Diabo de câncer! Quero que dê o fora do meu corpo!"

Bob retornou várias vezes à clínica de oncologia recebendo tratamento intenso de quimioterapia. No final de dez meses ele havia atingido o ponto em que a quimioterapia contínua dava poucas esperanças e criava o perigo de deteriorar os músculos cardíacos. E a massa da virilha não havia cedido em tamanho.

Bob ouviu falar em nosso programa e assistiu a uma de nossas sessões em Fort Worth. Antes de comparecer ele recebeu o material descrevendo nosso trabalho e uma fita onde era ensinado o processo de imagens mentais. Apesar de ter vindo para ficar apenas por alguns dias, a primeira sessão renovou-lhe as esperanças. Em suas próprias palavras: "Quando desci do avião em Charlotte, minha esposa me disse: 'Você parece diferente.' E eu estava diferente. Tinha esperanças. Havia voltado para casa cheio de entusiasmo e com um novo objetivo."

Bob parou de fazer quimioterapia e o cancerologista de sua cidade passou a examiná-lo mensalmente. Bob achava dura a disciplina que tinha de impor a si mesmo para seguir os exercícios de visualização, mas continuava a praticá-los. Ele também recomeçou a fazer exercícios de maneira regular e logo conseguia praticar vinte minutos de raquetebol. Recomeçou lentamente a ganhar peso. Porém, o fantasma do câncer ainda rondava. Como ele mesmo declara:

> Não apareceu nenhuma diferença médica mais importante durante as primeiras três ou quatro semanas. Porém, continuei a acreditar que este sistema iria funcionar. Seis semanas depois fui examinado pelo meu médico de Charlotte. Quando ele começou a apalpar o meu corpo, não posso descrever o terror profundo que tomou conta de mim. "Talvez tenha se alastrado!" Pensei. "Talvez esteja cinco vezes maior do que antes." Meu médico virou-se surpreso e disse com uma expressão suave: "Diminuiu de maneira considerável. Poderia até dizer que a massa está 75% menor." Juntos nos regozijamos, porém, de maneira cautelosa.

> Duas semanas mais tarde — dois meses apenas após ter conhecido os Simonton — fiz vários outros testes, entre eles um com gálio. Não havia absolutamente sinais da doença, apenas uma cicatriz residual do nódulo do tamanho de uma bolinha de gude. Dois meses depois de começar a praticar o relaxamento

29

e a visualização de imagens, havia me livrado do câncer! Meus médicos de Charlotte não conseguiam acreditar.

No decorrer dos meses que se seguiram, a energia e a vitalidade de Bob continuaram a aumentar, até que ficaram tão grandes ou maiores do que eram antes do diagnóstico.

Bob ainda tinha muito o que fazer. Nas sessões subseqüentes que teve conosco, ele começou a resolver muitos dos problemas pessoais que haviam causado a sua "depressão", antes do início do câncer. Ele também fez o necessário para mudar os comportamentos que estavam interferindo em seus relacionamentos. E, no momento em que estamos escrevendo este livro, ele continua a demonstrar que não há sinal de reincidência. De fato, ele declara que:

> Hoje em dia, minha vitalidade é ainda maior do que antes de ter o câncer. Se não fosse pelos registros médicos, poderia passar pela prova de qualquer companhia de seguros na América. Não quero parecer confiante demais, porque ainda tenho momentos de receio. Tenho medo de que a doença volte, quando sinto dores abdominais causadas por indigestão, por exemplo. Às vezes duvido que isto tudo seja real e minha mente lógica diz: "Talvez tenha sido um efeito retardado da quimioterapia, ou talvez fossem as vitaminas. Talvez mesmo não existisse câncer nenhum." Mas, na maioria das vezes, sinto-me confiante de que funcionou para mim e pode funcionar para muitas outras pessoas.

Bob tem feito muito para educar as pessoas em Charlotte sobre a função que os pacientes podem ter na luta contra o câncer e criou um serviço de aconselhamento sobre o câncer, chamado "Dayspring". Ele resume a sua experiência, dizendo: "Aprendi muito a respeito de minha responsabilidade em relação à doença, a minha responsabilidade em relação à cura e sobre as técnicas para desbloquear os poderes que se encontram em todos nós."

REMISSÃO "ESPONTÂNEA" E O EFEITO PLACEBO

O caso de Bob é impressionante porque ele não parecia reagir bem ao tratamento-padrão e, no entanto, quatro anos mais tarde, não demonstra nenhum sinal de reincidência do câncer. Sua recuperação poderia ter sido uma resposta retardada à quimioterapia, apesar de a maioria dos médicos não predizer ou esperar tal tipo de acontecimento. Acreditamos que sua recuperação tivesse a ver com Bob mesmo. Ela não pode ser atribuída a uma reação normal ao tratamento médico. Trata-se de um caso aparente de remissão espontânea: "aconteceu", simplesmente.

Quando uma doença não evolui de maneira que possa ser explicada por intervenção física, o resultado é chamado de "espontâneo". A palavra encobre a ignorância atual da mesma forma que o termo "geração espontânea" encobria a ignorância médica da Idade Média. Naquele tempo, não havia explicação para o fato de que organismos vivos do tipo larva poderiam se desenvolver a partir de matérias mortas, do tipo comida estragada e, assim, dizia-se que se tratava de algo gerado de maneira "espontânea". (Somente em 1765 Spallanzani demonstrou que quando a comida era colocada em recipientes hermeticamente fechados, os organismos que normalmente surgiam na comida estragada não apareciam. Em outras palavras, algo no ar carregava as larvas. Quando nenhum ar atingia a comida não havia a "geração espontânea".) A "remissão espontânea", também, resulta de processos ou mecanismos que ainda não são compreendidos.

O número de remissões espontâneas de câncer parece ser pequeno, apesar de todas as estimativas serem suposições porque não se tem idéia de quantas dessas remissões acontecem antes mesmo de o câncer ser diagnosticado. No entanto, pouco importa quantos sejam os casos, nenhum deles é "espontâneo". Em cada um dos casos há algum tipo de processo de causa-efeito. O processo através do qual acontece a remissão espontânea está simplesmente além de nossa compreensão atual. Pode ser que não consigamos reconhecer o processo porque não prestamos atenção suficiente aos efeitos que têm sobre o corpo os aspectos mental e emocional dos seres humanos, incluindo as suas próprias convicções a respeito de sua doença, do tratamento a ser feito e das suas possibilidades de recuperação.

Esta exclusão de convicções e sentimentos da prática médica não tem fundamento e é, de certa forma, surpreendente, porque deixa de levar em consideração o significado do que muitos médicos consideram ser um dos mais poderosos medicamentos existentes, o placebo. Todo médico conhece a eficácia de tratamentos que utilizam apenas pílulas de açúcar ou outras preparações sem medicação. Este efeito é conhecido como "efeito de placebo". Um paciente recebe uma prescrição que produzirá um efeito colateral benéfico — o que acontece na realidade — mesmo que não haja nenhum medicamento no comprimido que pudesse produzi-lo.

Um médico poderá receitar um placebo ou porque não há necessidade de medicação (no caso de um doente imaginário crônico) ou porque um tratamento apropriado não se encontra ainda à disposição e o médico não quer que o paciente se sinta abandonado. (Por razões óbvias, os médicos não conversam com freqüência com os seus pacientes a respeito de placebos.) Em muitos casos, o placebo demonstra ser imensamente eficaz na redução ou eliminação dos sintomas físicos, incluindo as doenças para as quais ainda não existe cura conhecida. O único ingrediente ativo do tratamento parece ser o poder da *convicção* — as *expectativas positivas* — que os pacientes têm de que receberam um tratamento útil. Já que eles acreditam que o placebo é útil, porque o médico criou *expectativas positivas* a respeito dos resultados, o tratamento, com efeito, ajuda.

Um exemplo admirável do efeito de placebo ocorreu em um estudo realizado com dois grupos distintos de pacientes que sofriam de úlceras supuradas. Um dos grupos foi avisado pelo médico de que iria tomar um medicamento que, sem sombra de dúvida, iria produzir alívio. O segundo grupo foi avisado pelas enfermeiras de que iria tomar um medicamento cujos efeitos eram ainda pouco conhecidos. O mesmo medicamento foi administrado a ambos os grupos. 70% dos pacientes do primeiro grupo demonstraram melhoras significativas de suas úlceras; no segundo grupo 25% apresentou melhoras significativas. A única diferença no tratamento foi a expectativa positiva criada, no primeiro grupo, pelos médicos.

Inúmeros outros estudos confirmaram os resultados da expectativa positiva durante o tratamento.

- O Dr. Henry K. Beecher e o Dr. Louis Lasagna da Universidade de Harvard fizeram um estudo da dor pós-operatória. Alguns dos pacientes receberam morfina e outros receberam placebos. 52% daqueles que receberam a morfina declaravam ter sentido alívio das dores; 40% dos que tomaram os placebos declararam ter sentido alívio das dores que sentiam. Em outras palavras, o placebo foi mais de 75% tão eficiente quanto a morfina. De fato, os Drs. Beecher e Lasagna descobriram que, quanto maior a dor, mais eficiente o placebo.
- Oitenta e três pacientes sofrendo de artrite receberam pílulas de açúcar ao invés do medicamento habitual, aspirina ou cortisona. Um segundo grupo recebeu o medicamento habitual. A porcentagem dos pacientes que declararam ter tido alívio foi a mesma, tanto no grupo que recebeu as pílulas de açúcar quanto no que recebeu a medicação convencional. Além do mais, quando os pacientes que receberam pílulas de açúcar diziam que não sentiam alívio, recebiam injeções de água boricada e 64% declararam sentir alívio ou melhora. (Aparentemente, as injeções inspiravam uma expectativa positiva maior do que as pílulas, sem levar em consideração o valor médico de qualquer um dos medicamentos.)
- Autoridades médicas do "National Institute of Geriatrics" de Bucareste, Romênia, fizeram um estudo sobre um novo medi-

camento designado a aumentar a saúde e longevidade através da ativação do sistema endócrino. Cento e cinqüenta pacientes foram divididos em três grupos iguais. O primeiro deles não recebeu nenhuma medicação; o segundo recebeu um placebo e o terceiro recebeu o novo medicamento. Os três grupos foram observados durante vários anos.

Membros do grupo que não recebeu nada tiveram a mesma taxa de mortalidade e incidência de doença que as pessoas dos mesmos grupos de idade dos pacientes da região. O segundo grupo, que recebeu o placebo, demonstrou melhora significativa de saúde e uma taxa de mortalidade inferior ao primeiro grupo. O terceiro grupo, que recebeu a medicação, demonstrou o mesmo tipo de melhora em relação ao grupo que recebeu o placebo, que este em relação ao primeiro grupo. Dessa maneira, apesar de o medicamento ter uma diferença importante no que diz respeito à longevidade e à saúde, o efeito de placebo, por si só, foi capaz de produzir melhoras tanto no grau de doença quanto na longevidade.

O efeito do placebo não está limitado à administração de pílulas de açúcar. Em toda a história da medicina houve vários tipos de práticas diferentes, do tipo "sangria" (muito comum durante a Idade Média), sem base fisiológica de cura e que, não obstante, funcionava com freqüência, aparentemente porque todo mundo, incluindo o próprio médico, acreditava em sua eficácia. Na realidade, muitas das práticas cirúrgicas em moda nos últimos cinqüenta anos pareciam dar resultados extraordinários, mesmo se agora sabemos que, em muitos casos, há questionamentos importantes a respeito do seu real valor. Dessa maneira, muitos pacientes declaravam sentir-se muito melhor após terem sido submetidos a histerectomias ou tonsilectomias desnecessárias. Mais uma vez, os resultados podem ser atribuídos à crença do paciente de que os tratamentos iriam funcionar, graças, também, à confiança que tinham no médico.

O efeito placebo pode também ser responsável por uma parte dos benefícios advindos de medicações verdadeiras. O efeito é criado tanto pela maneira como o médico administra o medicamento, como pelo processo através do qual os médicos foram aprovados pela comunidade médica. Todos sabem que os novos medicamentos devem ser testados de maneira intensiva pelos laboratórios farmacêuticos e aprovados pelos órgãos federais responsáveis. Esses órgãos federais também estão diretamente envolvidos na retirada de medicamentos e alimentos considerados nocivos do mercado, inspirando ainda mais confiança por parte da população. Dessa forma, quando a pesquisa, os testes e a aprovação por parte dos órgãos governamentais conjugam-se com um pouco de publicidade de sucessos obtidos, como no caso da vacina contra a poliomielite, o ritual para que se estabeleça a crença de que o tratamento médico será realmente eficaz fica completo e a população passa a acreditar que o medicamento prescrito pelo médico *deve* ser eficaz.

Um caso ainda mais impressionante de efeito placebo foi relatado pelo Dr. Bruno Klopfer, pesquisador que trabalhou nos testes do medicamento Krebiozen. Em 1950, o Krebiozen recebeu uma publicidade imensa, a nível nacional, como sendo responsável pela "cura" do câncer e estava sendo testado pela "American Medical Association" e a "U. S. Food and Drug Administration".

Um dos pacientes do Dr. Klopfer estava com linfosarcoma, uma malignidade generalizada, bastante avançada, que tomava os nódulos linfáticos. O paciente tinha massas enormes de tumor por seu corpo todo e sua condição física era tão desesperadora que tinha de ficar, com freqüência, em tenda de oxigênio, além de fazer punção do tórax a cada dois dias. Quando o paciente descobriu que o Dr. Klopfer estava participando da pesquisa sobre o Krebiozen, implorou para tomar o remédio. O Dr. Klopfer aceitou e a recuperação do paciente foi surpreendente. Dentro de pouco tempo os tumores haviam diminuído, de forma impressionante, e o paciente pôde voltar à sua vida normal, chegando mesmo a poder pilotar o seu avião particular.

Depois, quando os relatórios feitos pela AMA e o FDA começaram a ser publicados, com os resultados negativos do Krebiozen, o paciente piorou, sofrendo uma reviravolta dramática da doença. O Dr. Klopfer achou então que as circunstâncias eram extraordinárias o suficiente para justificar medidas incomuns. Ele então disse ao seu paciente que havia obtido uma nova versão do Krebiozen, super-refinada, com ação dupla, que produziria melhores resultados. Na realidade, as injeções que ele passou a aplicar no paciente continham apenas água destilada. E, no entanto, os resultados obtidos foram ainda mais extraordinários. Mais uma vez a massa de tumores se dissolveu, o fluido do tórax desapareceu, o paciente voltou ao ambulatório e recomeçou até a pilotar. O paciente ficou livre de sintomas por mais de dois meses. A recuperação resultou unicamente da crença do paciente, independente do valor da medicação.

Depois, mais comentários sobre os testes realizados pelo AMA e pelo FDA aparecem na imprensa: "Testes realizados a nível nacional mostram que o Krebiozen não tem valor algum no tratamento contra o câncer." Dentro de poucos dias, o paciente morria.

SAÚDE PSICOSSOMÁTICA

Como pode ser explicado o efeito placebo? Alguns simplesmente o ignorarão, dizendo que a doença era "psicossomática". Tudo produto da sua "imaginação", da sua "cabeça" e, portanto, não pode ser considerado "real".

Mas aí existe uma distorção do significado da palavra "psicossomático" que quer simplesmente dizer uma doença originada como resultado de, ou agravada por processos psicológicos do indivíduo. Não significa que a doença seja menos real por não ter as suas origens simplesmente no plano físico — caso isso aconteça com alguma doença. Uma úlcera pode ter surgido como resultado de ansiedade e tensão e ser agravada por elas. Isto não faz com que a úlcera seja menos real.

Apesar de ser do conhecimento geral que existem fatores psicossomáticos na pressão alta, nos ataques cardíacos, nas dores de cabeça e em certos distúrbios da pele, a conexão psicossomática com o câncer não é aceita, em geral, não obstante a idéia de que a existência de tal conexão não seja nova nem revolucionária. Já em 1959, o Dr. Eugene P. Pendergrass, presidente da "American Cancer Society", enfatizava a necessidade de se tratar o paciente como um todo e não apenas as manifestações físicas do câncer.

Qualquer pessoa que tenha bastante experiência no tratamento do câncer sabe que existem diferenças importantes entre os pacientes... Eu, pessoalmente, tenho observado pacientes cancerosos que fizeram tratamentos bem-sucedidos e vivem bem há anos. E depois um estresse emocional, do tipo da morte de um filho na Segunda Guerra Mundial, a infidelidade da mulher, ou o fardo de um longo período de desemprego, precipitaram fatores que reativaram a doença causando a morte... Há provas concretas de que a evolução da doença em geral seja afetada por problemas emocionais... Dessa maneira, nós, enquanto médicos, devemos começar a enfatizar *o tratamento do paciente como um todo*, tanto como da doença em si. Podemos aprender a maneira como influenciar os sistemas gerais do corpo e através deles modificar o neoplasma que reside no corpo.

À medida que continuamos... a procurar novas maneiras de controlar tanto o crescimento dentro da célula e através das influências sistêmicas, espero sinceramente que possamos alargar a questão para incluir a possibilidade de que, dentro da mente de cada um de nós existe um poder capaz de exercer forças que podem tanto aumentar quanto diminuir o progresso da doença. (Grifo nosso.)

A importância da declaração do Dr. Pendergrass reside não somente no fato de descobrir o papel que os fatores psicológicos desempenham na piora de uma doença, mas também por enfatizar a possibilidade de que fatores psicológicos, incluindo as próprias convicções do paciente, possam ser mobilizados para gerar uma volta à saúde. Não apenas as condições mentais e emocionais podem originar ou agravar as condições físicas, elas podem também contribuir para a saúde. Da mesma forma que uma pessoa torna-se psicossomaticamente doente, outra que está doente pode ir em direção oposta e tornar-se psicossomaticamente saudável.

Mesmo que, por vezes, digamos de alguém que ele ou ela "quis" ficar doente, as doenças psicossomáticas, em geral, são atribuídas a processos inconscientes. Em geral, acreditamos que o aspecto inconsciente da doença psicossomática fez algo que estava fora do nosso controle e, portanto, algo simplesmente "aconteceu" conosco. Apesar de a mente poder tornar o corpo doente, não pensamos em quanto podemos influenciar de forma consciente a nossa mente para tornar o nosso corpo saúdável de novo.

Um dos grandes avanços da medicina moderna, no entanto, é a nova visão que adquiririam os médicos e outros profissionais da saúde, em relação ao nível de controle que alguém pode aprender a ter sobre os processos mentais que influenciam uma grande variedade de processos físicos.

BIOFEEDBACK E A HABILIDADE DE INFLUENCIAR A SAÚDE

Já há muitos anos nós, ocidentais, ouvimos falar sobre as coisas incríveis realizadas pelos iogues indianos a nível de controle físico. Segundo o que se dizia, eles eram capazes de enfiar agulhas no corpo sem sangrar e sem sentir dor. Outros ainda eram enterrados vivos em caixões e deixados por longos períodos embaixo da terra, de onde, após o tempo em que o ar já havia sido consumido, reapareciam vivos e em boa saúde. E havia ainda aqueles que caminhavam sobre brasas sem sentir dor nem formação de bolhas. Muitas pessoas duvidavam do que lhes era relatado ou achavam que se tratava de um truque de mágica. Porém, alguns cientistas aprenderam, a partir de suas próprias pesquisas, que tais relatos podiam ser verdadeiros.

Essas histórias exóticas e experiências feitas por indivíduos comuns fazem parte do impulso que tomou o desenvolvimento da nova ciência do *biofeedback*. No decorrer dos anos sessenta, estudos de *biofeedback* demonstraram de que maneira as pessoas podiam exercer uma influência substancial sobre estados corporais que antes estavam supostamente fora do controle da mente consciente.

Cientistas descobriram que é possível, não apenas para iogues, aprender a controlar *voluntariamente* as batidas do coração, a tensão muscular, as atividades das glândulas sudoríparas, a temperatura da pele e toda uma variedade de estados físicos internos normalmente considerados como estando sob o controle *involuntário* do sistema nervoso autônomo. E o procedimento para se aprender a controlar estes estados físicos não é muito complexo. Eletrodos são colocados na pele da pessoa que está sendo treinada, para que a máquina de *biofeedback* possa monitorar algumas das funções fisiológicas, como a velocidade das batidas cardíacas, as ondas cerebrais e a tensão muscular. A máquina dá ao instrutor sinais sonoros e/ou visuais que indicam o que está acontecendo com a função física.

Por exemplo, no caso de a pessoa estar aprendendo a controlar as batidas do coração, um som vibraria em uma freqüência superior no caso de as batidas aumentarem e a freqüência seria diminuída no momento em que as batidas fossem sendo reduzidas. Inicialmente, pode parecer que as freqüências alta e baixa dos sons são puramente aleatórias, e que não há conexão entre o que a pessoa estivesse pensando e a sua batida do coração. Porém, logo a pessoa dava-se conta de que alguns pensamentos ou sensações influenciam a diminuição da batida, ou ainda, que certas posturas físicas tinham algum tipo de efeito. Algum tempo mais tarde, a pessoa já teria aprendido a exercer controle suficiente sobre a função fisiológica para aumentar ou diminuir o som (ou seja, a batida do coração), da maneira consciente e desejada.

Atualmente, qualquer função fisiológica que possa ser medida e prognosticada de maneira exata e "informada" à pessoa treinada pode ser submetida a um controle consciente. Com o *biofeedback* tornou-se possível ensinar às pessoas a reduzir a pressão sangüínea elevada, eliminar enxaquecas, controlar batidas cardíacas irregulares, aumentar e diminuir o fluxo sangüíneo, curar insônias e controlar inúmeras outras funções fisiológicas "involuntárias".

Elmer e Alyce Green, da Menninger Clinic, pioneiros do ramo do *biofeedback*, fazem relatos de experiências durante as quais pessoas treinadas conseguiam controlar, à sua vontade, um único nervo cerebral. Eles acreditam que a técnica de *biofeedback* demonstrou de maneira clara que é correto o princípio fisiológico segundo o qual "toda mudança de estado fisiológico é acompanhada de uma mudança apropriada no estado emocional mental, consciente ou inconsciente e, inversamente, *qualquer mudança no estado emocional, consciente ou inconsciente, é acompanhada de uma mudança apropriada do estado fisiológico*". Em outras palavras, a mente, o corpo e as emoções são um sistema unitário — ao se afetar um, estaremos afetando os outros. Segundo a Dra. Barbara Brown, outra pioneira da pesquisa de *biofeedback*:

Se alguns médicos pesquisadores estão ensinando ao coração, ou à mente do coração, a reverter a condição patológica, então a medicina deve estar aprendendo que as relações entre a mente e o corpo são mais poderosas do que se imaginava antes. O conceito de "psicossomático" é geralmente aceito como indicação da origem da patologia física; as pesquisas realizadas pelo *biofeedback* são a primeira indicação medicamente testada de que *a mente pode eliminar a doença, da mesma forma que a cria.* (Grifo nosso.)

UM SISTEMA DE CONCEITO DE SAÚDE

Os resultados de inúmeros estudos sobre placebo e o uso cada vez mais sofisticado da tecnologia do *biofeedback* fizeram com que a orientação puramente fisiológica começasse a mudar. Não é mais possível encarar o corpo como simplesmente um objeto que espera as peças de reposição chegarem da fábrica. Ao invés disso, estamos começando a aceitar o fato de que a mente e o corpo fazem parte de um *sistema* integrado.

Deste ponto de vista, o tratamento físico continua a ser uma parte integral e essencial da batalha contra uma doença ameaçadora como o câncer. Porém, sem que haja convicções, por parte tanto do paciente como da equipe médica, para apoiar o tratamento e criar a expectativa da saúde, o tratamento físico estará incompleto. A recuperação torna-se mais facilitada ao mobilizarmos a pessoa como um todo em direção à saúde.

Neste conceito, que a pessoa como um todo seja mobilizada, é criada — exigida, mesmo — uma participação do paciente na luta contra o câncer e outras doenças. Os limites da responsabilidade do paciente ultrapassam a simples visita do médico, para que este "dê um jeito". Cada pessoa pode assumir a responsabilidade de examinar e mesmo alterar as convicções e sentimentos que não dêem um apoio ao tratamento, que não signifiquem um impulso em direção da afirmação da vida e da saúde.

Cada um dos próximos quatro capítulos trata de uma das partes desta mudança de concepção do papel que exercemos em relação à doença e à saúde. Cada um deles estabelece linhas que vão ligar o sistema entre si. O ponto de partida é uma definição do câncer, que poderá ser nova para muitos dos leitores e uma apreciação cada vez maior dos nossos próprios recursos que poderão ser usados para influenciar a doença.

3
Investigando as Causas do Câncer

Muitos dos nossos pacientes vêm até nós intrigados com o que é o câncer e o que o causa. Muitos deles se perguntam: "Por que eu?". Enquanto uma definição da doença pode ser dada e a pesquisa sobre as suas causas pode ser descrita, a terceira pergunta — por que uma pessoa em particular contrai o câncer? — representa o núcleo central deste livro. No entanto, precisamos primeiro tratar das duas primeiras perguntas para poder estabelecer as bases da nossa evidência sobre o "por que você?".

O QUE É O CÂNCER?

Como muitas pessoas já perderam algum ente querido de câncer ou ouviram falar nos horrores da doença, é comum pensar-se que se trata de um invasor poderoso capaz de destruir o corpo. Na verdade, a biologia celular nos diz que o oposto é o verdadeiro. Uma célula cancerosa é, na realidade, uma célula fraca e confusa.

Um câncer começa com uma célula que contém informações genéticas incorretas de modo que se torna incapaz de cumprir as funções para as quais foi designada. Talvez ela tenha recebido informações incorretas por ter sido exposta a substâncias nocivas ou químicas, ou por ter sido prejudicada por fatores externos, ou ainda porque, durante o processo de reprodução de bilhões de células, o corpo produzirá ocasionalmente uma imperfeita. Se esta célula reproduz outras células com a mesma construção genética incorreta, então um tumor começa a ser formado, composto de uma massa dessas células imperfeitas. Normalmente, as defesas do corpo e o sistema imunitário reconhecem estas células e as destroem. No mínimo, o que acontece é que elas são cercadas, para que não se alastrem.

No caso das células malignas, mudanças celulares suficientes acontecem para que elas possam reproduzir-se rapidamente e come-

39

cem a se introduzir no tecido adjacente. Enquanto no caso das células normais há uma espécie de "comunicação" entre elas para evitar que se reproduzam de maneira excessiva, as células malignas são desorganizadas o bastante e não reagem à comunicação das células vizinhas e começam então a se reproduzir de maneira desordenada. As células defeituosas, o tumor, podem então começar a bloquear o bom funcionamento dos órgãos do corpo, ou por aumentarem a ponto de exercer pressão física sobre outros órgãos ou, ainda, por haverem substituído um número de células saudáveis em um órgão, impedindo-o assim de funcionar. Nas formas mais graves do câncer, as células malignas separam-se da massa original e são transportadas para outras partes do corpo, onde começam a se reproduzir e formar novos tumores. Esta separação e transporte é chamada de "metástase".

O QUE CAUSA O CÂNCER?

Nossos pacientes já ouviram o bastante sobre as pesquisas sobre o câncer para deduzirem que a ciência médica está prestes a descobrir as suas causas. Eles tendem a achar que o culpado são fatores externos. Atualmente, tudo mundo "sabe" que o câncer é causado por substâncias cancerígenas, por predisposição genética por irradiação ou, talvez, pela dieta. Na realidade, nenhum desses elementos, por si só, é uma explicação suficiente do por que alguns contraem câncer e outros não. Vamos examinar cada uma delas separadamente.

Substâncias Cancerígenas

Não há dúvida de que existem substâncias danosas, incluindo as tinturas de anilina, os resíduos do carvão e outros produtos químicos que, aparentemente, podem afetar a formação genética das células, produzindo o câncer. Pesquisas em animais de laboratório demonstraram que quando eles são expostos a grandes quantidades dessas substâncias perigosas, durante um certo período de tempo, elas tornam-se "cancerígenas", isto é, transformam-se em agentes produtores de câncer.

Um fato oferecido como prova desta argumentação, segundo a qual essas substâncias são a causa de câncer, é que a incidência de câncer subiu vertiginosamente, com o aumento dos níveis de industrialização. O câncer tornou-se cada vez mais freqüente nos Estados Unidos, na Europa Ocidental e em outros países industrializados. Como um dos subprodutos freqüentes da industrialização é a poluição ambiental, que expõe as pessoas a uma quantidade cada vez maior desses carcinogênicos, argumenta-se que o aumento do câncer é o resultado da poluição ambiental que acompanha a industrialização. As taxas de incidência de câncer na União Soviética, que ainda não atingiu o nível de industrialização dos Estados Unidos, são virtualmente idênticas às dos Estados Unidos, há vinte anos, sugerindo assim que esta defasagem de tempo corresponde à defasagem na industrialização.

Outros pesquisadores argumentam, no entanto, que os países industrializados também possuem melhores condições de saúde. Dessa forma, os habitantes de países menos desenvolvidos morrem de outras doenças que seriam curadas ou evitadas nos países industrializados, e não vivem tempo suficiente para chegarem a contrair o câncer. O fato de as pessoas viverem mais tempo com um tratamento de saúde melhor pode ser a explicação para o aumento do número de mortes por câncer, nos países industrializados, porém não é a mais satisfatória.

Se houvesse uma relação simples de causa e efeito entre as substâncias danosas, químicas, irritantes crônicos e o câncer, a exposição cada vez maior a essas substâncias poderia vir a causar um aumento da incidência do câncer. Numa base de estatística maior, há um aumento na incidência do câncer pela exposição a essas substâncias, mas a grande maioria das pessoas expostas não contrai a doença e as pessoas que, aparentemente, não foram expostas a níveis elevados de substâncias danosas ainda assim contraem a doença.

Em outras palavras, a exposição a cancerígenos por si só não é suficiente para causar o câncer, nem o fato de não se sofrer nenhuma exposição não eliminar, automaticamente, o câncer. Em uma base individual, outras explicações são necessárias.

Predisposições Genéticas

O problema de por que uma pessoa em particular contrai câncer e outra não, levou os pesquisadores a teorizar a respeito de uma possível predisposição que ou bem causaria a criação, em algumas pessoas, de um aumento de células anormais ou as faria ter uma resposta imunitária mais fraca às células anormais. A observação de que a incidência de câncer é substancialmente mais alta em algumas famílias em especial fez com que houvesse um grande número de pesquisas desenvolvidas nesta área.

Dessa maneira, foram criadas cobaias especialmente para a pesquisa sobre o câncer, por causa da sua grande suscetibilidade à doença. Porém, estudos mais aprofundados realizados com esses camundongos suscetíveis ao câncer levantam dúvidas consideráveis em relação à teoria da "genética, unicamente". Nesta pesquisa, o Dr. Vernon Riley, da Universidade de Washington, submeteu um grupo desses camundongos a altos níveis de estresse, mantendo um grupo de controle em um ambiente livre de estresse. Na ocasião do estudo, 80% dos camundongos já deveriam estar desenvolvendo câncer. O que aconteceu, porém, foi que 92% dos camundongos submetidos a situações de estresse desenvolveram câncer, enquanto que apenas 7% dos que estavam protegidos do estresse o fizeram. Assim, apesar de todos os camundongos terem predisposição ao câncer, a quantidade de estresse no ambiente causou um impacto significativo no desenvolvimento do câncer.

Outras tentativas de explicação do aparecimento do câncer em termos de predisposição genética incluíram a comparação de taxas de incidência de câncer em diversos países. Por exemplo, as japonesas têm uma das menores taxas de câncer de seio no mundo. Até há poucos anos, pensava-se que isto era devido ao fato de que havia uma resistência racial herdada, uma predisposição genética contra o câncer de seio em todas as japonesas. Porém, depois, foi descoberto que as mulheres japonesas que viviam nos Estados Unidos eram quatro vezes mais suscetíveis do que aquelas que viviam no Japão. Aparentemente, as diferenças neste caso não eram raciais ou genéticas, mas tinham alguma coisa a ver com o fato de viverem no Japão, e não na América.

Outros estudos culturais cruzados deram os mesmos resultados inconclusivos. Além do mais, já que a predisposição genética deve ser passada de geração para geração, as mudanças de predisposição de toda uma sociedade deveriam ocorrer de maneira bastante gradual. Sendo assim, o aumento acentuado do câncer nos países industrializados no decorrer dos últimos 25 a 50 anos não seria condizente com o argumento genético.

Apesar de que fatores genéticos possam ter algum tipo de influência, não acreditamos que por si só eles possam explicar os diferentes padrões de incidência do câncer que existem no mundo. É importante considerar as mudanças ligadas ao estresse que ocorrem junto com a industrialização e integrar essas considerações à nossa reflexão sobre a incidência do câncer.

Irradiação

Outro provável suspeito da lista de possíveis causas do câncer é a irradiação, pois é fato conhecido que a irradiação pode causar mutação das células que, por sua vez, poderiam reproduzir-se, causado o câncer. Todos nós somos submetidos a muitas fontes diferentes de irradiação. Em primeiro lugar, a Terra é constantemente bombardeada, a partir do espaço sideral, com o que é chamado de "irradiação cósmica". É possível que este tipo de irradiação possa causar mutações ocasionais resultantes em câncer. Porém, nenhum pesquisador sugere realmente que a irradiação possa ser a causa principal do câncer. Por um lado, todas as partes do planeta estão expostas a esta forma de variação, o que torna difícil explicar as grandes variações entre os países em termos de taxas de incidência e tipos de câncer. Se o fator irradiação fosse a causa principal de câncer, os seus efeitos deveriam ser relativamente similares em todos os países.

Outra possibilidade que está sendo examinada atualmente é a de que os fluorocarbonos das latas de aerosol poderiam estar destruindo a camada protetora de ozônio da atmosfera, levando a uma maior exposição à irradiação ultravioleta do Sol. Apesar disto possivelmente causar problemas de saúde, altos níveis de raios ultravioleta não estão normalmente associados com qualquer outro tipo de câncer que não seja o de pele. E como essas mudanças na atmosfera ainda não ocorreram, esta fonte não pode ser considerada nos casos atuais de câncer

Também houve bastante discussão a respeito dos efeitos nocivos dos raios X e outros tipos de irradiação usados no diagnóstico e tratamento médicos. As evidências ainda não são claras e todo cuidado é pouco (por exemplo, uma correlação foi observada durante o uso de irradiação no tratamento de artrite e subseqüente desenvolvimento de leucemia). Porém, ao citarmos esta fonte de irradiação como sendo causadora de câncer incorremos no mesmo tipo de problema que com a teoria das substâncias nocivas: muitas pessoas que foram expostas a altos níveis de raios X ou outro tipo de irradiação não contraem câncer, enquanto pessoas que ficaram pouco expostas ainda contraem a doença. Do ponto de vista estatístico, isto pode ser considerado um fator, porém, quando o paciente pergunta "Por que eu?", isto não lhe fornece nenhum tipo de explicação.

Dieta

A inclusão da dieta como possível causa de câncer é relativamente recente. Alguns pesquisadores sugeriram que a incidência de certos tipos de câncer pode ser relacionada com a quantidade de gordura na alimentação. Muitas experiências com animais demonstraram que quando a ingestão calórica é diminuída, a incidência do câncer também o é. Parece que o câncer, como outras doenças degenerativas, ataca com mais freqüência os superalimentados.

Por exemplo, no Japão, onde a dieta ainda é predominantemente à base de arroz e peixe e contém, de maneira substancial, menos gordura do que a dieta americana ou européia, existe uma menor incidência de câncer e um perfil bastante diferente dos tipos de câncer do que os outros países industrializados. Já que a incidência do câncer aumenta nitidamente entre os japoneses que vivem nos Estados Unidos, como mostramos anteriormente, alguns cientistas estabeleceram, como possível explicação, as diferenças de alimentação.

Existem outros fatores, além da alimentação, que poderiam explicar a baixa taxa do Japão, com outros países industrializados. Fatores culturais, por exemplo, podem ter papel preponderante, já que mais do que a alimentação, influenciam o nosso modo de vida, as nossas convicções e sentimentos. Ainda assim, muitos japoneses que seguem a alimentação de baixo teor de gordura têm câncer e muitos ocidentais, cuja dieta é rica em gordura, não o contraem.

Outras dúvidas são levantadas quanto à teoria da alimentação como única causa da moléstia. Uma das descobertas mais estranhas com respeito à pesquisa sobre o câncer vem de estudos comparativos da incidência da doença entre esquizofrênicos catatônicos internados e esquizofrênicos paranóicos internados.

A catatonia é um tipo de doença mental pela qual os indivíduos fecham-se contra qualquer tipo de contato com o mundo exterior. De maneira geral, os catatônicos não falam e não dão nenhum sinal de reconhecimento de que escutaram o que se lhes fala. Com freqüência, eles não tomam nenhuma iniciativa para comer ou desempenhar nenhum outro tipo de função fisiológica. Isolam-se e protegem-se do mundo exterior. (Eles são também protegidos, deve ser assinalado, do mundo exterior.) A suscetibilidade deles em relação ao câncer é bastante pequena.

Ao contrário dos catatônicos que se isolam do mundo, os paranóicos são extremamente sensíveis às reações de todos os que os rodeiam — com freqüência, suspeitam que existem complôs contra eles. A incidência de câncer nas pessoas paranóicas é maior do que a da população em geral. Poderia parecer que a habilidade que o catatônico tem de se proteger do mundo lhe oferece algum tipo de proteção contra os fatores que podem influenciar o câncer, enquanto o paranóico carece deste tipo de proteção.

A relação entre esses dois grupos especiais da população e o argumento segundo o qual a alimentação tem algo a ver com a incidência do câncer aparece da seguinte maneira: nas instituições onde estão internados esses pacientes, ambos, tanto os catatônicos quanto os paranóicos, recebem o mesmo tipo de alimentação, enquanto que a diferença entre a incidência de câncer é nítida. Além disso, recebem um tipo de alimentação bastante parecida com a do resto da população americana e, no entanto, a incidência de câncer para ambos os grupos é diferente daquela encontrada na população em geral. Então é necessário que se encontre uma explicação que tenha a ver com a psicologia das pessoas ao invés de somente se centralizar na natureza de alimentação para explicar essas diferenças.

Ainda assim, o fato de que outra população tenha uma baixa incidência de câncer e coma uma comida ocidental típica não elimina a possibilidade de que as taxas de incidência do Japão estejam relacionadas com a alimentação. Ao contrário, este fato nos chama a atenção para examinarmos com mais cuidado o que torna o Japão diferente. Apesar de a alimentação japonesa ser certamente ímpar em relação aos outros países industrializados, está claro também que a cultura japonesa é bastante diferente. Se aceitamos o fato de que os sentimentos e convicções têm um papel importante na doença, então os fatores culturais também assumem uma diferença importante no estabelecimento de diferentes taxas de incidência do câncer, já que os padrões culturais são responsáveis pelas convicções e sentimentos pessoais.

Nenhuma dessas teorias, por si só, fornece uma explicação adequada da causa do câncer. Ainda assim, uma parte de qualquer uma das explicações deverá tratar de uma das causas da doença — a supressão das defesas naturais da pessoa contra as doenças.

O SISTEMA IMUNOLÓGICO: NOSSA DEFESA NATURAL CONTRA AS DOENÇAS

Muito tempo, energia e recursos foram gastos à procura das causas do câncer, porém, um fator importante foi negligenciado: ao ser exposta a substâncias reconhecidas como causadoras de câncer, a maioria das pessoas continua saudável. Está bastante claro, por exemplo, que a incidência de câncer de pulmão está intimamente ligada ao tabagismo em grande quantidade. Porém, se a única condição exigida para contrair o câncer fosse a exposição à nicotina e ao tártaro, todos os grandes fumantes deveriam ter contraído a doença. E, no entanto, a maioria dos grandes fumantes não contrai a doença. Para compreendermos a doença deveremos então levar em consideração não somente as causas que levam algumas pessoas a contraírem câncer, mas também o que impede outras de o contraírem. Em outras palavras, o que mantém a saúde?

Um dos fatores mais importantes na doença e na saúde são as defesas naturais do corpo humano. Todos nós estamos regularmente expostos a doenças, sejam elas simples resfriados, gripes ou doenças infecciosas mais sérias. No entanto, o simples fato de estarmos expostos a elas não significa que ficaremos doentes. O sistema de defesa do corpo humano — o sistema imunológico — é tão poderoso e eficaz que a maioria das pessoas nem se daria ao trabalho de ir visitar o seu médico se não fosse pelo fato de fazer *check-ups* regulares.

De maneira bastante simplificada, o sistema imunológico é composto de vários tipos de células, designadas a atacar e destruir substâncias estranhas ao nosso organismo. Sempre que vemos pus juntando-se em uma ferida sabemos que o sistema imunológico está em funcionamento. O pus nada mais é do que uma massa de glóbulos brancos — uma peça importante do sistema imunológico — que correram para o local do ferimento para isolar ou destruir a infecção. Este processo de autocura acontece o tempo todo, a todos os níveis do corpo humano.

Existem inúmeros casos registrados a partir de raios X que revelaram que casos leves de tuberculose haviam sido contraídos e, no entanto, as próprias defesas da pessoa haviam combatido e destruído a doença, sem que a pessoa sequer se desse conta de estar doente. De forma bastante parecida, o corpo luta contra as células cancerosas diariamente, e vence-as, destruindo-as para que não causem nenhum mal.

E, na realidade, a eficiência das defesas naturais do corpo no combate a qualquer coisa estranha ou anormal é tão grande que se torna um verdadeiro problema quando se trata de transplantes de órgãos, como o coração ou um rim, por exemplo. Em geral, este fenômeno de rejeição tem um grande valor na sobrevivência do indivíduo, mas no caso do transplante, o órgão estranho deve ser aceito pelo corpo para que o paciente possa sobreviver. Por esta razão, os pacientes que receberam transplantes de órgãos têm de tomar inúmeros medicamentos para diminuir as defesas do organismo. E aí surge outro problema, porque os medicamentos usados para reduzir a rejeição aos órgãos transplantados também reduzem a capacidade do corpo em se defender de outros perigos de doenças infecciosas ou células anormais, como o câncer. Os hospitais tomam, portanto, um cuidado extraordinário para assegurar ao paciente transplantado a proteção de que ele precisa durante este período, além de verificar cuidadosamente que o órgão a ser transplantado seja normal e saudável. Porém, quando algo sai errado durante esses procedimentos, o resultado pode ser fatal.

Um caso parecido foi relatado pelo Dr. Ronald Glasser no livro *The Body is the Hero*. Num raro incidente, apesar de tudo ter sido feito segundo as regras para assegurar que o doador do rim estivesse em boas condições de saúde, foi feito o transplante de um rim contendo células cancerosas que passaram despercebidas, em um paciente que recebeu medicação para suprimir o seu sistema imunológico, para que o transplante pudesse ser realizado. Após a cirurgia, o paciente continuou a receber a medicação para diminuir as defesas do sistema imunológico, evitando que o corpo rejeitasse o rim doado. Poucos dias depois, o rim transplantado começou a aumentar de tamanho. A reação parecia ser do tipo de rejeição ativa, porém o rim continuava a funcionar normalmente. Poucos dias mais tarde, uma radiografia de rotina revelou um tumor no tórax do paciente. Como haviam sido feitas radiografias quatro dias antes que não revelaram nenhum tipo de massa, era uma indicação clara de que se tratava de algo que havia aparecido após a operação.

Um dia depois, um tumor similar pôde ser observado no outro pulmão. Quando uma cirurgia de urgência foi realizada, descobriu-se que a parte superior do rim transplantado estava três vezes maior do que a parte inferior. Uma biópsia feita na parte anormal revelou que estava tomada por células malignas. Os médicos chegaram à conclusão de que as massas do pulmão eram metástases de câncer (em outras palavras, as células malignas haviam-se separado da massa cancerosa original e começado a se reproduzir em outras partes do corpo). O que mais surpreendeu foi a velocidade de crescimento das massas. Massas que normalmente levariam meses e mesmo anos para surgir, levaram apenas poucos dias. Não houve escolha senão suspender a medicação destinada a eliminar as defesas do organismo.

Segundo Glasser:

> Dentro de poucos dias, à medida que o sistema imunológico do paciente voltava ao normal, as massas do seu pulmão voltaram ao normal e o rim transplantado começou a diminuir de tamanho. Porém, com a interrupção dos medicamentos, tornou-se evidente para os médicos, que ao começar a "rejeitar" as suas células cancerosas, o paciente também começava a rejeitar o seu rim transplantado. Não havia escolha. Eles não podiam correr o irsco de que o câncer retornasse, e assim eles suspenderam por completo a medicação imunológica supressora; o câncer foi destruído, porém o rim foi completamente rejeitado. O rim rejeitado foi removido e o paciente foi recolocado em diálise crônica. O paciente sobreviveu sem nenhuma outra evidência de câncer.

Os médicos concluíram que o sistema imunológico do doador havia impedido que essas células de seu rim se alastrassem. É até possível que as defesas naturais do doador fossem suficientemente fortes para que ele nunca chegasse a se dar conta da presença dessas células malignas, porém, quando o rim foi transplantado para uma pessoa cujas defesas haviam sido suprimidas por medicação, nada havia que as impedisse de continuar a crescer. Apesar do crescimento rápido do câncer — e isto é de extrema importância — quando as defesas normais do organismo puderam voltar a funcionar novamente, o câncer foi rapidamente destruído.

Este caso e vários outros estudos demonstram que o desenvolvimento de um câncer não exige apenas a presença de células anormais, também é necessário que exista uma *supressão das defesas normais do organismo*. Esta pesquisa levou a uma aceitação maior por parte dos médicos do que é chamado de "teoria de vigilância imunológica" do desenvolvimento do câncer.

A Teoria de Vigilância Imunológica e a Suscetibilidade ao Câncer

Segundo esta teoria, todos nós produzimos células anormais no corpo, de tempos em tempos, por causa de fatores externos ou, simplesmente, por causa de uma reprodução celular incorreta. Em geral, o sistema imunológico do organismo vigia de perto o aparecimento de células anormais e as destrói (eis o porquê do termo "vigilância"). Para que o câncer possa ocorrer, é necessário que o sistema imunológico esteja inibido de alguma maneira.

Examinaremos mais detalhadamente — nos capítulos a seguir — as possíveis causas de ocorrência dessa supressão, mas o ponto importante a ser destacado aqui é que algo está acontecendo com a pessoa que adquire o câncer para que esta suscetibilidade apareça.

Agentes externos, irradiação, genética, alimentação — todos esses quatro fatores podem desempenhar uma função no aparecimento da doença, mas nenhum deles é uma explicação em si, se não levarmos em consideração por que aquela pessoa em particular, naquele momento específico de sua vida, contraiu um câncer. Com certeza, ela foi exposta a algum tipo de substância danosa ou irradiação, em algum momento. Se houver alguma espécie de predisposição genética, ela sempre esteve presente. A alimentação, com certeza, tem sido estável já há alguns anos. E, baseando-se no histórico médico atual, como já dissemos, as células anormais estão presentes no organismo de todos nós, ocasionalmente, durante toda a nossa vida. Assim sendo, quer as células anormais tenham sido criadas por fatores externos, quer ocorram naturalmente, a pergunta crucial é: qual teria sido o descuido por parte da defesa do organismo que permitiu a essas células reproduzirem-se, desta vez, transformando-se em um tumor ameaçador da saúde da pessoa? O que impediu o sistema imunológico do organismo de continuar a exercer a função que vinha exercendo com sucesso há tantos anos?

As respostas a essas perguntas trazem-nos de volta aos fatores emocionais e mentais da saúde e da doença. Os mesmos fatores que podem determinar a razão de um paciente viver e, um outro, com diagnóstico e tratamento idênticos, morrer, podem também influenciar o porquê de uma pessoa contrair uma doença e outra não. Como veremos nos dois próximos capítulos, existem várias pistas que justificam esta abordagem das causas.

Em primeiro lugar, existe uma forte ligação entre o estresse e a doença. Em segundo lugar, a incidência de câncer nos animais de laboratório é nitidamente aumentada quando eles são colocados em situação de estresse. Em terceiro e último lugar, existem diferenças substanciais de taxas de incidência do câncer nos pacientes com diversos tipos de problemas mentais e emocionais. Estas pistas apontam para conexões significativas entre os estados emocionais e as doenças.

É chegado o momento de examinarmos como a inter-relação da mente, do organismo e das emoções pode nos dar critérios importantes para podermos compreender a grande suscetibilidade às doenças em geral e, ao câncer em particular, e a pergunta que nos é colocada: "Por que eu?".

4

A Ligação Entre o Estresse e a Doença

Existe uma ligação evidente entre o estresse e a doença, ligação essa tão forte que é possível predizer a doença baseando-se na quantidade de estresse sofrida pelas pessoas, em suas vidas cotidianas. Hans Selye, da Universidade de Praga, foi responsável, já na década de 20, por grande parte dos estudos demonstrando que as emoções podem causar doenças. Estudos mais recentes envolvendo tanto pessoas como animais de laboratório corroboraram as pesquisas de Selye e começaram também a revelar o processo fisiológico através do qual as respostas emocionais ao estresse podem criar suscetibilidade à doença. Estas descobertas são primordiais para o paciente canceroso, porque sugerem que os efeitos do estresse emocional podem suprimir o sistema imunológico, abalando as defesas naturais contra o câncer e outras enfermidades.

COMO MEDIR O ESTRESSE E PREDIZER ENFERMIDADES

Durante anos os médicos puderam observar que há maiores possibilidades de que ocorram doenças após acontecimentos altamente estressantes na vida das pessoas. Muitos médicos já observaram que quando seus pacientes sofrem dissabores emocionais há um aumento não apenas das doenças já reconhecidamente suscetíveis à influência emocional — úlceras, aumento da pressão sangüínea, doenças cardíacas, dores de cabeça — mas também de doenças infecciosas, dores lombares e mesmo acidentes.

A tarefa de validar essas observações de maneira científica foi assumida pelo Dr. Thomas H. Homes e seus associados na Universidade da "Washington School of Medicine". Lá foi desenvolvida uma maneira pela qual eles poderiam medir, de forma objetiva, a quantidade de tensão física ou emocional da vida de uma pessoa. Os Drs. Holmes e Rahe estabeleceram uma escala com valores numéricos relacionados com acontecimentos estressantes. Ao totalizarmos os valores numéricos de todos os acontecimentos estressantes da vida de uma pessoa, chegaremos à quantidade de estresse que a pessoa estaria sofrendo. A escala por eles desenvolvida encontra-se no Quadro n.º 1.

Quadro n.º 1
Escala de Avaliação de Readaptação Social

Acontecimento	Valor
Morte de cônjuge	100
Divórcio	73
Separação Judicial	65
Prisão	63
Morte de familiar próximo	63
Acidente ou doença	53
Casamento	50
Demissão de trabalho	47
Reconciliação de separação	45
Aposentadoria	45
Mudança de saúde de familiar	44
Gravidez	40
Dificuldades sexuais	39
Chegada de um novo membro familiar	39
Mudança no trabalho	39
Mudança de *status* financeiro	38
Morte de amigo próximo	37
Mudança de setor de trabalho	36
Brigas conjugais (aumento de)	36
Hipoteca ou empréstimo de mais de 10.000 dólares	31
Término de hipoteca ou empréstimo	30
Filho ou filha deixando a casa	29
Mudança de responsabilidade no trabalho	29
Problemas com a família do cônjuge	29
Sucesso pessoal extraordinário	28
Cônjuge começa ou pára de trabalhar	26
Início ou final da faculdade	26
Mudança de condição de vida	25
Revisão de hábitos pessoais	24
Problemas com o chefe	23
Mudança de condições ou horário de trabalho	20
Mudança de local de residência	20
Mudança de escola	20

Acontecimento	Valor
Mudança de hábitos recreativos	19
Mudança de atividades religiosas	19
Mudança de atividades sociais	18
Hipoteca ou empréstimo inferior a 10.000 dólares	17
Mudança de hábitos de sono	16
Mudança nos hábitos de encontros familiares	15
Mudança de hábitos alimentares	15
Férias	13
Período de festas natalinas	12
Pequena infração à lei	11

Esta escala inclui acontecimentos que todos reconhecemos como estressantes, como morte de esposo, divórcio, perda de emprego e outras experiências difíceis. Por outro lado, inclui também, curiosamente, acontecimentos do tipo casamento, gravidez e sucessos pessoais excepcionais, normalmente considerados como sendo experiências agradáveis. No entanto, são experiências que implicam em mudança de hábitos, na maneira de nos relacionarmos com as pessoas e em nossas auto-imagens. Mesmo em se tratando de experiências positivas, podem exigir um grau profundo de introspecção, podendo chegar a causar o aparecimento de conflitos emocionais não-solucionados. O ponto principal é, portanto, a necessidade de adaptação à *mudança*, quer ela seja positiva, quer negativa.

Ao usarem essa forma de avaliação objetiva à quantidade de mudanças observáveis da vida das pessoas, Holmes e seus colaboradores foram capazes de predizer o aparecimento de doenças com grande grau de exatidão estatística. Quarenta e nove por cento de pessoas que têm mais de 300 pontos dessa escala, num período de 12 meses, declarou ter estado doente durante o período de pesquisa, enquanto que apenas 9 por cento daqueles com menos de 200 pontos esteve doente, durante o mesmo período. Outro estudo feito em um período de 12 meses indicou que as pessoas com um total de pontos localizado no terço superior declararam terem ficado até 90% mais doentes do que as pessoas que se situavam no terço inferior.

O uso dessa escala permite predizer a probabilidade de doença, baseando-se no número de acontecimentos estressantes da vida da pessoa, mas fica difícil prever como uma pessoa, individualmente, poderá reagir a situações de estresse. Mesmo na pesquisa dirigida por Holmes, 51 por cento dos indivíduos com taxa de 300 não ficou doente durante o período de observação. Enquanto o estresse pode predispor uma pessoa a doenças, o fato mais significativo ainda parece ser a maneira como a pessoa lidará com cada um desses acontecimentos.

Com certeza, a importância de um acontecimento — mesmo em se tratando de um acontecimento estressante — dependerá da maneira como cada pessoa vai lidar com ele. A perda do emprego, se a pessoa estiver com 20 anos, será, em geral, menos estressante do que se a pessoa já estiver com 50 anos. Quando a pessoa está realmente querendo se aposentar, fazendo planos sobre como aproveitará o seu tempo com projetos que ela considera importantes, a aposentadoria é muito menos estressante do que quando é imposta por leis que regem a idade máxima até quando alguém pode trabalhar. Alguns divórcios são muito amargos e abalam os nervos das pessoas envolvidas, enquanto que outros são amigáveis. A mesma lógica aplica-se a todas as outras formas de estresse: já que os acontecimentos dizem respeito a mudanças, todos produzirão alguma forma de estresse, mas a quantidade de estresse varia de pessoa para pessoa.

O estresse pode acumular-se ao ponto em que a pessoa simplesmente não consegue mais lidar com o que está acontecendo e fica doente. Porém, em geral, a relação entre o estresse e a habilidade da pessoa em lidar com ele é muito mais complexa. Holmes e Masuda reconhecem a importância da reação do indivíduo ao analisarem as razões do estresse ter como conseqüência a doença:

> Suspeitamos que uma das explicações seja a de que a atividade de lidar com o problema faz com que a resistência às doenças seja diminuída, *principalmente quando as técnicas empregadas pela pessoa não são as melhores*: quando lhes falta pertinência aos... problemas a serem resolvidos. Esta abordagem à doença dá-nos uma lição sobre a finitude humana (lembrando-nos) de que temos energia em excesso, nada mais. Se gastarmos essa energia lutando contra o ambiente, pouco sobrará para a prevenção de doenças. Quando a vida está confusa demais, e *quando a maneira de lidarmos com o que nos acontece não dá os resultados que esperamos*, o resultado final é a doença.

Pesquisas com animais revelam o quanto essas descobertas são importantes. O Dr. Samudzhen demonstrou que a intensidade do crescimento canceroso em animais de laboratório mantidos sob situação de estresse era muito maior do que em animais que não estavam sob estresse. Em 1955, o Dr. Turkevich demonstrou que o estresse de animais de laboratório tinha um efeito estimulante no desenvolvimento de tumores. E, ao rever as pesquisas, em 1969, o Dr. S. B. Friedman indicou que "agora está mais claro que fatores ambientais de natureza psicossocial podem modificar a resistência a um número de doenças infecciosas e neoplásicas (cancerosas)". Tantas experiências com animais demonstraram a ligação entre o estresse e o câncer que, durante um simpósio realizado na Academia de Ciência de Nova York, o Dr. Friedman sugeriu que não fossem realizadas mais experiências nesse sentido, porque a ligação já tinha sido estabelecida sem possibilidade de erro.

Enquanto essas pesquisas estabeleceram com clareza o fato de que o estresse pode, freqüentemente, levar à doença, elas são incapazes de descrever *a maneira como* isto acontece a nível físico. Outros pesquisadores, no entanto, conseguiram descrever a fisiologia do estresse.

COMO O ESTRESSE VEM A CRIAR UMA SUSCETIBILIDADE À DOENÇA

Demorou bastante para que a comunidade médica passasse a aceitar o papel do estresse na doença. Isto deve-se, em parte, à orientação geral física da comunidade médica: problemas físicos são produzidos por causas físicas e devem ser tratados através de intervenção física. O que estava faltando nas pesquisas realizadas para torná-las mais aceitáveis por parte da comunidade médica era a identificação de um mecanismo fisiológico específico pelo qual os estados emocionais contribuíssem para o aparecimento da doença. A maneira como funciona este mecanismo está começando a ser identificada por pesquisas mais recentes a respeito dos efeitos do estresse crônico. Para que possamos compreender essas descobertas, é necessário estudar um pouco mais a fisiologia do estresse.

O sistema nervoso humano é o produto de milhões de anos de evolução. Durante muito tempo, as exigências feitas ao sistema nervoso foram muito diferentes das que estão sendo feitas atualmente pela civilização moderna. A sobrevivência nas sociedades primitivas dependia da identificação imediata de um perigo; uma escolha rápida entre lutar ou fugir, deveria ser feita. O sistema nervoso é uma ameaça externa; nosso corpo fica instantaneamente preparado (através de uma mudança do equilíbrio hormonal e filamentos nervosos) para lutar ou fugir.

Porém, a vida na sociedade moderna obriga-nos, com freqüência, a inibir nossas respostas de fuga-ou-luta. Quando um policial nos pára, a fim de nos multar ou quando o nosso chefe censura nosso desempenho, nosso corpo fica instantaneamente mobilizado pela ameaça. Nessas circunstâncias, porém, a resposta de "luta" ou de "fuga" seria pouco aceitável socialmente; então temos de aprender a passar por cima das nossas reações. Durante todo o dia anulamos as nossas reações corporais ao estresse — quando cometemos um erro, quando um táxi buzina com insistência, quando temos que esperar em filas intermináveis, quando perdemos o ônibus e assim por diante.

O corpo foi planejado de forma que os momentos de estresse, seguidos por uma reação física do tipo lutar ou fugir, causem poucos danos. No entanto, quando a resposta fisiológica ao estresse não é descarregada — por causa das conseqüências sociais da "luta" ou "fuga" — há o início de um efeito cumulativo no corpo. Isto é chamado de estresse *crônico*, o estresse que se acumula dentro do corpo e que não é liberado. E é uma idéia cada vez mais aceita que o estresse crônico desempenha um papel fundamental em muitas doenças.

O Dr. Hans Selye, já mencionado, endocrinologista e diretor do Instituto de Medicina Experimental e Cirurgia da Universidade de Montreal, descreveu os efeitos do estresse crônico sobre o corpo. Sua descrição parece mais uma lista de horrores médicos.

Para começar, o estresse crônico, com freqüência, produz desequilíbrios hormonais. Como os hormônios têm uma função essencial no regulamento das funções corporais, esses desequilíbrios podem levar a um aumento da pressão sangüínea e, como resultado final, causar dano aos rins. Esse dano causado aos rins pode, por sua vez, causar uma hipertensão grave (pressão sangüínea elevada), o que reforçaria ainda mais o desequilíbrio químico.

Além disso, as mudanças hormonais resultantes do estresse podem causar desgaste nas paredes arteriais. O corpo constrói, então, placas de colesterol para diminuir esse desgaste, como se fosse um tecido cicatrizado. Mas um número excessivo de placas pode causar um endurecimento das artérias, a chamada arteriosclerose. Ela, por sua vez, força o coração a bombear com mais força para fazer o sangue circular, aumentando ainda mais a pressão sangüínea. Quando a arteriosclerose torna-se maior, a quantidade de sangue e de oxigênio que chega ao coração é diminuída, podendo causar deficiência da coronária. As placas de colesterol também podem vir a bloquear as artérias coronárias maiores, fazendo com que parte do músculo cardíaco venha a morrer, e o resultado pode chegar a uma deficiência cardíaca. Em geral, o corpo faz um esforço para se ajustar a esses problemas, mas sob estresse constante os mecanismos responsáveis pela redução e ajuste do desequilíbrio hormonal estão sobrecarregados. O desequilíbrio então continua num ciclo negativo e perigoso para a saúde.

Temos aí as provas reais dos efeitos físicos do estresse. Mas existe ainda um outro efeito da maior importância para o paciente canceroso. Selye descobriu que o estresse crônico suprime o sistema imunológico, responsável pela destruição das células cancerosas ou dos microorganismos estranhos ao corpo. O ponto importante a ser notado é: as condições físicas descritas por Selye são basicamente idênticas àquelas sob as quais uma célula anormal poderia reproduzir-se e se tornar um perigoso câncer. Não é com surpresa que constatamos que muitos dos pacientes cancerosos têm, com freqüência, sistemas imunológicos deficientes.

As descobertas de Selye são confirmadas por outros pesquisadores. O Dr. R. W. Bathrope e seus colaboradores da Universidade de New South Wales, na Austrália, fizeram pesquisas que indicaram que o luto diminui a resposta imunológica do corpo. Foram realizados testes com 26 pessoas recentemente enviuvadas (entre 25 e 65 anos) duas semanas e seis semanas após a morte dos cônjuges. Um grupo de controle foi criado, composto de 26 funcionários do hospital que não haviam sofrido qualquer espécie de luto nos últimos dois anos. A função dos linfócitos, que indica a potência do sistema imunológico do corpo, tinha diminuído de maneira significativa nas pessoas que tinham perdido marido ou mulher. Já que, como mostramos no capítulo anterior, o sistema imunológico serve como uma defesa importante contra a reprodução das células cancerosas, a demonstração de que uma perda emocional levaria a uma supressão do sistema imunológico pode ser uma pista importante para chegarmos às causas do câncer.

Outros estudos indicando fatores mentais como responsáveis pela supressão do sistema imunológico foram realizados pelo Dr. J. H. Humphrey e seus colaboradores no Conselho de Pesquisas Médicas da Grã-Bretanha. A pesquisa que eles realizaram revelou que a imunidade do corpo contra a tuberculose poderia ser profundamente afetada com o uso de sugestão hipnótica — demonstrando, portanto, de maneira clara, a influência do estresse mental e emocional nas defesas do corpo.

E, por fim, o Dr. George Solomon da Universidade Estadual da Califórnia descobriu que incisões feitas no hipotálamo — uma parte do cérebro que afeta de maneira significativa a produção endócrina do corpo —, levam a uma supressão do sistema imunológico. O hipotálamo é também a parte do corpo considerada mais diretamente associada às emoções — outro ponto importante para quem, como nós, se interessa em estabelecer as causas das doenças.

Em seu trabalho, o Dr. Salomon começa com especificar o mecanismo fisiológico pelo qual o estresse pode levar à supressão do sistema imunológico. Quando comparamos o seu trabalho com o trabalho realizado por Selye e outros, começamos a ter uma idéia de como o estresse emocional pode criar as condições necessárias para que ocorra o câncer. O que ainda nos falta é uma compreensão mais profunda do corpo humano para chegarmos a poder estabelecer a ligação exata entre o câncer e o estresse.

UM RESUMO DAS DESCOBERTAS REALIZADAS ATÉ O MOMENTO: VOLTAMOS AO INDIVÍDUO

Resumindo os temas principais abordados nas pesquisas, temos o seguinte:

- Níveis elevados de estresse emocional aumentam a suscetibilidade a doenças.
- O estresse crônico resulta na supressão do sistema imunológico, o que por sua vez cria uma maior suscetibilidade à doença — especialmente ao câncer.
- O estresse emocional, que suprime o sistema imunológico, também leva a um desequilíbrio emocional. Este desequilíbrio pode vir a aumentar a produção de células anormais no momento em que o corpo encontra-se menos capacitado a destruí-las.

É importante notar que a quantidade de estresse emocional causado por fatores externos depende da maneira como a pessoa interpreta ou lida com eles. Mesmo se os pesquisadores podem prever doenças baseando-se no número de fatores estressantes da vida de um indivíduo, muitas dessas pessoas simplesmente *não* ficam doentes, mesmo quando recebem grandes cargas de estresse. Mais uma vez é necessário examinar a reação específica de cada pessoa ao fator estressante.

Todos nós, de alguma maneira, aprendemos a lidar com fatores causadores de estresse, seja reduzindo o seu impacto emocional, seja diminuindo os efeitos que têm sobre o corpo. Portanto, o próximo passo é tentar compreender que tipo de reações torna a pessoa mais suscetível ao câncer.

5

Personalidade, Estresse e Câncer

Grande parte do tempo, a maneira como reagimos às tensões diárias origina-se de hábitos e é ditada pelas nossas convicções íntimas sobre quem somos, quem "deveríamos" ser e a maneira como o mundo e outras pessoas deveriam ser. Esses padrões de comportamento estabelecem uma orientação ou posição em relação à vida. Existem indícios de que diferentes tomadas de posição em relação à vida, em geral, podem estar associadas com certas doenças. Podemos dar como exemplo o popular livro dos Drs. Meyer Friedman e Ray Rosenman, *Comportamento do Tipo A e o Coração*, onde eles descrevem um conjunto de comportamentos — uma atitude — que eles acreditam contribuir, de maneira substancial, para a doença cardíaca. Eles denominaram esta personalidade eternamente sob pressão, com uma atitude de competição constante, de "Personalidade do tipo A".

Existem vários estudos mostrando que além dos tipos de personalidade cardíacos, existem várias outras características semelhantes nas pessoas que sofrem de artrite reumática, úlceras estomacais, asma e irritação do sistema urinário (sobretudo mulheres). Existem também antigas observações, confirmadas por estudos recentes, sobre um tipo de perfil de personalidade semelhante para as pessoas que sofrem de câncer.

CONEXÃO ENTRE O CÂNCER E AS EMOÇÕES: PERSPECTIVA HISTÓRICA

A conexão entre o câncer e os estados emocionais já foi observada há mais de 2.000 anos. De fato, o que é novo é a separação feita entre o câncer e os estados emocionais. O médico Galen já dizia, há quase dois mil anos, no segundo século d.C., que as mulheres deprimidas tinham mais tendência ao câncer do que as de natureza mais animada e bem-dispostas. Gendron, em um tratado escrito em 1701, sobre a natureza e as causas do câncer, citou a influência das "desventuras da vida que trazem problemas e infelicidades". Gendron continuava com um exemplo que, ainda hoje, é citado nas faculdades de medicina:

> A sra. Emerson, após a morte de sua filha, passou por momentos de grande desespero e logo deu-se conta de que o seu seio começava a inchar, tornando-se dolorido. Finalmente, um câncer profundo manifestou-se, tomando grande parte do seu seio. Esta senhora havia gozado, até aquele momento, da mais perfeita saúde.
>
> A mulher de um imediato de navio mercante (que havia sido preso pouco tempo antes pelos franceses) ficou tão abalada que o seu seio começou a crescer e logo um câncer bastante profundo manifestou-se de tal forma que eu não pude fazer nada para ajudá-la. Anteriormente, ela jamais havia se queixado de qualquer tipo de problema no seio.

Burrows, em 1783, fez uma declaração que parece de forma admirável com uma descrição antecipada de estresse crônico, atribuindo a doença às "paixões desenfreadas da mente que afetam o paciente durante um longo tempo". Nunn, por volta de 1822, no texto por ele escrito *Câncer da Mama*, que se tornou bastante conhecido na época, declarou que os fatores emocionais influenciavam o crescimento de tumores. Como exemplo, ele observou que no caso de uma senhora houve a coincidência da "morte do seu marido que causou um choque no seu sistema nervoso. Logo em seguida, o tumor desenvolveu-se novamente e a paciente faleceu".

Em 1846, o Dr. Walter Hyle Walshe publicou o livro *A Natureza e o Tratamento do Câncer*, um livro claro e direto que teve grande influência na época e que abrangia tudo o que se conhecia sobre o câncer. Walshe declarava que:

> Muito já foi escrito em relação à influência exercida pela pela miséria mental, mudanças bruscas de estilo de vida e estados de espírito melancólicos na predisposição ao aparecimento de tecido canceroso. Se dermos crédito a vários autores que já discursaram sobre o assunto, trata-se da causa mais importante da doença... Podem ser observados fatos convincentes sobre a responsabilidade da mente no aparecimento desta doença. Pessoalmente, pude observar casos nos quais a conexão aparecia de maneira tão clara que... colocar em dúvida esta evidência seria lutar contra o óbvio.

Em 1865, o Dr. Claude Bernard escreveu um artigo considerado clássico, *A Medicina Experimental*, cujas observações vão ao encontro das nossas. Ele chama a nossa atenção para o fato de que o ser humano deve ser considerado como um todo harmônico. Mesmo sendo necessária uma análise estanque das partes do nosso corpo para um exame mais específico, as relações entre as diferentes partes devem ser levadas em consideração. Em outro texto considerado clássico, *Patologia Cirúrgica*, publicado em 1870, Sir James Paget expressou sua convicção de que a depressão tem um papel vital no aparecimento do câncer:

> São tão freqüentes os casos em que uma ansiedade profunda, esperanças desfeitas e desapontamentos são seguidos rapidamente pelo crescimento e aumento do câncer que não podemos duvidar que a depressão mental seja um aditivo importante a outras influências que favorecem o desenvolvimento de uma disposição cancerosa.

O primeiro estudo estatístico baseado nos estados emocionais e sua relação com o câncer foi feito em 1893 por Snow. Ao fazer o relatório de pesquisa relativamente sofisticada em *Câncer e o Processo Cancerígeno*, Snow declara:

> Dos 250 pacientes, internados ou de ambulatório, com câncer mamário ou do útero do *London Cancer Hospital*, 43 tinham históricos que permitiam suspeitar-se de uma lesão física. Desses, 15 também tinham um histórico de problemas pessoais recentes. Trinta e dois falaram de problemas com trabalho e privações. Cento e cinqüenta e seis tinha antecedentes muito mais imediatos referentes a problemas, muitas vezes de maneira dramática, como a perda de um parente próximo. Em dezenove dos pacientes não foi achada nenhuma possível causa.

A conclusão de Snow foi que:

> De todas as causas do processo canceroso, sob vários aspectos diferentes, agentes neuróticos são os mais poderosos. Dos considerados mais freqüentes, a perturbação mental é a que mais se vê; trabalhos pesados e privação são os que vêm em segundo lugar. Trata-se de causas diretas que têm uma predisposição importante em relação ao desenvolvimento do que vem em seguida. Os idiotas e lunáticos são pessoas que, de maneira admirável, escapam desta forma de doença.

Apesar da aparente concordância vigente entre os especialistas do final do século XIX e do início do século XX, de que havia uma ligação entre os estados emocionais e o câncer, o interesse desvaneceu-se frente ao surgimento da anestesia, dos procedimentos cirúrgicos que estavam sendo desenvolvidos e da radioterapia. O sucesso dessas terapias físicas no caso de muitos problemas médicos fortaleceu bastante o ponto de vista de que problemas físicos podem ser resolvidos com alguma forma de tratamento físico. Por outro lado, os médicos começavam a encarar tensões do tipo de sobrecarga de trabalho e privações como inevitáveis, além do que, mesmo que essas tensões tivessem um papel importante para o aparecimento do câncer, o que poderia o médico fazer a respeito? E, por fim, até o primeiro terço deste século os instrumentos disponíveis para se lidar com problemas emocionais eram bastante limitados.

Contudo, é uma das ironias da história da medicina que, assim que as ciências da psicologia e da psiquiatria começaram a desenvolver os instrumentos necessários ao diagnóstico e teste da ligação entre o câncer e os estados emocionais, a medicina perdeu o interesse em relação ao problema. O resultado é que existem atualmente dois corpos distintos de literatura e pesquisa. A literatura de psicologia tem muitas descrições da relação entre os estados emocionais e o câncer, mas nem sempre sugere mecanismos psicológicos que possam explicar a relação. A literatura médica está bem-fundamentada na fisiologia, mas, talvez por não integrar as informações psicológicas às pesquisas realizadas, é incapaz de explicar as curas "espontâneas" ou as grandes diferenças na maneira como os indivíduos reagem ao tratamento.

Por ter vindo de um universo médico, Carl ficou bastante surpreso ao encontrar provas substanciais das ligações entre os estados emocionais e o câncer, na literatura de psicologia. A partir daí observamos que poucos médicos estão a par dessas pesquisas. O preço que pagamos por estarmos na idade das grandes especializações é que, muitas vezes, pessoas trabalhando sobre o mesmo problema, porém em áreas diferentes, trocam poucas informações a respeito. Cada uma das disciplinas desenvolve a sua própria linguagem especializada, os seus próprios valores, os seus próprios métodos de comunicar as informações e informações importantes podem ser extraviadas por não haver um intercâmbio eficiente a nível das descobertas.

Também chegamos à conclusão de que é muito delicado explicar a literatura psicológica a pacientes cancerosos... Se dissermos que existem certas características específicas dos pacientes que sofrem de câncer, segundo pesquisas realizadas ..., alguns dos pacientes podem, automaticamente, partir do pressuposto de que a pesquisa está dizendo que eles possuem essas características. Porém, os estudos de estatísticas fazem generalizações que se aplicam a grupos, não necessariamente a uma pessoa em especial. O psicólogo Kenneth R. Pelletier, em seu livro *Mind as Healer, Mind as a Slayer*, adverte que as pessoas devem ter muito cuidado ao aplicar os "perfis de personalidade" a si mesmas:

> Atualmente, grande parte da pesquisa que está sendo realizada sobre a personalidade e a doença estuda a determinação dos padrões característicos das pessoas que contraíram determinada doença. Algumas das características típicas das pessoas com doenças específicas podem se parecer bastante com as suas próprias características de personalidade. Não fique amedrontado com isso, *pois não significa que você também irá sofrer as doenças associadas com essas características*. Esses perfis foram estabelecidos com o intuito de servir como linhas diretrizes para que as pessoas se tornem conscientes dos padrões de comportamento que podem ser particularmente perigosos. A auto-anamnese é quase sempre pouco confiável e a análise dos padrões de comportamento deve sempre ser baseada na interpretação de um profissional qualificado. Os perfis de personalidade são apenas um dos elementos do diagnóstico e, por si mesmos, devem ser considerados inconclusivos. É bastante comum estudantes de medicina acharem que sofrem de cada uma das doenças que estão estudando no momento. Com a experiência, aprendem que o estabelecimento de um diagnóstico é algo complexo, indicador de uma direção, ao invés de ser algo definitivo. Qualquer pessoa que se aventure no campo da personalidade e doença deve tomar todos os cuidados possíveis. (Grifos nossos.)

Ao examinarmos as pesquisas realizadas no campo dos estados emocionais e sua relação com o câncer, mais uma vez insistimos para que qualquer pessoa, seja paciente canceroso ou pessoa com suspeita de câncer, use a pesquisa como um ponto de partida para reflexão e leve sempre em consideração que todos nós temos uma tendência a enxergar aspectos de nós mesmos nessas descrições. Nem sempre as pessoas que partilham os mesmos aspectos de personalidade desenvolvem as mesmas doenças, da mesma maneira que nem sempre as pessoas expostas aos mesmos agentes cancerígenos irão desenvolver câncer. Muitos outros fatores, como todos sabemos atualmente, têm um papel importante para que isso venha a acontecer.

OS INDÍCIOS PSICOLÓGICOS

Um dos mais completos estudos sobre os estados emocionais e o câncer foi relatado no livro *A Psychological Study of Cancer,* escrito em 1926 pela Dra. Elida Evans, psicanalista junguiana, com uma introdução escrita pelo próprio Carl Jung. Ele diz que achava que Evans havia resolvido muitos dos mistérios do câncer — incluindo as razões por que a evolução da doença nem sempre podia ser prevista e por que a doença pode, às vezes, voltar após anos sem qualquer sinal dela, e também por que se trata de uma doença associada à sociedade industrial.

Baseando-se em suas análises feitas em cem pacientes cancerosos, Evans chegou à conclusão de que muitos pacientes cancerosos haviam perdido, pouco antes do aparecimento da doença, um ente querido. Ela via esses pacientes como pessoas que haviam investido a sua identidade em um objeto ou papel individual (uma pessoa, um trabalho, um lar), ao invés de desenvolver a sua própria individualidade. Quando o objeto ou função lhes era retirada, esses pacientes tinham de enfrentar a si mesmos, com poucos recursos para fazê-lo. (Nós também verificamos essa característica de colocar sempre as necessidades de outra pessoa antes das suas próprias, como poderá ser verificado nos casos que vêm a seguir). Evans também achava que o câncer era um sintoma de que havia outros problemas não-resolvidos na vida do paciente e suas confirmações não só foram confirmadas como também elaboradas por outros pesquisadores.

O Dr. Lawrence LeShan, psicólogo experimental por formação e clínico por experiência, é o teórico mais importante sobre a vida dos pacientes cancerosos. Em seu livro, publicado recentemente, *You Can Fight for Your Life: Emotional Factors in the Causation of Cancer*, ele relata descobertas semelhantes às de Evans, sob muitos pontos de vista. LeShan identifica quatro componentes típicos da vida de mais de 500 pacientes cancerosos com quem trabalhou:

* A juventude do paciente foi marcada por sentimentos de isolamento, desespero e negligência, com relações interpessoais com características difíceis e perigosas.

* No início da vida adulta, a pessoa conseguiu estabelecer um relacionamento forte e significativo com alguém, ou encontrou grande satisfação no trabalho. Uma grande quantidade de energia foi colocada neste relacionamento ou trabalho. Na realidade, esta pessoa ou trabalho tornou-se o centro da vida do paciente.

* Então, o relacionamento ou trabalho escapou às mãos do paciente — ou por morte, mudança, um filho saido de casa, aposentadoria, ou algo parecido. O resultado foi então de

desespero, como se a "ferida" da infância tivesse sido dolorosamente reaberta.
- Uma das características fundamentais desses pacientes é que o desespero havia sido "engavetado". São incapazes de fazer as outras pessoas saberem quando se sentiam feridos, chateados ou hostis. Outros encaram os pacientes cancerosos como pessoas fundamentalmente boas, e dizem delas: "É uma pessoa tão bondosa" ou "Ela é uma verdadeira santa." LeShan conclui que "A qualidade benigna, a 'bondade' dessas pessoas vem do fato de que não conseguiam acreditar o suficiente em si mesmas, e da sua falta de esperança."

Ele descreve o estado emocional de seus pacientes após terem perdido um relacionamento de extrema importância ou um trabalho, da seguinte maneira:

O desespero crescente de cada uma dessas pessoas parecia estar ligado às perdas que cada uma delas havia sofrido na infância... Encaravam o final do relacionamento como um desastre que, de certa forma, sempre haviam achado que aconteceria. Elas estiveram esperando a rejeição. E, quando aconteceu, disseram a si mesmas: "Sabia que era bom demais para ser verdade." ...De um ponto de vista superficial, todas conseguiriam se "ajustar" ao problema. Continuaram a funcionar. Continuaram com as suas atividades cotidianas. Mas, o "colorido", o "sabor", o significado desapareceu de suas vidas. Não pareciam dar mais importância à vida.

Para aqueles que conviviam com elas, pareciam estar lidando perfeitamente bem com a situação... mas, na realidade, era a falsa paz do desespero que estavam sentindo. Estavam simplesmente querendo morrer. Parecia-lhes a única saída. Estavam prontas para a morte. De certa forma, já estavam mortas. Um paciente disse-me: "A última vez que tive esperança em algo, veja o que aconteceu. Assim que as minhas defesas estavam de lado, fui deixado de novo de lado. Nunca mais terei esperança. É demais para mim. É melhor me fechar numa concha."

E lá ficaram eles, esperando, sem esperança, pela morte para liberá-los. Num período que ia de seis meses a oito anos, dentre os meus pacientes, surgia o câncer terminal.

LeShan relata que 76% dos pacientes que ele entrevistou partilhavam este tipo básico de história emocional. Dos pacientes cancerosos que estavam em terapia intensiva com ele, mais de 95% tinham este padrão. Apenas 10% dos pacientes não-cancerosos demonstravam este modelo de vida.

Apesar da maneira profunda e convincente com que LeShan escreve sobre o estado emocional dos seus pacientes, nem todas as facetas das observações feitas por ele foram validadas por outros estudos. Porém, muitos elementos importantes foram confirmados por Caroline B. Thomas, psicóloga da Universidade de John Hopkins.

A Dra. Thomas começou a entrevistar estudantes de medicina na *John Hopkins* na década de 40 e a avaliar os seus perfis psicológicos. Desde então, ela entrevistou mais de 1.300 estudantes e seguiu de perto a sua história de doenças. Ela relata que o perfil psicológico mais específico era o dos estudantes que posteriormente desenvolveram câncer — mais específico ainda que o dos estudantes que posteriormente cometeram o suicídio. Os dados que ela reuniu mostraram que os estudantes que vieram a ter câncer viam-se a si mesmos como pessoas que não tinham qualquer tipo de ligação mais íntima com seus pais, raramente demonstravam o que sentiam e eram em geral pessoas com pouca vitalidade.

Outro elemento da descrição de LeShan, a de que pacientes que sofriam de câncer tinham uma tendência a se entregarem a sentimentos de impotência e desespero, mesmo antes do aparecimento do câncer, foi confirmado por duas outras pesquisas.

• Os Drs. A. H. Schmale e H. Iker observaram que as suas pacientes cancerosas tinham um estilo próprio de desistência, um sentimento de frustração desesperançada em relação a conflitos que não tinham como ser solucionados. Em geral, este conflito aparecia cerca de seis meses antes do diagnóstico de câncer. Schmale e Iker estudaram um grupo de mulheres saudáveis que foram consideradas como tendo predisposição para o câncer do colo do útero.

Usando uma escala psicológica que lhes permitia identificar uma "personalidade com tendência a desespero", Schmale e Iker fizeram especulações sobre quais das mulheres iriam desenvolver câncer — e acertaram em 73% dos casos. Eles especificaram, no entanto, que este sentimento de falta de esperança não era o *responsável* pelo câncer — essas mulheres já demonstravam ter uma certa predisposição ao câncer cervical — e, sim, que a falta de esperança parecia ser um elemento importante.

• Em um período de 15 anos, o Dr. W. A. Greene analisou as experiências sociais e psicológicas dos pacientes que desenvolveram leucemia e linfoma. Ele também observou que a perda de um relacionamento importante era um elemento importante na história pessoal do paciente. Tanto para os homens como para as mulheres, segundo Green, a maior perda

65

era a morte ou ameaça de morte da mãe, ou para o homem uma "figura maternal", como, por exemplo, a esposa. Outros acontecimentos emocionais importantes para a mulher eram a menopausa ou mudança de domicílio; no caso dos homens, perda ou ameaça de perda de emprego, aposentadoria ou ameaça de aposentadoria.

Greene chegou à conclusão de que a leucemia ou o linfoma se desenvolviam num ambiente em que o paciente fora forçado a lidar com perdas e separações que produziram um estado psicológico de desespero, desesperança e descontinuidade.

Outros estudos confirmaram a descrição feita por LeShan a respeito da dificuldade que experimentam muitos pacientes de câncer para expressarem seus sentimentos negativos e a necessidade de parecerem sempre "bondosos" para as outras pessoas.

- O Dr. D. M. Kissen observou que a grande diferença entre os grandes fumantes que desenvolvem câncer no pulmão e os que, apesar de fumarem tanto quanto estes, não o desenvolvem, é que os pacientes com câncer "têm poucas saídas para descarregar suas emoções".

- E. M. Blumberg demonstrou que a taxa de crescimento do tumor pode ser deduzida a partir de certos traços de personalidade. Os pacientes cujos tumores se desenvolviam com rapidez tentavam dar sempre uma boa impressão de si mesmos. Também eram pessoas que ficavam na defensiva e eram menos capazes de se defender contra a ansiedade. Além do mais, tinham tendência a rejeitar a afeição, mesmo quando a queriam. O grupo que tinha um crescimento menos rápido de tumores demonstrava uma maior capacidade de absorver choques emocionais e reduzir a tensão através da atividade física. A dificuldade sentida pelos pacientes cujos tumores cresciam mais rápido parecia ser devida ao fato de que as suas saídas emocionais estavam bloqueadas por um imenso desejo de dar uma boa impressão.

- O Dr. B. Klopfer fez um estudo semelhante no qual o tipo de tumor (de crescimento rápido ou vagaroso) era deduzido a partir dos perfis de personalidade. As variáveis que permitiam aos pesquisadores deduzir a rapidez do crescimento eram a capacidade de defesa do *ego* desses pacientes e a sua lealdade à "versão que tinham da sua própria realidade". Klopfer acredita que quando há uma grande quantidade de energia desviada para a defesa do *ego*, o corpo não consegue a energia vital necessária para lutar contra a doença.

EXEMPLOS DA VIDA DOS NOSSOS PACIENTES

Além dos estudos já citados, a experiência que temos com os nossos próprios pacientes elimina de nossa mente os últimos vestígios de dúvida que, porventura, teríamos em relação a uma ligação entre certos estados emocionais e o câncer.

Uma das nossas primeiras experiências ocorreu quando Carl ainda era residente e ainda não tínhamos começado a usar a abordagem descrita neste livro. Betty Johnson, uma mulher de 40 anos de idade chegou ao hospital com um câncer do rim em estado bem-adiantado. Ela havia ficado viúva no ano anterior e continuava a viver e trabalhar no rancho que seu marido lhe havia deixado. Uma operação exploratória revelou que o câncer já havia se espalhado fora do rim, e seria impossível removê-lo por cirurgia. Ela foi tratada com doses mínimas de irradiação, com poucas esperanças de melhora. Ela foi mandada de volta para o rancho com uma expectativa de poucos meses de vida.

Uma vez no rancho, ela se apaixonou por um dos trabalhadores e logo se casou com ele. Apesar do prognóstico de morte iminente, ela não demonstrou nenhum sinal de doença durante os cinco anos que se seguiram. Então, o seu segundo marido fugiu, depois de roubar as suas economias. Poucas semanas depois, ela teve uma recaída do câncer e morreu logo em seguida.

Parece que o seu novo casamento teve um papel fundamental em sua aparente recuperação e que o fato de ter sido abandonada precipitou a volta da doença e a sua morte.

Dia após dia encontramos semelhantes indícios da ligação entre os estados emocionais e as doenças na vida das pessoas e um resultado importante é que passamos a prestar mais atenção ao que nossos pacientes nos dizem. Quando consideramos o câncer como sendo um problema puramente físico, passamos a encarar as descrições feitas por nossos pacientes a respeito de seus estados emocionais como algo que deve ser aceito com indulgência e compreensão, sem que nada tenha a ver com o desenvolvimento da doença. Quando nos damos conta de que a "pessoa como um todo" participa do desenvolvimento da doença, começamos a prestar bastante atenção em tudo o que os pacientes nos dizem. Um dos pacientes que nos ensinou isso foi Millie.

Millie Thomas era um caso especial no grupo de nossos pacientes iniciais, no sentido em que ela veio nos ver convencida de que havia tido uma participação no aparecimento de sua doença. Ela fora enviada por seu médico particular que havia participado de uma das palestras feitas por Carl. Millie tinha setenta anos de idade, apesar de ter uma postura tão ereta que parecia mais jovem. Após o diagnóstico de câncer ela havia feito uma cirurgia para remover o tecido doente.

A primeira coisa que Millie disse a Carl é que ela mesma havia causado sua doença e receava fazê-la voltar ou se espalhar. Ela queria ajuda. Falou-nos de uma maneira tão direta e com tanto discernimento que ficamos sem saber o que dizer, a não ser lhe pedir que explicasse o que havia ocorrido.

Millie contou-nos que ao chegar perto dos setenta anos e perto da aposentadoria compulsória como professora primária, parecia que os seus alunos a chateavam mais e que o seu trabalho tornara-se desagradável. Solteira, ela dividia um apartamento com uma senhora que, a cada dia, ela achava mais chata. Parecia que o mundo inteiro estava se deteriorando.

Ela observou que passara a fumar mais e que, enquanto inalava a fumaça, pensava que iria, certamente, morrer em breve. À noite, antes de dormir, ela também pensava que este era um dia a menos para viver, que havia completado mais um dia e que não haveria muitos mais. Durante vários meses continuou a fumar e a se tornar cada vez mais deprimida. Então ela começou a tossir sem parar até que, finalmente, escarrou sangue.

Quando foi ver o seu médico, ela descobriu estar com câncer no pulmão e submeteu-se a uma cirurgia. Depois da operação sua depressão aumentou e, como resultado, ficou apreensiva com relação à possibilidade de recriar a doença, da qual, tinha certeza, havia participado. Quando contou isto a seu médico ele se lembrou da palestra de Carl e disse que fosse vê-lo.

Millie foi a primeira paciente que disse que "tinha se feito ficar doente" e podia relatar os processos de pensamento pelos quais ela havia passado. Já tendo passado previamente por uma psicoterapia, ela estava mais ciente de seus pensamentos e sentimentos do que a maioria das pessoas, e precisou de pouca ajuda para lutar contra o seu medo e vencer a sua depressão.

Apesar do caso de Millie ser pouco habitual à medida que tinha acesso bastante profundo ao ser interior, vemos que muitos dos nossos pacientes — ao compreenderem que os seus estados emocionais podem ter tido algum tipo de atuação na criação da doença — lembram-se de pensamentos e sensações semelhantes. Com freqüência, lembram-se de ter desejado morrer ou de terem sentido um desespero e pensado que a morte seria a única saída. Esses sentimentos ocorreram ou bem por se terem encontrado face a uma nova exigência, ou bem porque se viam confrontados com uma situação, aparentemente sem saída.

Para muitos de nossos pacientes, o conflito ocorre quando eles descobrem que suas esposas/esposos tiveram casos extraconjugais, sobretudo quando eles não querem saber de aconselhamento conjugal ou se as suas crenças religiosas os proíbem de aceitar a idéia do divórcio, mesmo sentindo vontade de deixar o casamento de lado. Edith Jones viu-se face a este problema de maneira dramática quando descobriu que seu marido, pai dos seus seis filhos, estava tendo um relacionamento extraconjugal. Ela não podia aceitar a situação e tampouco acreditava que o divórcio seria a solução. Parecia não haver alternativas e ela sentiu-se num beco sem saída. Logo o câncer manifestou-se e ela veio a falecer. Para Edith, a morte representou a solução. Outras mulheres talvez tivessem achado uma solução para continuarem o relacionamento, e outras ainda talvez se tivessem dado "permissão" para obter o divórcio.

Muitos dos nossos pacientes homens têm problemas originados por parentes trabalhando em seus próprios negócios. Temos o exemplo de Rod Hansen que desenvolveu o seu próprio negócio, transformando-o em uma bem-sucedida empresa. Rod trouxe um de seus parentes para trabalhar com ele, já que era um homem bem ligado à família. Este parente revelou-se uma pessoa incompetente para um trabalho dessa responsabilidade, os negócios começaram a se deteriorar e a empresa criada a partir dos esforços de Rod cessou de ser para ele motivo de satisfação — tornou-se um problema intolerável para o qual ele não via saída.

O diagnóstico de câncer foi estabelecido cerca de um ano após os negócios começarem a se deteriorar. Após passar algum tempo conosco na clínica, Rod aprendeu a enfrentar os seus problemas de maneira mais direta. A um certo momento, chegou a despedir o seu parente e, posteriormente, chamou-o de volta para exercer um cargo mais condizente com as suas reais capacidades.

Outro padrão encontrado com freqüência nos pacientes cancerosos é o da mulher que canaliza todas as suas energias emocionais e muito da sua energia física para a família. Como motorista, cozinheira, enfermeira e conselheira de seus quatro filhos, June Larsen tinha os seus dias ocupados com aulas de balé, de música, de jogos de futebol, festas de adolescentes e reuniões dos comitês de pais e alunos. Casada com um alto executivo cuja maior parte do tempo era passada em viagens de negócios, era praticamente sua a responsabilidade pelas crianças. Quando pensa naquele tempo ela admite que uma das poucas coisas que ainda tinha em comum com o marido eram as crianças.

À medida que cada um dos seus filhos saía de casa para ir à universidade ou para se casar, ela passava por um breve período de desalento. Porém, logo se recuperava e se lançava com vigor renovado ao atendimento das necessidades dos filhos que ainda estavam morando com ela. Quando o último dos seus filhos foi para a faculdade June sentiu-se como se parte de sua vida tivesse sido retirada de si. Ela ficou profundamente deprimida e sem saber o que fazer com o seu tempo livre. Começou a exigir muito do marido, o que o chateava bastante. Nada parecia animá-la e, dentro de um ano, foi diagnosticado um câncer no seio, com metástases nos ossos.

A identidade básica de June havia sido ligada às crianças. Quando se viu sozinha, descobriu que passara a vida cuidando dos outros ao invés de satisfazer as suas próprias necessidades. Ela se viu forçada a aceitar que pouco restava do seu casamento. Apesar da tensão externa parecer pequena — a saída do seu último filho para a faculdade — o que aconteceu na realidade foi que a última ligação que a definia como pessoa havia sido eliminada.

Esta situação de June é bastante comum e já observamos vários outros pacientes na mesma situação, com várias reações diferentes a este tipo de estresse. Algumas mulheres conseguem estabelecer uma nova identidade além do seu papel de mães de família. Em muitos casos, o casamento foi reavaliado para que tomasse uma dimensão melhor. Em nossa experiência, as pacientes mulheres que conseguiram fazer a transição para um novo papel ou que conseguem restabelecer relacionamentos importantes não apenas vivem mais tempo — algumas conseguiram se livrar da doença — mas também de maneira mais ativa e mais compensadora.

Para os homens e mulheres que têm carreiras ativas, a aposentadoria traz inúmeros problemas. Sam Brown era um executivo que não queria se aposentar aos 65 anos, mas tal era o hábito na sua empresa, de forma que ele jamais colocou isso em questão. Depois que as festas de despedidas se acabaram, Sam começou a se sentir cada vez mais entediado e deprimido. Como executivo sempre se sentira uma pessoa importante. Agora, ele se sentia perdido e sem a importância anterior. Quando lhe perguntavam o que fazia e ele respondia "sou aposentado" já não despertava o interesse e respeito com os quais estava acostumado. Além do que sentia falta da excitação e estímulo que o seu trabalho e as viagens de negócios lhe traziam. Apesar de ter-se preparado para a aposentadoria, foi obrigado, por causa da inflação, a reduzir o seu nível de vida.

Para complicar ainda mais as coisas, Sam e sua esposa não se sentiam tão ligados um ao outro, já há vários anos. Os conflitos que estavam submersos quando ele trabalhava tantas horas por dia no escritório agora apareciam e ele se viu transformado em público cativo de suas intermináveis queixas. Ele se deu conta de quanto havia ligado a sua auto-estima ao seu trabalho e como se sentia inútil e improdutivo, agora que não estava mais trabalhando. Começou a se perguntar o que havia feito de tão importante com a sua vida. E, quando vários de seus amigos faleceram logo após a aposentadoria, ele começou a pensar mais e mais na morte. Quatorze meses após a aposentadoria, foi diagnosticado um câncer no intestino.

Além das fontes causadoras de estresse já vistas nos casos apresentados (falecimento de um dos cônjuges, dificuldades financeiras, aposentadoria forçada, perdas importantes nos negócios, perda de um objetivo na vida, filhos saindo de casa, deterioração do casamento), outra fonte de estresse que temos observado com freqüência na vida dos pacientes, antes do aparecimento do câncer, é o que tem sido chamado de "crise da meia-idade". (No capítulo 9, examinaremos detalhadamente cada caso.)

O PROCESSO PSICOLÓGICO DA DOENÇA

Esses casos são exemplos típicos dos conflitos com os quais se deparam os nossos pacientes nos meses que precedem o aparecimento da doença. A partir de nossa própria experiência e das pesquisas realizadas por outras pessoas, podemos identificar cinco etapas do processo psicológico que precedem, com freqüência, o aparecimento do câncer.

1. *Experiências na infância resultam em decisões tomadas quanto a serem um tipo específico de pessoa.* Nós sempre nos lembramos de quando éramos crianças e os nossos pais faziam algo de que não gostávamos e dizíamos a nós mesmos: "Quando eu crescer, jamais serei assim." Ou então, quando conhecíamos alguém a quem tínhamos em alta estima fazíamos a nós mesmos a promessa de nos comportarmos de maneira semelhante sempre que pudéssemos.

Muitas dessas decisões são positivas e têm um efeito benéfico em nossas vidas. Mas não é caso com algumas outras. Em alguns casos, essas decisões foram tomadas a partir de experiências traumáticas ou dolorosas. Se as crianças vêem os seus pais brigarem com freqüência, de maneira agressiva, podem tomar a decisão de que expressar a sua raiva é ruim. Como conseqüência, eles se impõem regras para sempre ser bondosos, agradáveis e animados, pouco importando o que estão sentindo de verdade. A decisão de que a única maneira de ser amado e de receber aprovação por parte da família é em tornar-se um certo tipo de pessoa inteiramente bondosa pode durar a vida inteira, mesmo quando isto transforma a vida da pessoa num inferno.

Ou então, algumas crianças podem tomar uma decisão de que são responsáveis pelos sentimentos de outras pessoas, e sempre que as pessoas estão se sentindo infelizes ou triste, entendem que é seu dever ajudá-las a se sentir melhor. Talvez essas decisões sejam as melhores no momento em que são tomadas, porque as ajudam a atravessar períodos difíceis. Porém, na vida adulta, essas decisões talvez não sejam mais as melhores, já que certas circunstâncias são diferentes das que existiam no momento em que as decisões foram tomadas.

Nossa preocupação maior é que as decisões tomadas na infância limitam os recursos para lidar com o estresse. Na vida adulta a maioria dessas decisões tomadas na infância já não é mais consciente. As maneiras de agir foram repetidas tantas vezes que já não existe mais a consciência de se ter feito qualquer tipo de escolha. Porém, a não ser que essas escolhas sejam mudadas, elas se tornarão diretrizes para a nossa vida. E, todas as necessidades que devem ser satisfeitas, todos os problemas que devem ser resolvidos serão feitos dentro dos limites das escolhas e opções limitadas tomadas na infância.

Muitos de nós temos a idéia de que somos como somos porque "nascemos assim". Porém, quando tornamos consciente a história de nossas escolhas, novas decisões poderão ser tomadas no lugar das antigas.

2. *O indivíduo vê-se numa roda-viva de acontecimentos estressantes.* Segundo as pesquisas realizadas e as nossas próprias observações, as grandes situações de tensão são a causa freqüente do aparecimento do câncer. Em geral, grande quantidade de acontecimentos geradores de tensão surgem um atrás do outro. As tensões mais perigosas são as que ameaçam a identidade da pessoa. Isto pode incluir a morte do cônjuge ou de um ente querido, a aposentadoria, a perda de uma função importante.

3. *Essas tensões criam problemas com os quais o indivíduo não sabe lidar.* Não é apenas o estresse que cria o problema, mas a falta de capacidade de lidar com ele, dadas as "regras" sobre a maneira como a pessoa deve lidar e o papel que a pessoa decidiu adotar desde a infância. Quando o homem que não se permite ter relacionamentos com outras pessoas e, portanto, decide dedicar-se ao trabalho, vê-se forçado a se aposentar, ele não vai conseguir lidar com a situação. A mulher, cujo principal senso de identidade vem do seu marido, também se sentirá perdida ao descobrir que ele tem um caso extraconjugal. O homem que aprendeu a expressar com parcimônia os seus sentimentos, pode sentir-se sem ação quando confrontado a uma situação que só pode ser melhorada se expressar abertamente os seus sentimentos.

4. *A pessoa não consegue enxergar uma maneira de mudar as regras de como ela deve agir e se sente sem recursos para resolver*

o problema. Como as decisões inconscientes da "maneira certa" de ser têm um papel importante na sua identidade, essas pessoas não conseguem ver que é possível mudar e podem chegar até a sentir que mudar de maneira significativa implica em perder a sua identidade. A maioria dos nossos pacientes reconhece que pouco antes do aparecimento da doença houve um momento em que se sentiu sem ação, incapaz de resolver os seus próprios problemas ou controlar a sua vida e se viu "desistindo".

Eles se viam como "vítimas" — meses antes do aparecimento do câncer — porque não se sentiam mais capazes de mudar a sua vida para poder resolver os problemas ou reduzir as tensões. A vida simplesmente acontecia; eles não a controlavam. Era como se não fossem mais atores e sim meros espectadores de sua própria vida. A tensão contínua era a prova de que mesmo com o tempo a situação não iria melhorar.

5. *A pessoa coloca distância entre si mesma e o problema, tornando-se estática, impassível, rígida*. Quando não há mais esperança, a pessoa sente-se como se estivesse "andando sem sair do mesmo lugar", sem ter esperança de chegar a alguma solução. Externamente, ela pode até parecer estar conseguindo levar a vida porém, dentro de si mesma, a vida perdeu todo o seu significado, exceto no que diz respeito a manter convenções estabelecidas. Uma doença grave ou a morte parece ser uma solução, uma saída ou um deferimento do problema.

Apesar de alguns de nossos pacientes estarem conscientes desta seqüência, outros não o estão. Muitos, porém, se lembram de ter experimentado sentimentos de desespero alguns meses antes do aparecimento da doença. Não é que este processo tenha *causado* o câncer, ele *permitiu* o desenvolvimento do câncer.

Esta desistência da vida tem uma função importante na interferência com o sistema imunológico e pode, através de mudanças do equilíbrio emocional levar a um aumento da produção de células anormais. Do ponto de vista físico, cria-se um clima que é ideal para o desenvolvimento do câncer.

O ponto importante a se ter sempre em mente é que todos nós criamos o *sentido* dos acontecimentos em nossas vidas. O indivíduo que assume o papel de vítima tem participação ativa no que lhe acontece por dar um significado a acontecimentos que provam que não há esperança em sua vida. Cada um de nós tem *escolhas* — talvez nem sempre a nível consciente — a respeito de como reagir. A intensidade do estresse é determinada pelo significado que damos a ele e pelas regras que estabelecemos sobre a maneira como iremos reagir ao estresse.

Ao delinear este processo não é nossa intenção fazer com que as pessoas se sintam culpadas ou assustadas — isto só faria piorar as coisas. O que desejamos é que, caso a pessoa consiga enxergar sua participação nesse processo psicológico, ela venha a reconhecer que se trata de um sinal para que tome uma atitude e faça algumas mudanças na sua vida. Já que os estados emocionais contribuem para que surja a doença, eles também podem contribuir para que surja a saúde. Ao reconhecer a própria participação no aparecimento da doença, a pessoa estará, portanto, reconhecendo o seu próprio poder para participar da recuperação da sua saúde e estará dando os primeiros passos para sua própria recuperação.

COM A VIDA DE NOVO

Acabamos de descrever as etapas psicológicas que identificamos e observamos nos pacientes que estão ficando doentes. É importante observar que muitas dessas etapas ocorrem a nível inconsciente sem que o paciente se dê conta de que está participando desse processo. O objetivo de explicar as etapas psicológicas da espiral em direção à doença é o de construir uma base a partir da qual o paciente possa retomar essas etapas para recuperar a saúde.

Ao se tornarem conscientes da espiral que tornou possível o aparecimento da sua própria doença, muitos de nossos pacientes dão o primeiro passo para alterar a sua direção. Depois, ao mudarem as suas atitudes e comportamentos, eles podem redirecionar as escalas orientando-as para o caminho da saúde.

Observamos quatro etapas psicológicas que ocorrem quando do redirecionamento de volta à saúde:

1. *Com o diagnóstico de uma doença mortal, a pessoa adquire uma nova perspectiva em relação aos seus problemas.* Muitas das regras obedecidas pela pessoa, subitamente, parecem triviais e insignificantes face à morte. Com efeito, a ameaça dá à pessoa a permissão para agir de uma maneira que não o era anteriormente. A raiva e a hostilidade reprimidas podem agora ser expressas; o comportamento assertivo é permitido. A doença dá à pessoa o direito de dizer não.

2. *A pessoa toma a decisão de mudar o seu comportamento, de ser uma pessoa diferente.* Como em geral a doença elimina regras, de repente surgem opções. À medida que o comportamento muda, conflitos aparentemente insolúveis começam a apresentar soluções. A pessoa começa a perceber o que está dentro do seu poder para chegar a solucionar os problemas, ou pelo menos lidar com eles. Ela também descobre que a vida não acabou ao se quebrar antigas

regras e que as mudanças de comportamento não resultaram em perda de identidade. Ao contrário, há uma maior liberdade de ação e mais recursos disponíveis. A depressão em geral desaparece quando os sentimentos reprimidos foram liberados e há uma maior energia psicológica disponível.

Baseada nessas experiências, a pessoa toma a decisão de se tornar diferente; a doença serve como uma permisão para mudar.

3. *Os processos físicos do corpo reagem aos sentimentos de esperança e há um renovado desejo de viver, criando um ciclo reforçado a partir do novo estado mental.* A esperança renovada e o desejo de viver dão início a um processo físico que se traduz em uma melhora da saúde. Como a mente, o corpo e as emoções agem como um só sistema, as mudanças no estado psicológico resultam em mudanças do estado físico. E isto é um ciclo contínuo, uma melhora do estado físico trazendo esperanças para a pessoa e a esperança fazendo com que o estado físico melhore cada vez mais. (Para maiores explicações a respeito, ver capítulo 7, figuras 1 e 2.)

Na maioria dos casos, este processo tem seus altos e baixos. Os pacientes podem estar indo muito bem até que a sua saúde física renovada lhes faz ter de enfrentar uma das áreas de conflito psicológico. Se um dos conflitos tem a ver com o trabalho, por exemplo, a deficiência física associada à doença pode remover, temporariamente, o conflito pela própria incapacidade da pessoa em trabalhar. Com a volta da saúde física, no entanto, o paciente pode se defrontar novamente com uma situação de tensão. E, mesmo com a esperança renovada e uma percepção diferente de si mesmo e do problema, sem dúvida são períodos difíceis. Pode haver recaídas físicas até que o paciente sinta-se novamente confiante para lidar com a situação.

4. *O paciente curado está "melhor do que antes".* Karl Menninger, fundador da Menninger Clinic, descreve os pacientes que recobraram a saúde mental como estando, freqüentemente, "melhores do que antes", querendo dizer com isso que a saúde que eles recuperaram é, na realidade, superior à que tinham antes do aparecimento da doença. Esta observação cabe, em grande parte, aos pacientes que participaram ativamente de sua recuperação do câncer. Eles têm uma força psicológica, um autoconceito positivo, uma sensação de controle sobre as suas próprias vidas que representa, sem dúvida, um nível superior de desenvolvimento psicológico. Muitos pacientes que participaram de forma ativa da sua própria recuperação adotam uma atitude diferente e mais positiva em relação à vida. Eles passam a ter esperança de que as coisas vão melhorar e deixam de ser vítimas.

6

Expectativas Sobre o Câncer e Seus Efeitos na Recuperação

Temos ouvido histórias de pessoas aparentemente saudáveis e cheias de energia que morrem quase que imediatamente após saberem que estão com câncer. Em geral, esses pacientes ficam tão impressionados com o diagnóstico de câncer e têm expectativas tão negativas em relação à sua capacidade de sobrevivência que nem chegam a deixar o hospital após o diagnóstico. A doença toma proporções maiores do que as esperadas pelo médico. Como explicação para esses casos, os médicos dizem que o paciente "desistiu" ou perdeu a sua "vontade de viver".

Muitos médicos também tiveram casos em que, após o diagnóstico de câncer, os pacientes ainda assim mantiveram a esperança e a recuperação foi além das expectativas. Nesses casos, o tratamento médico recebe o crédito da recuperação da saúde.

Em geral, as pessoas aceitam com mais facilidade a relação entre a morte e uma expectativa negativa do que a relação entre a recuperação e uma expectativa positiva. Acreditamos que uma das razões por que a expectativa positiva não tem sido tão plenamente aceita pela medicina quanto o tem a expectativa negativa é que torna-se difícil distinguir entre uma atitude realmente positiva por parte do paciente ou se ele simplesmente está passando esta impressão para levantar o moral das pessoas que se encontram ao seu redor. Quando os pacientes verbalizam uma expectativa positiva dizendo que não vão morrer ou que vão "ganhar essa parada" e, mesmo assim, se deixam ficar na cama e cobrem a cabeça com os cobertores, não vão trabalhar e demonstram comportamentos incompatíveis com o que estão dizendo, fica evidente que não acreditam naquilo que estão dizendo.

É possível também que os pacientes não se dêem conta de que estão expressando expectativas negativas em seu comportamento e de que têm medo do câncer — que pode ser explicado por terem tido amigos ou parentes que morreram de câncer e também por causa da atitude em geral pessimista da nossa cultura. Aprendemos a levar em consideração não só o que os nossos pacientes dizem, como também a estrutura mental expressa por eles e levamos essas mensagens bastante a sério. Achamos que as convicções dos nossos pacientes a respeito da eficiência do tratamento e sobre a força das defesas naturais do corpo — em outras palavras, a expectativa positiva ou negativa — são poderosos determinantes do resultado final da doença.

PROFECIAS AUTO-ELABORADAS

Todos nós sabemos o que são profecias auto-elaboradas — esperamos que algo aconteça e agimos em conseqüência para que elas se cumpram. Se um paciente espera melhorar, com certeza tomará os seus remédios e seguirá o regime prescrito pelo médico, aumentando, dessa forma, as suas possibilidades de recuperação. Se ele acha que vai morrer, talvez ache que não vale a pena seguir as recomendações do seu médico. Este exemplo ilustra uma das características básicas de uma profecia auto-elaborada — o chamado "círculo de reforço": uma expectativa de sucesso, com freqüência, leva ao sucesso, o que por sua vez fornece a prova de que a expectativa original estava correta. Por outro lado, uma expectativa de fracasso conduzirá, em geral, um resultado negativo validando, portanto, a expectativa original negativa. Quanto mais o círculo se repete, mais forte se torna a expectativa, seja positiva ou negativa. O efeito de profecias auto-elaboradas nos resultados de experiências científicas supostamente objetivas tem sido demonstrado pelas pesquisas no campo da psicologia. Em uma das experiências, o Dr. R. Rosenthal disse aos seus alunos, que faziam estudos com animais, que alguns dos ratos eram excepcionalmente inteligentes e poderiam completar o labirinto rapidamente, enquanto que outros ratos eram estúpidos e teriam um resultado medíocre. Na realidade, não havia diferença nenhuma entre os dois grupos de animais, porém, quando o resultado das experiências foi tabulado, os ratos supostamente inteligentes tinham tido resultados bem diferentes dos resultados dos ratos supostamente estúpidos. Uma possível explicação seria a de que os estudantes tratam os ratos "inteligentes" de maneira diferente — talvez dando-lhes mais atenção ao final de cada volta do labirinto — o que os teria incentivado a um melhor desempenho do que os ratos dos quais já se esperava um resultado medíocre.

Rosenthal e seus colaboradores também conseguiram resultados impressionantes durante uma experiência realizada em uma escola pública da Califórnia. Um teste de inteligência não-verbal foi realizado em 18 turmas de primário no início do ano escolar. Os professores foram avisados de que o teste iria indicar as crianças que teriam um excelente desenvolvimento intelectual. Vinte por cento das crianças, escolhidas de forma aleatória por Rosenthal, e não a partir dos testes, foram identificadas como futuros "gênios intelectuais" e aos seus professores foi dito que poderiam mostrar sinais de progressos admiráveis durante o ano escolar em questão. A única diferença entre esse grupo e o grupo de controle era a expectativa criada no espírito dos professores. No entanto, quando os dois grupos foram novamente testados, oito meses depois, os futuros "intelectuais" escolhidos aleatoriamente mostraram um número maior de pontos de Q. I. em relação ao grupo de controle.

Este e outros estudos realizados posteriormente, indicaram que os professores trataram, inconscientemente, alguns dos alunos de maneira diferente da que trataram os outros. Eles criaram uma atmosfera social mais receptiva, reagiam melhor ao desempenho desses alunos, ensinavam-lhes assuntos mais complexos e davam-lhes maiores oportunidades de questionar e de responder. Essas descobertas são importantes por mostrarem que expectativas alteradas resultando em mudanças inconscientes podem criar mudanças espetaculares quanto ao resultado final.

Carl confirmou os efeitos da expectativa positiva em um estudo realizado com 152 pacientes da "Travis Air Force Base", o maior hospital da Aeronáutica da Costa Oeste. Cinco membros do corpo médico avaliaram os pacientes quanto à atitude que tinham em relação ao tratamento e nos 18 meses seguintes mediram os resultados da reação ao tratamento em si. Os resultados foram claros: os pacientes que tinham atitudes positivas reagiram melhor ao tratamento; para os que tinham atitudes negativas as respostas foram menos positivas. De fato, dos 152 pacientes apenas dois que tinham demonstrado uma atitude negativa reagiram bem ao tratamento.

A descoberta mais importante desse estudo foi que *uma atitude positiva em relação ao tratamento era um indicador mais seguro da reação que o paciente teria do que a gravidade da doença.* Em outras palavras, os pacientes que tinham prognósticos ruins, porém, atitudes positivas, reagiram melhor do que os pacientes que tinham prognósticos melhores, porém, com atitudes negativas. Além do mais, aqueles pacientes que começaram a adotar uma atitude positiva em relação ao tratamento tinham menos efeitos colaterais do que os outros.

A expectativa pode também ter um efeito negativo. Pudemos observar de perto outra experiência em Travis, quando Carl estava recebendo pacientes de toda a costa Pacífica. Dentre esses pacientes havia vários japoneses de meia-idade. Apesar de estarem recebendo o mesmo tipo de terapia-padrão por irradiação que era dada aos outros pacientes não-japoneses, sentiam efeitos colaterais desagradáveis que não podiam ser explicados somente do ponto de vista do tratamento.

Um dos japoneses era um major aposentado que, após a carreira militar tinha-se tornado um executivo bem-sucedido. Antes de descobrir que tinha câncer era um homem de forte personalidade, independente e responsável, que não se deixava abater com facilidade. Porém, desde o início da radioterapia havia se tornado um inválido, recusando-se até a fazer as coisas mais simples para si mesmo. Tentamos conversar com ele, mas nada dava resultado e ele estava decaindo rapidamente. Examinamos com ele os sentimentos que tinha e após um cuidadoso interrogatório tornou-se claro que ele tinha um profundo medo da irradiação que vinha da Segunda Guerra Mundial. Vimos então que as crenças dos nossos pacientes japoneses em relação à irradiação tinham sido criadas, provavelmente, em um nível inconsciente, pelos efeitos causados pela bomba atômica. Para um japonês de meia-idade, cujas lembranças de Nagasaki e Hiroshima eram ainda reais, a irradiação estaria sempre ligada à destruição e morte.

Conversamos bastante com ele sobre a diferença entre a irradiação de uma bomba atômica e a radioterapia. Parecia quase impossível influenciar as suas crenças quanto aos efeitos do tratamento. A sua expectativa negativa estava certamente influenciando a deterioração do seu estado físico.

É bastante difícil distinguir entre os efeitos colaterais associados de maneira inevitável ao tratamento daqueles que são influenciados pelas convicções íntimas do paciente. A náusea é, por exemplo, considerada um efeito colateral de algumas formas de tratamento; porém, muitos pacientes começam a senti-la quando estão *a caminho* do hospital. Podemos então nos perguntar: seria a náusea uma conseqüência do tratamento ou das crenças do paciente?

CONVICÇÕES SOCIAIS NEGATIVAS SOBRE O CÂNCER — E AS SUAS CONSEQÜÊNCIAS

Nossa experiência confirma de forma indiscutível o poder das expectativas negativas. Este poder é particularmente assustador quando levamos em consideração as crenças correntes a respeito do câncer em nossa sociedade e os efeitos sobre os pacientes cancerosos. Simplificando, as crenças a respeito do câncer em nossa sociedade são as seguintes:

1. O câncer é sinônimo de morte.
2. O câncer é algo que ataca do exterior e não há como controlá-lo.
3. O tratamento — quer seja por radioterapia, quimioterapia ou cirurgia — é drástico e negativo e, em geral, tem efeitos colaterais desagradáveis.

Se partirmos do princípio de que as expectativas influenciam o resultado final, então essas crenças sociais têm, sem dúvida, uma influência bastante negativa. Os jornais e revistas publicam histórias sobre as pessoas que morreram após uma longa batalha contra o câncer. A mensagem explícita é a de quanto elas foram corajosas. A mensagem subentendida é a de que foram corajosas face à sua morte *inevitável*. Em geral, quando se fala de alguém que está com câncer, o tom da conversa muda, faz-se um silêncio desconfortável, as pessoas desviam o olhar — tudo isto indicando a expectativa da morte.

Os pacientes cancerosos tornam-se extremamente suscetíveis em relação a essas mensagens negativas. Muitos dizem que os amigos passam a evitá-los ao saberem da doença, aparentemente por não se relacionar bem com alguém que está "próximo da morte". Esta reação de evitar as pessoas com câncer pode ser explicada pelo fato de as pessoas evitarem pensar sobre a morte e também pelo medo de que de alguma maneira o câncer "pega".

Este conjunto trágico de expectativas em relação ao câncer é comunicado não só pelos amigos e parentes da pessoa, como também, muitas vezes, pelos próprios profissionais da área médica. Mesmo o médico experiente, cheio de respostas prontas pode, na presença de um paciente canceroso, tornar-se inepto ao tentar confortar o paciente com frases-feitas, frente ao que ele próprio considera como sendo um fim inevitável. Em muitos casos, a única comunicação entre o médico e o paciente resume-se em evitar responder às perguntas do paciente. Uma paciente contou-nos a atitude que teve o seu médico ao entrar em seu quarto de hospital, após uma biópsia cirúrgica, para contar-lhe que ela estava com câncer. Ele deu dois passos, encostou-se na parede e disse-lhe rapidamente que ela estava com câncer, que precisaria de mais tratamento e seria encaminhada a outro médico. E saiu rapidamente da sala. Naturalmente, o paciente recebe tanto as mensagens verbais quanto as não-verbais enviadas pelo médico. Nesse caso, a mensagem é clara: o paciente não sobreviverá.

Não queremos condenar os outros médicos — nem os amigos e parentes do paciente. Estamos apenas descrevendo fatos. Estamos bastante conscientes de quanto as nossas próprias expectativas negativas ou o nosso sentimento de inadequação contribuíram para criar uma sensação de desespero em nossos pacientes. O que é lamentável sobre essas expectativas de efeitos colaterais, dor e morte é que elas podem criar uma profecia auto-elaborada. O resultado pode ser diferente se as crenças e expectativas também forem diferentes.

COMO CRIAR UM SISTEMA DE CRENÇAS POSITIVO

Pedir aos pacientes cancerosos que modifiquem as suas convicções e que entendam que eles podem recobrar a saúde e viver uma vida plena e compensadora — apesar do medo que sentem em relação à doença e das expectativas negativas das pessoas que se encontram à sua volta — é pedir que demonstrem muita coragem e força pessoal. No entanto, nossa experiência nos mostra que muitos pacientes cancerosos têm sido capazes de adquirir coragem e força. Para ajudá-los tentamos, antes de mais nada, contrabalançar as crenças negativas da sociedade em geral sobre o câncer, em contrapartes positivas. Os dois tipos de crença estão no Quadro 2.

Quadro n.º 2

Crenças Negativas e Positivas

Expectativas Negativas	Expectativas Positivas
1. O câncer é sinônimo de morte.	1. O câncer é uma doença que pode ou não ser fatal.
2. O câncer é algo que ataca do exterior e não há como controlá-lo.	2. As próprias defesas corporais são os inimigos mortais do câncer, não importa o que o tenha causado inicialmente.
3. O tratamento médico é drástico e pouco eficaz e tem efeitos colaterais numerosos e desagradáveis.	3. O tratamento médico pode ser um aliado importante, "um amigo nas horas de desespero", para ajudar as defesas imunológicas.

As crenças enumeradas na coluna de "expectativas positivas" são, como temos mostrado até agora, justificadas pela pesquisa científica moderna — mais do que as crenças de "expectativas negativas". No entanto, torna-se às vezes difícil convencer as pessoas a mudarem as suas crenças de negativas para positivas, porque, em geral, já tiveram experiências negativas que "provam" a validade de suas crenças. É como se estivéssemos pedindo que negassem as suas próprias experiências e aceitassem convicções inconsistentes com o que "sabem". O que queremos dizer é que as experiências negativas que tiveram não são necessariamente inevitáveis e foram criadas, em parte, por expectativas negativas.

O mesmo poder que nos permite criar experiências negativas pode ser usado para criar experiências positivas. E, mesmo que haja limites ao papel das expectativas, ninguém pode afirmar quais são eles. Mas, não há dúvidas de que é melhor fazer com que as expectativas trabalhem a favor, não contra, o paciente canceroso.

Alguns leitores podem achar que já que a sua própria expectativa é negativa eles terão necessariamente um resultado final negativo. Mas não é verdade. Tivemos muitos pacientes que começaram com uma expectativa negativa e aprenderam a adotar uma expectativa positiva. O primeiro passo essencial para a mudança de uma expectativa é tornar-se consciente daquilo em que acredita e do seu efeito potencial. A leitura deste capítulo já poderia ajudar. No capítulo 14 descreveremos de maneira detalhada os métodos que usamos para ajudar os nossos pacientes a adotarem uma expectativa positiva.

A Questão das "Falsas Esperanças"

Às vezes nos perguntam: "Não estariam dando aos seus pacientes falsas esperanças?" A nossa resposta é "Não"; estamos dando aos nossos pacientes esperanças razoáveis. Nossa abordagem não garante a recuperação. Porém, a questão das "falsas esperanças" sugere que nunca se deve ter esperanças se houver uma possibilidade de desapontamento. Esta convicção impede que a pessoa possa viver plenamente, ou lidar com qualquer tipo de ameaça à sua vida.

Quando nos casamos tampouco temos certeza de que se trata de uma experiência que dará certo. No entanto, se abordarmos o casamento com a expectativa de que *poderá* não dar certo, com certeza as possibilidades de que não dê certo aumentam. Uma expectativa positiva, apesar de não garantir o sucesso do casamento, aumenta a possibilidade de que venha a dar certo e melhora a qualidade do relacionamento.

Desde o início deste livro falamos sobre a importância do ponto de vista do paciente em relação às suas possibilidades de recuperação no processo de voltar a estar bem. Alguns pacientes que usaram a nossa abordagem de maneira plena morreram, porém, em muitos casos, ultrapassaram de maneira significativa os prognósticos — tendo uma vida mais compensadora do que teriam se não tivessem participado de maneira ativa do seu próprio tratamento. E, no entanto, a morte parece inevitável para todos. E, o nosso programa inclui atividades planejadas para ajudar o paciente a enfrentar diretamente a possibilidade da morte — liberando assim as energias necessárias para viver de maneira plena.

As pessoas que se preocupam com as "falsas esperanças" se consideram realistas, pois enxergam a vida como ela "realmente é". Mas, um ponto de vista que não inclua esperança não é realismo e sim pessimismo. Esta atitude pode evitar desapontamentos, mas o faz baseando-se em resultados negativos.

A esperança é um elemento importante para a sobrevida do paciente canceroso. Na realidade, a falta de esperança e a sensação de abandono são precursores freqüentes do câncer. A esperança que tentamos divulgar é mais uma atitude em relação à vida. Não se trata de filosofia e sim de sobrevivência. Para cada paciente, o processo de recuperação inclui a redefinição de sua própria atitude em relação a uma doença fatal, para que possa haver esperança.

Outra preocupação expressa pelas pessoas sobre as falsas esperanças é a de que esta abordagem da doença seja uma forma de charlatanismo. É verdade que existem várias abordagens não-tradicionais do tratamento do câncer que não parecem ter uma base científica. De qualquer forma, não é fácil emitir julgamentos definitivos a respeito dos resultados dessas abordagens, porque os defensores dessas abordagens mostram, de vez em quando, recuperações, segundo eles, advindas do tratamento realizado.

O caso de Leatrile é provavelmente o exemplo recente mais famoso das "curas milagrosas" do câncer. Apesar de não haver estudos em revistas de medicina documentando a eficácia do Laetrile, existem inúmeros casos de pacientes cancerosos que atribuem a sua recuperação ao uso do medicamento. O efeito placebo pode ser uma explicação para essas curas, mas isso também ainda não está provado. Mesmo que seja provado que o Laetrile, ou qualquer outra abordagem não-tradicional do tratamento do câncer, funcione graças ao efeito placebo, trata-se de uma descoberta excepcional, pois é mais uma demonstração de que a *convicção* pode afetar o resultado final do tratamento. Assim, ao invés de enfatizar apenas a forma do tratamento médico, a medicina pode começar a focalizar o poder psicológico da convicção em si.

Ao enfatizarmos a crença em si, usando-a para reforçar e auxiliar tanto as defesas naturais do corpo como o melhor tratamento médico disponível, estaremos no caminho de desenvolver uma abordagem médica que tenha o apoio da pesquisa científica. Continuar a ignorar o papel da mente e das emoções na recuperação — apesar das provas médicas que já existem — é uma forma de charlatanismo, pois estaremos ignorando outras técnicas que já deram as suas provas. A questão atual não é a de saber *se* a mente influencia (juntamente com as emoções) o resultado final do tratamento; agora o importante é saber *como* direcioná-las para que influenciem o resultado do tratamento de uma maneira mais eficiente.

Como Mudar as Convicções

Talvez alguns de vocês ainda sintam dificuldade em aceitar as idéias que estamos propondo. Isto não nos surpreende. Também nos foi necessário estudar durante anos, e não apenas algumas horas, para aceitar e compreender esses conceitos. Não poderia ser de outra maneira — e não deveria ser de outra maneira. As convicções adquiridas rapidamente são deixadas de lado rapidamente, enquanto que as que levam mais tempo são mais duradouras. Nossa experiência nos mostrou que os pacientes que alteraram de maneira lenta e às vezes até com uma certa má vontade, saíram-se particularmente bem em nosso programa. O tempo que gastaram para examinar e discutir consigo mesmos permitiu-lhes integrar as novas crenças em todos os aspectos de sua personalidade e comportamento.

O ponto de partida para mudar as convicções negativas é tornar-se consciente de como essas crenças podem afetar os resultados que atingimos em muitas áreas da nossa vida. Quando começamos a ver o processo da criação de experiências como algo que pode agir em nosso favor, vemos como é fácil aplicar esse conceito no caso da doença e usá-lo para recuperar a saúde.

É essencial que compreendamos como podemos influenciar as nossas próprias atitudes. Quando estamos convencidos de que se trata de algo positivo, somos capazes de mudá-las. Todos os nossos pacientes, e nós mesmos, continuamos a ter dúvidas às vezes ou nos damos conta de que as antigas crenças ainda se encontram presentes. Mas o que é mais importante é o esforço que fazemos para adquirir novas crenças e o reconhecimento de que podemos mudar.

Muitas das técnicas e processos que descreveremos são maneiras de reforçar crenças ou de ajudar as pessoas a perceberem como uma nova crença se aplica às suas vidas. Convidamos nossos leitores a examinar essas técnicas e processos da maneira que lhes for mais adequada. Pelo simples fato de expor-se a esses processos e idéias, com certeza, se tornarão mais sensibilizados a novas maneiras de encarar a vida e as suas crenças poderão começar a mudar.

7
Um Modelo Holístico da Recuperação do Câncer

Baseados em nosso trabalho e no de nossos colegas pesquisadores, desenvolvemos um "modelo corpo-mente" para mostrar de que maneira os estados psicológicos e físicos trabalham juntos na iniciação do câncer. O objetivo deste modelo é o de integrar um conjunto de resultados de pesquisas que parecem estar apontando em uma mesma direção. Para entender o que é um modelo, seria interessante pensar nos elementos da pesquisa como peças de um quebra-cabeça. Quando temos apenas algumas das peças é difícil ver o padrão geral. Quanto mais peças acumulamos, porém, os padrões começam a aparecer. Um modelo seria a tentativa de colocar as peças de forma a indicarem um padrão, antes de possuirmos todas as peças. No entanto, da mesma forma que um quebra-cabeças se delineia, podemos pensar que sabemos o lugar das peças, para depois descobrirmos que precisamos fazer algumas mudanças para que as últimas peças possam encaixar-se. Da mesma forma, os modelos devem ser ajustados e alterados para incorporar os novos dados.

UM MODELO CORPO/MENTE DO DESENVOLVIMENTO DO CÂNCER

O modelo corpo/mente, mostrado na figura 1, é o padrão que começamos a ver aparecer nas pesquisas atuais sobre as ligações entre o corpo e a mente, no desenvolvimento do câncer. A seguir, damos a explicação passo a passo de como funciona este processo. Sabemos que outras pesquisas que ainda estão sendo feitas poderão clarificar e talvez modificar alguns desses elementos, mas com os dados que possuímos atualmente, esta é a imagem mais clara que conseguimos perceber.

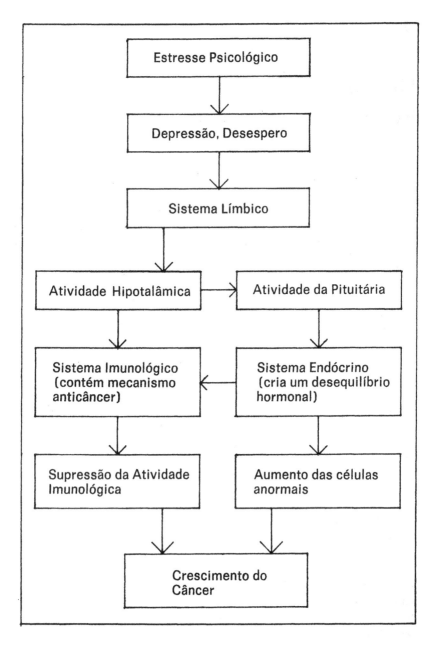

Figura 1. Modelo Corpo/Mente do Desenvolvimento do Câncer.

Estresse Psicológico

Como tivemos a oportunidade de mostrar nos capítulo 4 e 5, há indícios suficientes de que o estresse predispõe as pessoas a doenças, entre elas o câncer. Inúmeras pesquisas já demonstraram que é possível prever as doenças principais que uma pessoa poderia vir a ter, baseando-se no número de situações estressantes na vida da pessoa, meses antes do aparecimento da doença. Nossas observações clínicas confirmam o emaranhado de tensões fortes na vida dos nossos pacientes, mas também indicam que o efeito desses estresses é ainda maior se ameaçar algum papel ou relacionamento que seja primordial para a identidade do paciente ou se cria um problema ou situação da qual, aparentemente, não há como fugir. Além do que, os nossos estudos e outros indicam que esses estresses devem ter acontecido entre seis a dezoito meses antes do diagnóstico da doença.

Depressão, Desespero

Apesar de muitas pessoas passarem por períodos de estresse durante a vida, não se trata somente do estresse, mas da maneira como se reage ao estresse que faz a diferença quanto à suscetibilidade à doença. Como vimos antes, todos nós aprendemos regras a respeito de quem somos e de como devemos agir, que forneceram os limites dentro dos quais conseguimos lidar com o estresse. Em alguns casos, essas regras chegam a limitar a capacidade da pessoa em lidar com o estresse, a ponto de parecer um problema insolúvel. O resultado pode ser a depressão, o desespero, a sensação de abandono e a falta de esperança — todos sentimentos que têm sido relacionados com o câncer. Por causa desses sentimentos, seja no nível consciente ou inconsciente, uma doença grave e/ou a morte podem parecer soluções.

Sistema Límbico

O sistema límbico, também conhecido como cérebro-visceral, é necessário a todas as atividades essenciais à autopreservação do organismo, como por exemplo a reação de luta-fuga, descrita no capítulo 4. Assim, é responsável pelo registro de todas as tensões e seus efeitos, além de todas as outras sensações e sentimentos. O sistema límbico é, portanto, responsável pelo registro dos sentimentos de desespero e de depressão da pessoa.

Atividade Hipotalâmica

O sistema límbico influencia o corpo principalmente através do hipotálamo, pequena região situada no cérebro. As mensagens enviadas pelo sistema límbico para o hipotálamo são traduzidas de duas formas importantes: em primeiro lugar (como descrevemos no capítulo 5), uma parte do hipotálamo — a parte mais suscetível ao estresse emocional humano — participa do controle do sistema imunológico. Em segundo lugar, o hipotálamo tem uma função importante na regulação da atividade da glândula pituitária, que, por sua vez, regula o resto do sistema endócrino através da sua rede de funções de controle hormonal através do corpo humano.

Sistema Imunológico

O sistema imunológico — a defesa natural do corpo humano — deve conter ou destruir as células cancerosas que existem, segundo a corrente de pensamento médico atual, em nossos corpos, de quando em quando. A supressão do sistema imunológico, entretanto, pode resultar no crescimento canceroso. Segundo o modelo corpo/mente, o estresse emocional, mediado pelo sistema límbico através do hipotálamo, produz uma supressão do sistema imunológico, deixando o corpo suscetível ao desenvolvimento do câncer.

Atividade da Pituitária/Sistema Endócrino

Para complicar ainda mais a situação, temos indícios de que o hipotálamo, ao reagir à tensão, faz disparar a glândula pituitária de tal maneira que o equilíbrio emocional do corpo — regulado pelo sistema endócrino — é modificado. Isto é importante à medida que foi demonstrado que um desequilíbrio dos hormônios da adrenalina cria uma maior suscetibilidade às substâncias cancerígenas.

Aumento das Células Normais

O resultado desse desequilíbrio hormonal pode ser uma produção aumentada de células anormais do corpo e a diminuição da capacidade do sistema imunológico em combater essas células.

Crescimento Canceroso

Com essa seqüência de mudanças fisiológicas, as condições ideais para o crescimento do câncer estão formadas. Isto é, no momento

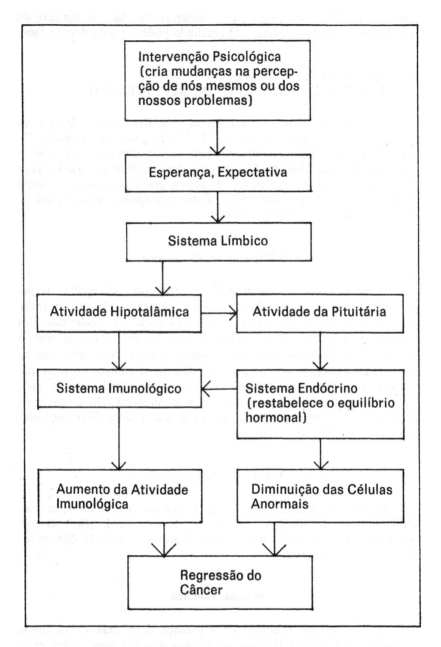

Figura 2. Modelo Corpo/Mente de Recuperação.

em que as defesas do corpo estão enfraquecidas, há um aumento da produção de células anormais. O resultado pode ser uma doença fatal.

REVERTENDO O CÍRCULO: UM MODELO CORPO/MENTE DE RECUPERAÇÃO

O nosso objetivo ao escrevermos este livro era o de mostrar que o círculo de desenvolvimento do câncer pode ser invertido. Os caminhos usados pelos sentimentos para se expressarem e que podem conduzir ao aparecimento do câncer podem também ser usados para restabelecer a saúde. Na figura 2, vemos como a mente e o corpo podem interagir para criar saúde. Temos novamente uma explicação que começa no domínio psicológico.

A Intervenção Psicológica

O primeiro passo em direção à recuperação é ajudar os pacientes cancerosos a fortalecer as suas convicções de que o tratamento é eficiente e que as defesas do seu corpo são poderosas. Em seguida, poderão aprender a lidar de maneira mais eficiente com o estresse na vida cotidiana. É muito importante que haja uma mudança, seja na percepção que os pacientes têm de si mesmos — para que passem a acreditar que podem resolver os problemas que surjam, antes do aparecimento da doença —, seja na percepção desses problemas — para que passem a acreditar que podem lidar com eles de uma maneira mais efetiva.

Esperança, Expectativa

O resultado das crenças dos pacientes em relação às suas possibilidades de recuperação, adicionado a uma "redecisão" quanto aos problemas que enfrentam, é uma abordagem de vida que inclui a esperança e a expectativa.

Sistema Límbico

Os sentimentos alterados de esperança e de expectativa ficam registrados no sistema límbico, da mesma maneira como antes estavam registrados os antigos sentimentos de falta de esperança e de desespero.

Atividade Hipotalâmica

Uma vez que esses sentimentos estejam registrados no sistema límbico, as mensagens são enviadas ao hipotálamo, refletindo o sistema emocional alterado — um novo estado que inclui uma vontade maior de viver. O hipotálamo envia então mensagens à glândula pituitária que refletem este novo estado emocional.

Sistema Imunológico

O hipotálamo, por sua vez, inverte a supressão do sistema imunológico, para que as defesas do corpo sejam, mais uma vez, mobilizadas contra as células anormais.

Atividade da Pituitária/Sistema Endócrino

A glândula pituitária (que faz parte do sistema endócrino), ao receber as mensagens do hipotálamo, envia mensagens para o resto do sistema endócrino, para restabelecer o equilíbrio emocional.

Redução das Células Anormais

Com o equilíbrio hormonal restabelecido, o corpo pára de produzir grandes quantidades de células anormais, deixando um número menor para que o tratamento, ou as defesas recuperadas do corpo, se encarregue delas.

Regressão do Câncer

O funcionamento normal do sistema imunológico e a diminuição da produção das células anormais criam condições propícias para que o câncer regrida. As células anormais que restam podem ser destruídas pelo tratamento ou pelas defesas naturais do corpo.

Como dissemos anteriormente, os pacientes que participaram de sua própria recuperação adquiriram forças de que não dispunham antes da doença. A partir do processo de enfrentar uma doença fatal, fazer face a problemas existenciais importantes e a aprender mais sobre o seu poder de enfrentar a sua própria saúde, os pacientes recuperam não somente a saúde, mas também um senso de força e controle das suas vidas que nunca perceberam antes de ser diagnosticada a doença.

A Cura do Câncer: Tratamento do Corpo e da Mente

A nossa descrição da regressão do câncer assinala dois caminhos para a cura: ou um aumento da atividade imunológica ou uma regressão das células anormais. É claro que seria ideal que as duas condições ocorressem simultaneamente. A atitude da medicina tem sido a de atacar as células anormais através da radioterapia ou da quimioterapia. A cirurgia é também um dos esforços diretos de remover todas as células anormais.

Somente a imunoterapia, no entanto, tem como objetivo o aumento da atividade imunológica. A imunoterapia enfatiza o estímulo do sistema imunológico do paciente, introduzindo substâncias potencialmente estimulantes, como bactérias ou células cancerosas alteradas. Como o sistema imunológico ataca essas substâncias, também ataca as células cancerosas. Apesar da imunoterapia ainda estar num estágio inicial, pode demonstrar ser em um futuro próximo, o melhor método de tratamento, por reforçar o funcionamento natural do corpo.

Atualmente, contudo, se através da intervenção psicológica podemos inverter o ciclo do crescimento canceroso, então o funcionamento natural do corpo poderá contribuir tanto para um aumento da atividade imunológica como para uma diminuição da produção das células anormais, com o tratamento médico convencional servindo como aliado na luta contra as células anormais.

A partir de agora começaremos a descrever os processos psicológicos para direcionar os estados mental e emocional em direção à saúde.

SEGUNDA PARTE

Caminhos Para a Saúde

8

O Programa: Como Colocá-lo em Funcionamento

Os sete capítulos anteriores deram uma idéia geral da base teórica da nossa abordagem do tratamento do câncer. O resto do livro mostrará a aplicação prática da teoria. Queremos mostrar-lhes o que fazemos com os nossos pacientes do "Centro Fort Worth". Se você for um paciente canceroso, ou se tiver um parente ou amigo com câncer, ou ainda, se for um profissional curioso, aprenderá com as atividades descritas nos próximos onze capítulos a adotar uma maneira diferente de encarar as doenças em geral e como influenciar o seu desenvolvimento.

Daremos talvez a impressão de negligenciar ou de excluir o tratamento físico, por estarmos enfatizando os processos psicológicos. Não é esta a nossa intenção. Apesar de acharmos que a medicina desenvolveu uma atitude bastante limitada, concentrando-se principalmente nos sintomas físicos, reconhecemos que fez progressos enormes no desenvolvimento e refinamento das terapias físicas. Incentivamos todos os pacientes com câncer a conseguir o melhor tratamento médico que possam encontrar, seja com o seu médico ou com uma equipe hospitalar, que sintam que se interessem realmente em ajudá-los.

O que dissemos por último — "um médico ou equipe hospitalar que sintam que se interessem realmente em ajudá-los" — é muito importante. Acreditamos que a terapia não funciona bem se o paciente sente que está sendo tratado de maneira impessoal. Se tal for o caso, aconselhamos aos pacientes tentarem modificar o relacionamento e, se não der certo, a procurarem outro médico ou equipe. É importante que os pacientes sintam que o tratamento é um aliado, um amigo e que estejam cientes dos esforços e capacidades necessários ao desenvolvimento das terapias médicas que existem atualmente.

Preocupamo-nos com o fato de o paciente decidir rejeitar o tratamento médico apropriado em favor das técnicas psicológicas. A rejeição do tratamento médico é contra todas as nossas crenças culturais sobre a natureza física das doenças e a pouca importância da mente e das emoções no que diz respeito à saúde. Poucas pessoas conseguem rejeitar décadas de condicionamento e substituir as antigas por idéias recém-descobertas a respeito da capacidade dos seres humanos de influenciar o desenvolvimento de sua própria enfermidade.

No caso dos nossos pacientes, portanto, é muito provável que, se parassem a terapia física contra a opinião de seus médicos, nunca seriam capazes de decidir se haviam ou não tomado a decisão correta. Não há razão para desafiar a sabedoria acumulada da comunidade médica. Por isso, nunca é demais insistir sobre a importância de continuar *tanto* o tratamento físico *quanto* as intervenções emocionais.

UMA VISÃO GERAL DOS CAMINHOS DE VOLTA À SAÚDE

A seguir faremos um resumo dos processos que podem ajudá-lo a recuperar a saúde e a mantê-la. Estas técnicas fazem parte da abordagem holística ao tratamento do câncer, lidando não só com os aspectos físicos, os sintomas do paciente, como também de sua atitude emocional e das suas crenças — a sua habilidade em se recuperar e a sua capacidade de resolver os seus problemas emocionais. As intervenções foram planejadas para cobrir todas as partes do sistema de recuperação do equilíbrio físico, mental e emocional, para que a pessoa como um todo recupere a sua saúde.

Capítulo 9: "Participando da Sua Saúde"

Como todos nós participamos dos processos de saúde ou da doença, o primeiro passo é ajudar os pacientes a identificar a maneira como participam do aparecimento da doença. Este pocesso consiste em perguntar-lhes quais foram as situações de estresse que aconteceram em suas vidas entre seis e dezoito meses antes do diagnóstico. A lista dessas situações de estresse serve como base para se discutir a participação do cliente, que pode ter sido variada. Algumas pessoas participam através da criação ou da permissão de algumas situações desnecessárias de estresse em suas vidas ou por não aceitarem os seus próprios limites emocionais. Outros podem ter subordinado as suas próprias necessidades às de outra pessoa até que não tivessem mais forças para se dedicarem a si mesmos. Outros ainda podem ter participado, ao reagirem às situações de estresse, com sentimentos de abandono ou de desesperança.

Este auto-exame não é feito para despertar culpas e sim para identificar comportamentos que devem ser mudados se os pacientes quiserem viver as suas vidas de maneira plena e saudável. Ao se tornarem conscientes das situações de estresse e ao encontrarem meios de lidar com essas situações, eles poderão liberar as energias para lutar contra a doença e viver mais plenamente.

Capítulo 10: "Os 'Benefícios' da Doença"

Vivemos em uma cultura que incentiva o trabalho árduo e baseia a auto-estima na produtividade. Em geral, a nossa cultura desencoraja as expressões de emoções, sobretudo a tristeza, o luto, a raiva e a hostilidade. Em uma sociedade tão voltada para o sucesso e onde as pessoas são levadas a não se cuidarem emocionalmente, a doença tem uma importante função.

Após uma doença grave ter sido diagnosticada, espera-se e aceita-se a emoção. Um paciente, talvez pela primeira vez em sua vida, poderá dar-se permissão para fazer muitas coisas que não lhe seriam permitidas se ele gozasse de boa saúde, tais como pedir amor, ajuda ou expressar a sua tristeza. Além do mais, a doença dá ao paciente uma desculpa aceitável para não fazer certas coisas que lhe causam estresse.

Este capítulo focaliza a ajuda dada ao paciente para que ele consiga identificar alguns dos benefícios da doença e encontrar outras maneiras de obter e manter os mesmos benefícios emocionais quando recuperar a saúde.

Capítulo 11: "Aprender a Relaxar e a Visualizar a Cura"

O relaxamento e as imagens mentais (técnicas de visualização) são ferramentas importantes para criar e reforçar as convicções da pessoa nas suas habilidades de cura do câncer. Na primeira parte deste capítulo explicamos uma técnica específica de relaxamento que quebra o ciclo de tensão e medo, tão comum nos pacientes cancerosos. Além de eliminar a tensão física, muitos pacientes descobrem que as suas perspectivas psicológicas mudam quando conseguem relaxar, permitindo que lidem de maneira mais eficiente com as suas vidas e a sua doença. E, como a técnica de relaxamento reduz a tensão e a distração, ela prepara o paciente para o processo de visualização que será apresentado na segunda parte do capítulo.

Desde abril de 1977, quando usamos a visualização pela primeira vez com um paciente, ela tornou-se o ponto central da nossa abordagem. O processo de visualização não somente cria mudanças positivas de expectativa como também funciona como um instrumento de autodescoberta em outras áreas da vida do paciente. Neste capítulo apresentaremos instruções detalhadas para o processo de visualização e relaxamento para ensinar a visualizar a cura do câncer e de outras doenças.

Capítulo 12: "O Valor das Imagens Mentais Positivas"

Examinaremos os símbolos das nossas imagens mentais como uma forma de identificar as crenças que podem impedir a cura. Também são analisados exemplos tirados da experiência dos nossos pacientes e mostramos como criar imagens mais eficientes para lutar contra a doença.

Capítulo 13: "Superando o Ressentimento"

O estresse e a tensão ressentidos por muitos dos pacientes podem ser devidos, em parte, a uma dificuldade em expressar sentimentos negativos, sobretudo a raiva e o ressentimento. Recalcar sentimentos negativos tem como efeito aumentar a tensão do corpo e inibir a cura. Mas não se trata de simplesmente dar uma lição de moral às pessoas, dizendo-lhes que "têm que" ou que "deveriam" liberar o seu ressentimento. Ao invés de fazermos isto, ensinamos às pessoas um processo específico para liberar o passado — chegando a um acordo com relacionamentos passados e superando o ressentimento.

Capítulo 14: "Criar o Futuro: Estabelecer Objetivos"

Ao receber o diagnóstico de câncer, há uma tendência de o paciente começar a viver de uma maneira hesitante e condicional. Muitas vezes as pessoas fogem dos amigos e recusam-se a assumir compromissos. Isto não-somente estabelece uma expectativa negativa de morte, como também a hesitação pode diminuir, de maneira significativa, a qualidade de vida. Os objetivos são um elemento importante para manter um alto nível de qualidade de vida. A vontade de viver é fortalecida, mesmo quando a vida está ameaçada, se as pessoas se permitem dar um sentido às coisas e se dar prazer.

Ajudamos os nossos pacientes a estabelecer objetivos de três meses, seis meses e um ano, para que sirvam como afirmação de que há coisas que desejam fazer e de que podem viver para atingir esses objetivos. Ao estabelecer os objetivos podemos identificar outros problemas que precisam ser resolvidos: há uma preocupação em estabelecer objetivos orientados para o trabalho sem contrabalançá-los com objetivos orientados para o prazer? Esses objetivos orientados para o trabalho não estariam colocando em andamento o mesmo tipo de situações de estresse que precedeu a doença? Além do mais, ensinamos técnicas específicas para reforçar a expectativa dos pacientes de que podem atingir os seus objetivos.

Capítulo 15: "Um Guia Mental para a Saúde"

Este processo é uma forma de visualização. As pessoas sentem e se comunicam com um "guia mental" enquanto praticam a técnica da visualização. Em geral, o guia é um "sábio", homem ou mulher, que serve como uma imagem do lado "educador" da personalidade. Em alguns casos, os pacientes descobriram que podiam usar o seu guia como um mediador entre eles e o inconsciente, fornecendo informações importantes sobre os processos psicológicos e físicos.

Capítulo 16: "Lidar com a Dor"

Enquanto existem muitos aspectos da dor que não compreendemos, existem vários processos psicológicos para lidar com ela. A nossa abordagem sobre a maneira de lidar com a dor é usá-la como se fosse um aparelho de *biofeedback*. A dor, ou a ausência dela, torna-se um aviso do corpo sobre as atividades realizadas pelos pacientes, ou sobre os pensamentos e problemas com os quais estejam trabalhando mentalmente. Também nos demos conta de que a dor está intimamente ligada ao medo, e assim as atividades apresentadas nos outros capítulos para identificar e lidar com o medo freqüentemente levam a uma diminuição da dor.

Capítulo 17: "Exercícios Físicos"

Começamos a prestar mais atenção aos exercícios físicos quando notamos que os nossos pacientes que tinham as curas mais espetaculares de câncer eram muito ativos fisicamente. Como a atividade física parece ser uma maneira de liberar as tensões e o estresse, também é uma maneira muito eficiente de mudar o estado de espírito de uma pessoa. Sendo assim, desenvolvemos um programa de exercícios físicos que pedimos aos nossos pacientes para seguir. Acreditamos que os exercícios regulares (e uma dieta adequada) são uma maneira de o paciente participar da sua própria recuperação.

Capítulo 18: "Lidar com o Medo da Recaída e da Morte"

A morte é um assunto especialmente temido na nossa cultura por não ser discutido, examinado ou compreendido. A recaída é um medo constante dos pacientes cancerosos. Sentimentos que foram recalcados tornam-se maiores e mais poderosos, e o medo da recaída torna-se insuportável. Por outro lado, em geral, os pacientes sentem-se afastados das suas famílias por não conseguirem discutir abertamente as suas preocupações.

Neste capítulo, guiamos os pacientes através de um processo psicológico que os ajuda a identificar os seus sentimentos sobre esses assuntos e os encoraja a examinar as suas atitudes com relação à recaída e às crenças a respeito do que acontecerá fisicamente ao se verem mais próximos da morte. O objetivo de se discutir a morte abertamente é removê-la do campo dos assuntos proibidos e esclarecer convicções a respeito dela. Crenças inconscientes realmente podem influenciar a vida das pessoas; portanto, uma maneira de melhorar a qualidade de vida dos pacientes cancerosos é examinando as suas atitudes.

Capítulo 19: "O Sistema de Apoio da Família"

Este capítulo trata da ajuda dada à família do paciente canceroso para ajudá-la a entender os seus próprios sentimentos a respeito de como lidar com uma doença potencialmente fatal e a ser mais tolerante e receptiva com o paciente. Também ensinamos maneiras de estabelecer um ambiente honesto, com uma comunicação e sentimentos de amor que são essenciais para melhorar a qualidade de vida e criar uma atmosfera propícia à cura.

COLOCAR O PROGRAMA EM PRÁTICA

Os processos que acabamos de descrever fornecem várias possibilidades de recuperação da saúde. Mas como estas técnicas são, em geral, feitas sob a nossa supervisão, acrescentamos uma seção onde é descrito um programa simples de colocação em prática dessas técnicas para aqueles que desejam começar imediatamente após a leitura da Segunda Parte deste livro.

Gostaríamos de fazer duas observações importantes: não deixem de procurar ajuda médica enquanto seguem este programa pois ele foi planejado para agir *junto com o tratamento médico*, não no lugar dele; e se conhecerem pessoas que possam lhes dar ajuda psicológica, entrem em contato com elas imediatamente — elas os ajudarão a colocar em prática este programa.

Como qualquer tipo de doença é um sinal de que há algo desequilibrado na unidade mente, corpo e emoções, criamos estes exercícios para que pudessem ser utilizados com qualquer tipo de problema — de resfriados e dores de cabeça, até o câncer. Quer você tenha câncer ou não será de grande valia para você caminhar nesta direção junto conosco.

A Primeira Semana

1. *Leitura.* Após a leitura deste livro recomendamos aos nossos leitores que comecem um programa de leitura de livros e artigos que explicam a inter-relação da mente, do corpo e das emoções. Damos a cada um dos nossos pacientes um exemplar do livro do Dr. Arnold Hutschnecker *The Will to Live* por acharmos que é particularmente útil. Se a pessoa tiver uma formação científica, ficará interessada pelo livro do Dr. Kenneth Pelletier, *Mind as a Healer, Mind as a Slayer.* Também recomendamos a leitura de *Seeing with the Mind's Eye,* de Mike e Nancy Samuels.

2. *Relaxamento/Visualização.* Comecem um programa regular de relaxamento/visualização (capítulos 11 e 12) três vezes ao dia. Se possuem uma fita gravada do processo de visualização talvez queiram usá-la todas as vezes durante a primeira semana; depois só usem uma vez sim outra não, durante a segunda semana e, na terceira, usem-na apenas uma vez por dia e assim por diante. Em momentos mais fortes de tensão, talvez seja difícil seguir o processo de visualização, e a fita poderá ser usada para reforçar o processo.

A Segunda Semana

1. *Relaxamento/Visualização.* Continuem os exercícios de visualização três vezes por dia.

2. *Tensões anteriores à doença.* Completem o exercício do capítulo 9, identificando as situações de estresse entre seis e dezoito meses antes do aparecimento da doença. Este exercício deve ser usado como ponto de partida para descobrir de que maneira participaram da criação da doença.

3. *Os "Benefícios" da Doença.* Completem o exercício do capítulo 10, onde são identificados os "benefícios" da doença. Este exercício é o ponto de partida para explorar o seu comprometimento com a cura.

A Terceira Semana

1. *Relaxamento/Visualização.* Continuem com os exercícios de relaxamento/visualização, três vezes ao dia.

2. *Exercícios Físicos.* Comecem um programa de uma hora (adequado à sua condição física), três vezes por semana.

3. *Aconselhamento.* Procurem alguém com quem possam conversar — um sacerdote, conselheiro ou psicoterapeuta — sobre as suas experiências e sentimentos enquanto seguem este programa. Naturalmente, é importante que esse conselheiro aceite os princípios contidos neste livro. E é também importante que o conselheiro seja alguém que se preocupe realmente com a sua recuperação.

A Quarta Semana

1. *Relaxamento/Visualização.* Continuem os exercícios de relaxamento e visualização três vezes ao dia.

2. *Exercícios Físicos.* Continuem o programa de exercícios físicos durante uma hora por dia, três vezes por semana.

3. *Imagens de Recaída e Morte.* Peçam a alguém que os ajudem a fazer o exercício de visualização de recaída e morte, descrito no capítulo 18. Isto ajudará a enfrentar os sentimentos a respeito da morte e ajudará a reduzir o medo.

4. *Superando o Ressentimento.* Sempre que sentimentos negativos começarem a aparecer, usem o processo de visualização para superar o ressentimento, descrito no capítulo 13. É difícil ver coisas boas acontecendo com alguém em relação a quem se é hostil; porém, ao se tornarem mais conscientes das suas reações a essa atividade poderão ter intuições importantes a esse respeito.

A Quinta Semana

1. *Relaxamento/Visualização.* Continuem com os exercícios de relaxamento e visualização três vezes ao dia.

2. *Exercícios Físicos.* Continuem o programa de exercícios durante uma hora, três vezes por semana.

3. *Imagens de Recaída e de Morte.* Repitam o processo de visualização de recaída e morte para examinar se existem problemas emocionais que ainda precisam ser solucionados.

4. *Estabelecendo Objetivos.* Estabeleçam objetivos para três meses, seis meses e um ano, como descrito no capítulo 14. Em seguida, comecem a incorporar os seus objetivos aos processos de visualização, vendo-se atingindo os objetivos e examinando os problemas que podem surgir.

A Sexta Semana

1. *Relaxamento/Visualização.* Continuem os exercícios de relaxamento e visualização, três vezes ao dia.
2. *Exercícios Físicos.* Continuem os exercícios durante uma hora, três vezes por semana.
3. *Guia Mental.* Faça com que alguém fale com vocês usando o processo de visualização do Guia Mental descrito no capítulo 15. Se sentirem que conseguiram entrar em contato com um Guia Mental de Saúde, tornem esse contato com ele uma parte regular do programa de visualização.

Após Seis Semanas

Ao atingir este ponto, já terão integrado muitos desses processos em sua vida cotidiana. Continuem a usar o processo de relaxamento e visualização indefinidamente. Se atingiram o ponto em que não há sinais de câncer, podem começar a utilizar a imagem de maneira ligeiramente diferente, mudando-a para uma "supervisão" — visualizando os glóbulos brancos tomando conta do seu corpo e destruindo as células anormais — e continuem a se ver saudáveis e livres de doenças. Ao recuperar a saúde, o tempo dedicado a visualizar a saúde poderá ser usado para trabalhar com objetivos, ressentimentos ou conversas com o Guia Mental.

Estabelecer objetivos e trabalhar para atingi-los é um processo infinito. Naturalmente, os objetivos podem mudar ao se recuperar a saúde, sintam-se à vontade para mudá-los. O importante é que saibam o que desejam e como chegar lá.

Também recomendamos que continuem o programa de exercícios físicos indefinidamente. À medida que recuperam a saúde seria interessante aumentarem o nível dos exercícios até que cheguem ao ponto de andar, correr ou de fazer qualquer outro tipo de exercícios vigorosos, durante uma hora, três vezes por semana.

O valor deste programa vem de se *seguir* as atividades, portanto, aconselhamos a seguirem o plano estabelecido acima. Ao começarem a sentir o progresso do seu estado de espírito e saúde, terão o incentivo de continuarem o programa para que se torne parte da sua vida. Seguindo este programa, estarão afirmando que acreditam poder influenciar a própria saúde.

9

Participando da Sua Saúde

O Dr. Elmer Green, pioneiro do ramo do *biofeedback*, disse que quando as pessoas estão querendo ter influência sobre a sua própria saúde é tão importante aprender quais os pensamentos, atitudes e comportamentos as levaram a ficar doentes quanto os que as mantêm saudáveis. Quando se tem o *feedback*, ou informações, necessárias tanto a respeito da doença como da saúde, pode-se participar de maneira mais consciente da sua própria recuperação.

A informação sobre os pensamentos e sentimentos que ocorrem quando a saúde está se deteriorando é a mais preciosa de todas. O corpo é composto de mecanismos homeostáticos planejados para mantê-lo saudável e livre de enfermidades; quando esses mecanismos deixam de funcionar e a doença surge é necessário nos preocuparmos conosco e com os nossos processos mentais e comportamentais. Quando o nosso corpo está se movendo em direção à doença, pode ser um sinal de que os mecanismos que estamos usando para lidar com o estresse podem não estar sendo eficientes.

Se pararem para refletir, verão quantos pequenos desagravos tiveram quando estavam cansados, com sobrecarga de trabalho, sob tensão física ou emocional que resultaram em resfriados ou dores de cabeça. Talvez tenham até chegado a dizer que pegaram o resfriado por estarem "mal", com isto querendo dizer não só mal fisicamente, como também, emocionalmente, com falta de vigor e entusiasmo. Naquele instante, a vida parecia um grande fardo.

As doenças mais sérias, como ataques cardíacos e úlceras, surgem, como já pôde ser observado em estudos, após períodos de tensão, sobrecarga de trabalho e qualquer outro tipo de exagero. Há uma tendência para que ocorram quando o corpo atingiu o seu limite e não pode suportar mais, e a pessoa ignorou os sinais de aviso. Quem sofre de úlcera sabe que ela age como um *biofeedback* para a sobrecarga emocional, como um índice do "estado orgânico", porque a dor ocorre com freqüência quando a pessoa está tensa ou ansiosa. Um amigo nosso médico nos diz que, de certa forma, se arrepende de ter operado a úlcera porque sem os seus avisos, ele não consegue saber quando está tenso demais, e se preocupa com os outros efeitos que a tensão possa estar causando em seu organismo.

Todos nós participamos da criação da doença através de fatores mentais, físicos e emocionais. Talvez a pessoa tenha negligenciado uma dieta equilibrada, exercícios físicos ou outra coisa qualquer. Talvez ela tenha estado ansiosa durante muito tempo sem fazer o necessário para relaxar. Talvez tenha trabalhado em excesso ou estado tão preocupada em atender às necessidades de outra pessoa que deixou de lado as suas próprias. Talvez tenha mantido atitudes e convicções que a impedissem de ter experiências emocionais satisfatórias. Em suma, a pessoa talvez tenha deixado de levar em consideração os seus limites físicos e emocionais.

À medida que a pessoa ignora as suas necessidades básicas, estará participando da sua própria doença. Quando negligenciamos as exigências físicas e mentais de relaxamento, descanso, expressão emocional e até de um sentido mais geral da vida, o corpo pode denunciar esta falta de atenção ficando doente.

JOHN BROWNING: UMA HISTÓRIA

O caso de John Browning é uma demonstração de como as pessoas participam tanto da criação — e da recuperação — da doença. Este caso é revelador porque demonstra as ligações específicas entre o estresse emocional e o câncer.

John é um cientista brilhante que trabalha para uma firma de pesquisas científicas. No momento em que o câncer se manifestou (do pâncreas), ele estava com 50 anos de idade. Disseram-lhe que a sua esperança de vida era de seis a oito meses. Profissionalmente, sempre havia sido um empreendedor. Porém, ao se aproximar dos 50 anos começou a encarar o fato de que os sonhos de infância jamais seriam realizados. Apesar de bem-reconhecido profissionalmente, não era o tipo de reconhecimento que desejava. Ele estava passando pela crise da meia-idade.

Além do mais, nos meses que precederam o aparecimento do câncer, o filho de John tinha ido embora para a faculdade. Durante muito anos John tinha levado o seu filho a todos os tipos de competições esportivas, durante os finais de semana. Ele sentia um grande orgulho na aptidão que seu filho tinha por esportes. Mas, depois que ele foi para a faculdade, John parou de ir assistir às competições esportivas. Para ele, uma fase de sua vida havia terminado.

O final deste período fez com que aparecessem pontos de atrito entre John e sua esposa. Ela nunca participara das saídas esportivas da família por não gostar e começou a participar de atividades do clube, da igreja e outras similares. Como John não assistia mais às competições esportivas nos finais de semana, ele e sua esposa estavam convivendo muito mais do que o faziam há muito tempo e se viram obrigados a desenvolver novas maneiras de comunicação e a criar novos pontos de interesse comum.

John também se arrependia de ter abandonado um posto na Universidade, para ir trabalhar com o seu atual empregador. Sua motivação, na época, havia sido a de ganhar mais para poder enviar seu filho à Universidade. Porém, apesar do seu salário ter aumentado consideravelmente, ele sentia falta dos alunos a quem ensinar e servir como guia.

Uma das grandes satisfações do atual emprego era que ele tinha sido capaz de participar de descobertas científicas importantes, organizando um grupo de cientistas e fazendo com que se tornassem uma equipe de alto nível. Os seus superiores ficaram tão impressionados que o colocaram em outro trabalho de pesquisa, como supervisor. Para John, porém, o que parecia uma recompensa foi, na realidade, um castigo, pois ele fora obrigado a se separar de sua equipe. Como muitos dos nossos pacientes, John tinha grande dificuldade em expressar os seus sentimentos e nunca disse aos seus superiores como se sentia em relação à nova tarefa que tinha de desempenhar.

A sua incapacidade em expressar os seus sentimentos tornou-se clara após começar a sua terapia conosco. Ele nos disse que orava a Deus regularmente, mas que nunca havia pedido pela sua saúde. John achava que seria errado pedir algo por ele em suas orações. Esse tipo de atitude vinha da infância. Sua mãe era, segundo ele, uma "pessoa muito piedosa e sacrificada". O seu pai, por outro lado, era, segundo John, uma "pessoa egoísta" que ganhava muito dinheiro e o gastava consigo mesmo. John adotou a atitude de auto-sacrifício da mãe, apesar de acreditar que tinha herdado o lado egoísta do seu pai.

Enquanto rejeitava o comportamento aparentemente imaturo e egoísta do pai, ele se compensava por causa do seu medo de estar sendo egoísta. Ele desenvolveu uma dificuldade em comunicar as suas necessidades e os seus sentimentos, começou a sentir-se responsável pelas outras pessoas, abandonando atividades que lhe davam prazer se não eram partilhadas com o filho. Em resumo, John sentia-se na obrigação de colocar as prioridades das outras pessoas acima das suas e, assim, quando o seu filho foi estudar fora, quando ele teve de abandonar a equipe com que trabalhava, quando as suas ambições profissionais não foram satisfeitas, as suas regras íntimas eram tais que ele não conseguia ver como satisfazer as suas próprias necessidades. E então, ficou extremamente deprimido.

Mudança de Atitude

O primeiro passo a ser dado por John, ou qualquer outra pessoa que queira recuperar o seu bem-estar, é identificar essas atitudes e crenças que o aprisionam em um padrão de vítima indefesa. A realidade psicológica é que se John continuasse a pensar que as necessidades dos outros vêm em primeiro lugar ele ficaria sem meios de atender às suas próprias necessidades. Com certeza, era necessário mudar essa atitude.

Fizemos com John um trabalho para que ele pudesse reconhecer as facetas dele mesmo que estava ignorando, e também para ajudá-lo a mudar a sua percepção de outras áreas de sua vida. Como resultado desses esforços, ele reexaminou a sua situação no trabalho e chegou à conclusão de que os seus superiores estavam tentando recompensá-lo, dando-lhe uma nova tarefa, e não tinham como adivinhar que ele se sentia desapontado. Insistimos com ele — como o fazemos com todas as pessoas — a levar mais em consideração as suas reações emocionais.

Também examinamos com John o seu sentimento de fracasso, por não ter realizado as suas antigas ambições. Como muitos homens ambiciosos ele havia canalizado a sua energia para o desenvolvimento das partes de si mesmo relacionadas com o trabalho. Agora, já que esses sonhos não pareciam mais realizáveis, insistimos para que desse a si mesmo permissão para explorar outras áreas de interesse ou ir ao encalço dessas outras partes de si mesmo que haviam sido deixadas de lado por tanto tempo. E, por fim, examinamos a questão da perda do filho, fazendo-o ver que ele havia investido grande parte de sua felicidade em outra pessoa, ajudando-o a ver que ainda tinha oportunidade de renovar o seu relacionamento com a sua esposa.

Nada disso foi feito com a intenção de criticar John; muitas pessoas tiveram experiências semelhantes e reagiram da mesma maneira. A dificuldade era que as atitudes adotadas por John em criança, como resposta aos conflitos entre o seu pai e a sua mãe estavam impedindo que encontrasse novas maneiras de reagir aos desapontamentos inevitáveis que sofremos na vida. O ponto a ser notado é que *existem* alternativas. Sempre que as pessoas sentem-se cerceadas e sem opções a causa é a limitação que elas próprias se impõem, através de suas crenças e maneiras habituais de reagirem.

BOB GILLEY: UMA HISTÓRIA

Às vezes as mudanças que precedem uma enfermidade são o que poderíamos chamar de mudanças positivas. Bob Gilley tinha 39 anos de idade quando soube que tinha câncer e é um bom exemplo de como é única a reação de cada um de nós ao estresse. Quando Stephanie começou a conversar com Bob para explorar a sua própria participação emocional na doença, ela chegou à conclusão de que as nossas teorias não se aplicavam ao seu caso.

À primeira vista, a vida de Bob parecia um modelo do dinâmico e jovem executivo de sucesso. Ele tinha a sua própria empresa e era considerado um excelente profissional, reconhecido a nível nacional, tendo chegado a receber um prêmio por manter, durante mais de 10 anos, o maior padrão de qualidade do setor. Mesmo tendo tido dificuldades com sócios no passado, havia conseguido uma sociedade, há alguns anos, que parecia ideal.

Bob contou que no início do seu casamento ele e sua esposa tinham passado por grandes dificuldades, sobretudo enquanto ele lutava para ter sucesso. À medida que sua carreira tomava o rumo certo, o seu casamento, pelo menos à primeira vista, parecia ir de bom a melhor. Ele e sua mulher tinham tomado uma decisão, alguns anos antes, de adotar os filhos. Um pouco antes do câncer ser diagnosticado, eles haviam acabado de adotar o segundo filho. Aparentemente, Bob parecia ter chegado ao topo do sucesso e deveria estar desfrutando os louros de toda uma vida de lutas.

Uma das primeiras indicações de que nem tudo era o mar de rosas que parecia foi uma observação feita por Bob durante a sua primeira entrevista. Ele disse que uma das poucas coisas de que conseguia lembrar-se do ano que precedeu a doença era uma sensação generalizada que podia ser comparada à canção de Peggy Lee: "Não existe mais nada além disso?" * Para um homem que havia aprendido que a prova da sua capacidade como ser humano e da sua masculinidade era vencer provas, o fato de ter atingido, aos 39 anos, o topo de suas ambições e objetivos deixara-o desorientado. Para alguém que não havia aprendido a desfrutar de tempos pacíficos da vida, a ausência de tempestades e de conflitos era sentida como uma perda.

Um ano depois, Bob descobriu que estava com câncer em estado avançado e, mais uma vez, viu-se defrontado a um desafio e a uma batalha a ser vencida. Nos meses e anos que se seguiram ao diagnóstico, grande parte do trabalho emocional foi dirigida ao

---

* "Is that all there is?" (N. T.)

aprendizado de desfrutar a recompensa de suas lutas e de aceitar-se a si mesmo como ele era, ao invés de tentar provar o tempo todo o seu valor, vencendo um obstáculo ou enfrentando um desafio.

COMO INTERPRETAR O SIGNIFICADO DOS ACONTECIMENTOS

Não é difícil perceber como as pessoas criam o significado dos acontecimentos de suas vidas (apesar de ser difícil quando se trata de nós mesmos). Por exemplo, a perda de um emprego pode significar várias coisas:

1. Uma derrota ou sinal de falha da pessoa.
2. Um desafio.
3. Uma oportunidade de recomeçar.
4. Um sinal de que a vida é injusta.

A escolha de um desses significados dependerá das outras atitudes que a pessoa tenha:

1. Uma oportunidade de conseguir outros empregos.
2. Até que ponto este trabalho era sentido como um símbolo do seu valor pessoal.
3. A convicção de ser responsável pela sua própria vida.
4. A sua capacidade em criar uma nova situação positiva.

O princípio de que criamos o significado dos acontecimentos aplica-se a todas as situações de estresse identificadas como surgindo logo antes do aparecimento do câncer. Mesmo que sejam muito dolorosas — a perda de uma pessoa querida ou de uma função importante, por exemplo — a quantidade de tensão e, sobretudo, o grau em que essas experiências nos fazem sentir perdidos e sem esperança são o resultado do sentido que damos à experiência. Podemos determinar o sentido dos acontecimentos.

Ao explorarmos as crenças que limitam as nossas reações, ao considerarmos alternativas de interpretação a respeito do que nos acontece e outras maneiras de reagir, fica mais fácil tornar positivo algo que nos parecia negativo. Quando as convicções profundas que haviam bloqueado o fluxo saudável e contínuo da vida são reveladas e eliminadas, a energia vital pode fluir de maneira suave novamente. E junto com esse fluxo vem a força vital que vai restabelecer as defesas naturais do organismo.

Apesar dessa liberação pessoal tomar diferentes formas, dependendo da pessoa, quase sempre dirá respeito à permissão que nos damos para viver a nossa vida de maneira diferente. Algumas pessoas podem escolher participar de sua saúde dizendo não às expectativas das outras pessoas; outras dizendo sim a experiências e a partes de si mesmas que haviam negado anteriormente. E quando a energia volta a fluir, enquanto existirem sempre problemas e situações de tensão a enfrentar, essas pessoas sentirão que os problemas podem ter solução ou pelo menos pode-se aprender a lidar com eles — com a convicção de que temos condições de tomar decisões que contribuirão para recuperarmos o nosso bem-estar.

IDENTIFICAR A NOSSA PARTICIPAÇÃO NA DOENÇA

Como podemos interromper a nossa lógica habitual de lidarmos com as crenças e as maneiras habituais nas situações de estresse? A melhor maneira que achamos foi a de perguntar aos nossos pacientes cancerosos que identificassem as situações de estresse dos últimos seis a dezoito meses antes do aparecimento da doença.

Como a ligação entre os estados emocionais e as doenças aplica-se à suscetibilidade a *todas* as doenças, não apenas ao câncer, o processo de identificação da ligação entre o estresse e as doenças é válido para todas as pessoas, assim pedimos aos nossos leitores, quer tenham ou não câncer, que façam o que indicamos a seguir. (Talvez desejem rever a lista do gráfico Holmes-Rahe sobre o estresse do capítulo 4 para ter uma idéia da variedade de situações de estresse que podem levar a doenças.) Este exercício pode ajudar a traduzir os conceitos gerais que descrevemos para a sua experiência pessoal.

1. Pense em uma doença que tenha agora ou que tenha tido no passado. Se você tem ou já teve câncer, use-o como exemplo para este exercício.
2. Se teve câncer, escreva em uma folha de papel as cinco maiores mudanças ou situações de estresse que estavam ocorrendo entre seis e dezoito meses antes do aparecimento da doença.
3. Caso a doença não tenha sido câncer, enumere as cinco situações de maior estresse que estavam acontecendo antes do aparecimento da doença, no período de seis meses que a antecedeu. (Com doenças menos graves do que o câncer, um período menor de tempo parece apropriado.)
4. Se houve uma recaída da doença, enumere as cinco situações de estresse que ocorriam nos seis meses anteriores à recaída.

Se não fizerem o exercício como deve ser feito, isto é, se apenas lerem as perguntas sem pensarem sobre as respostas que se encaixam melhor, para escrevê-las, não conseguirão os benefícios que este livro proporciona. Isto se aplica a todos os exercícios que serão mostrados na Segunda Parte.

Muitas pessoas descobrem, ao fazer este exercício, que o período antes do aparecimento da doença foi cheio de situações de estresse. Se, no seu caso específico, não houve nenhuma situação de estresse externo mais importante — morte do cônjuge, perda do emprego, ou algo parecido — leve em consideração o estresse interno. Será que você não estaria se debatendo com um problema psicológico do tipo desapontamento com a não-realização de sonhos da juventude, ajustes de um relacionamento, ou crise de identidade? Isto pode ser tão importante para o aparecimento de sentimentos de desespero e de abandono quanto qualquer outra situação externa de estresse.

Se você descobriu situações de estresse importantes em sua vida (quer elas sejam externas quer internas) que tenham surgido antes do aparecimento da doença, examine a maneira como participou daquela situação, seja criando a situação em questão, seja pela maneira como reagiu a ela. Seria, por exemplo, uma negação das suas necessidades, colocando em primeiro lugar as dos outros; por não saber dizer não ou por ignorar os seus limites mentais, físicos ou emocionais? Ou, se a situação foi externa, como por exemplo a morte de uma pessoa muito chegada, haveria outras maneiras de se reagir a ela? Você se deu permissão para expressar a sua dor ou determinou que não deveria mostrar a sua emoção? Você se permitiu procurar e aceitar apoio de pessoas amigas, durante o período de estresse?

O objetivo deste auto-exame é identificar as crenças ou comportamentos que queira mudar agora. Como essas crenças estão ameaçando a sua saúde, devem ser examinadas de maneira cuidadosa com vistas a mudá-las.

O objetivo do próximo exercício — identificar as cinco situações de estresse atualmente em sua vida e determinar maneiras alternativas de lidar com elas — é o da *prevenção*, isto é, reconhecer as tensões para poder eliminar aquelas que ameaçam a saúde.

1. Enumere as cinco mais importantes situações de estresse atuais.

2. Examine de que maneira você estaria participando para manter a situação de estresse.

3. Considere maneiras de eliminar essas situações de estresse da sua vida.

4. Se for de todo impossível eliminar essas situações, veja se está criando outros elementos de apoio na sua vida. Está aceitando o apoio dos amigos mais chegados? Está-se permitindo experiências agradáveis durante esses períodos de tensão? Está-se permitindo expressar os seus sentimentos em relação a tais situações de tensão?
5. Veja se poderia eliminar essas situações tensas ou equilibrá-las melhor, se colocasse em primeiro lugar as suas necessidades, com mais freqüência. Você se permite saber quais são as suas necessidades? Já tentou encontrar maneiras de atendê-las apesar das necessidades das outras pessoas?

Após ter feito este exercício, certifique-se de comparar as semelhanças entre a maneira como reagiu a situações tensas antes da doença e a maneira como está reagindo agora. Se encontrar semelhanças, reexamine o seu comportamento, pois pode ser que tenha maneiras repetitivas de reação que não contribuem para o seu bem-estar.

ACEITAR A RESPONSABILIDADE PELA SUA SAÚDE

Quando se começa a examinar de que forma participamos do aparecimento do câncer, é uma boa idéia procurar ajuda de um conselheiro profissional ou terapeuta. Muitas vezes, o simples fato de procurar ajuda já é uma maneira de quebrar uma "regra" estabelecida na infância e estabelecer uma maneira mais saudável de reagir a situações de estresse. Infelizmente, muitos de nós cresceram com relutância cultural em procurar ajuda para resolver problemas emocionais. E, no entanto, quando sabemos que temos uma doença grave não hesitamos em procurar ajuda junto a um médico que passou muitos anos estudando o corpo humano. Tampouco deveríamos sentir vergonha em procurar ajuda junto a um profissional para saber um pouco mais sobre a maneira como o estresse atuou para que a doença aparecesse.

Muitos dos nossos pacientes, ao fazerem este exame de si mesmos, dão-se conta de ligações importantes entre os seus estados emocionais e o início da doença, e de que maneira participaram desse processo. Alguns, porém, ao se darem conta da maneira como as próprias convicções e comportamentos em relação a situações de tensão contribuíram para o aparecimento da doença, podem sentir-se culpados em relação ao que fizeram. Se você se sentir da mesma forma, gostaríamos de lhe dar o mesmo conselho que damos aos nossos pacientes.

Em primeiro lugar, não é nossa intenção, nem seria desejável, que você se sentisse culpado em relação à sua participação. Existe uma diferença entre ser "culpado" de alguma coisa e ter "participado" dela. Não faz sentido culpar as pessoas que vivem na nossa sociedade por ficarem doentes, levando-se em consideração as regras que lhes foram impostas quanto à expressão de emoções e sentimentos. (Poucas pessoas da nossa cultura aprenderam a lidar com as emoções e os sentimentos.) Além do mais, culpar alguém significa que achamos que a pessoa sabia conscientemente o que estava fazendo e ainda assim decidiu reagir ou agir de maneira destrutiva. E isto não se aplica de maneira alguma às pessoas que reagem ao estresse tornando-se enfermas. Como a maioria das pessoas em nossa cultura, a pessoa nem está percebendo a ligação entre os estados emocionais e a doença. Assim, as maneiras como participaram foram, com certeza, um resultado de convicções inconscientes e de um comportamento automático.

É uma pena que as pessoas que tentam viver de acordo com as regras impostas pela nossa cultura sejam justamente aquelas que contraem as doenças mais graves. A literatura que descreve os aspectos emocionais do câncer está repleta de exemplos que caracterizam as pessoas que têm câncer como "boas demais para serem reais" — pessoas delicadas, generosas, respeitadoras e agradáveis em face de qualquer tipo de adversidade.

As pessoas que começam a aceitar a sua parte na responsabilidade de cuidar da própria saúde merecem os nossos mais sinceros parabéns. Não só por estarem dispostas a começar o processo de examinar as suas próprias atitudes, emoções e sentimentos — e as maneiras com que eles contribuíram para a sua reação a situações de estresse — mas também por estarem encontrando coragem para enfrentar as regras culturais estabelecidas, rejeitando as que não levam à saúde.

O ponto-chave do auto-exame é encontrar as maneiras de participar da própria saúde através de um processo de reconhecimento e mudança das crenças destrutivas. Se você participou do aparecimento do seu câncer, também poderá participar da sua recuperação.

10

Os "Benefícios" da Doença

Em uma cultura onde se dá pouca importância aos sentimentos e as necessidades emocionais vitais são ignoradas, a doença pode ser uma excelente oportunidade de atingir o seguinte objetivo: fornecer uma maneira de satisfazer as necessidades que não puderam ser satisfeitas de forma consciente.

A doença compreende muita dor e angústia, claro, mas também resolve certos problemas da vida da pessoa. Ela serve para "dar permissão" para que se tenha um comportamento que não seria normalmente aceito se a pessoa estivesse bem. Vamos parar para pensar um momento sobre as coisas que se consegue quando estamos doentes: mais amor e atenção, menos trabalho, menos responsabilidade, menos exigências por parte dos outros e assim por diante. Como os pacientes de câncer são, em geral, pessoas que colocaram as necessidades dos outros antes das suas, eles têm dificuldades em se permitirem essas liberdades, sem a doença para resguardá-los. Desta maneira, a doença funciona como uma forma de eliminar muitas das atitudes que impedem as pessoas de prestar atenção às suas necessidades emocionais. De fato, quando estamos doentes talvez seja a única oportunidade de deixar de lado as responsabilidades e pressões da vida e simplesmente cuidar de nós mesmos sem nos sentirmos culpados ou com necessidade de explicações ou justificativas.

Apesar de permitir uma trégua momentânea, a doença pode ser uma armadilha. Se a única maneira de se conseguir atenção, amor e relaxamento é através da doença, então haverá uma parte de você que vai sempre desejar estar doente. Com certeza, não somos a favor do uso da doença para poder se dar "um tempo". O câncer é um preço muito alto para resolver problemas que poderiam ser resolvidos através de alteração de regras para nos darmos permissão de prestar atenção às nossas necessidades.

RESOLVER PROBLEMAS ATRAVÉS DA DOENÇA

Willie era um paciente que caiu na armadilha de ter de ficar doente. Antes de entrar para a aeronáutica, Willie viveu com seus pais e freqüentou a faculdade. Em sua casa, na faculdade, no seu trabalho de meio-expediente, ele se sentia perseguido pelas pessoas que estavam sempre exigindo que fizesse coisas que não queria fazer na realidade. Para "mostrar aos outros" ele abandonou tudo e entrou para a aeronáutica. E para a sua grande decepção, mais uma vez, viu-se rodeado de figuras autoritárias. Todos eram superiores a ele e a qualquer lugar que fosse recebia ordens sobre o que deveria fazer. Como ele estava servindo, não podia se livrar daquela situação antes de quatro anos e sentia-se totalmente sem saída. O pior era que ele nem podia se lamentar. Willie nos contou que durante todo esse tempo ficava fantasiando que tinha uma doença terminal e imaginando o quanto as pessoas iam sentir pena dele se descobrissem que estava próximo da morte.

Após ter surgido um tumor no pescoço, Willie submeteu-se a uma cirurgia e após a biópsia disseram-lhe que tinha um linfoma maligno (doença de Hodgkin). Quando soube do diagnóstico ele nos contou que sentiu uma espécie de excitação, quase alegria. Depois, começou a se preocupar com a reação pouco comum ao que a maioria das pessoas consideraria como sendo notícias terríveis. Isto o levou a examinar conosco as implicações psicológicas da sua doença durante as semanas em que estava fazendo a radioterapia. Durante o seu auto-exame deu-se conta de que sentia-se aliviado porque a sua doença "salvou-o" da armadilha na qual ele achava que se encontrava e deu-lhe uma desculpa para não aceitar que nenhuma outra exigência lhe fosse feita. O dilema atual era que, do momento em que se recuperasse teria de enfrentar mais uma vez o problema do serviço militar. Isto criava um importante obstáculo ao seu compromisso de se curar. Como resolver este problema era o ponto central da sua terapia psicológica — à qual ele reagiu bem.

Tivemos o mesmo tipo de problema com outro dos nossos pacientes, um jovem psiquiatra. Cerca de seis meses antes do diagnóstico, um paciente antigo seu havia tentado o suicídio e como resultado, uma outra pessoa morrera no lugar. Para piorar ainda mais a situação, o psiquiatra estava aplicando novos métodos de terapia psiquiátrica e várias pessoas aproveitaram a oportunidade da tragédia para questionar os seus métodos pouco "ortodoxos", piorando ainda mais o sentimento de culpa que ele já estava sentindo. Ele entrou em um círculo vicioso depressivo e pensou várias vezes em se matar. Seis meses mais tarde, descobriu estar com um linfo-sarcoma em estado avançado que tomara os seus pulmões e fígado.

A doença teve várias funções psicológicas importantes para o psiquiatra. Uma delas é que pararam de criticá-lo. Com certeza, ninguém iria ou poderia criticar um "moribundo". Fora isto, a doença apaziguou a sua culpa, resgatando o enorme senso de responsabilidade que sentia em relação às atitudes do seu paciente. A recuperação iria tirar-lhe a fonte de penitência.

Felizmente, por ser psiquiatra, ele havia desenvolvido um nível profundo de introspecção de seus próprios processos psicológicos e estava capacitado a resolver os seus sentimentos de maneira substancial. No momento em que foi estabelecido o diagnóstico, deram-lhe menos de 10% de chance de sobreviver mais de cinco anos. Hoje, passados seis anos, e apesar de duas recaídas, ele continua a trabalhar ativamente como psiquiatra.

Esse paciente foi capaz de usar a proteção "temporária" oferecida pela doença para reunir as forças psicológicas de que necessitava para lidar de maneira mais eficiente quando recuperasse a saúde. Porém, alguns pacientes não vêem outra maneira de resolver os seus problemas a não ser através da doença. Outro dos nossos pacientes declarou que a doença foi precedida por grande quantidade de estresse em sua vida profissional, falta de tempo para passar com a esposa e filhos e uma pressão para atingir o sucesso financeiro. A sua doença deu-lhe uma pensão por invalidez bastante generosa, tempo de sobra para passar com a família e nenhuma pressão para produzir cada vez mais. Mas os problemas que tinha em voltar ao trabalho pareciam insolúveis. Três vezes ele chegou a um ponto onde os sintomas haviam desaparecido e podia pensar em voltar a trabalhar e a cada vez que pensava seriamente em retornar à sua profissão tinha outra recaída.

Outra paciente nossa, sócia de uma empresa, sentia que os seus sócios deixavam-lhe grande parte da responsabilidade de levar adiante os negócios. E ela não sabia como se recusar a isto. No início, a sua doença disse não em seu lugar. Ninguém ousava pedir-lhe nada enquanto estava adoentada. Felizmente, ela se deu conta de que se continuasse a usar a doença como desculpa jamais ficaria boa. Então resolveu que o que tinha a fazer era aprender a dizer não sem usar a doença como desculpa e voltar a participar dos negócios, sentindo-se bem por ser capaz de especificar as suas necessidades.

Vários outros pacientes descobriram que a doença liberava-os temporariamente de um trabalho insuportável. Como a doença apenas deixa em suspenso o problema, é importante que eles examinem o que tornou a situação intolerável antes de mais nada — senão eles possivelmente recriarão a situação e a doença a cada vez que voltarem ao trabalho.

A doença permite ao paciente agir de maneira mais aberta emocionalmente. Mas, se não aprendermos a nos dar permissão de fazer isto quando saudáveis, no momento em que a doença desaparecer, as velhas regras surgirão e nos encontraremos novamente na mesma situação destrutiva física e psicologicamente que contribuiu em primeiro lugar para o aparecimento da doença.

Este conceito também explica a depressão sentida por alguns pacientes quando recebem alta — ou quando lhes dizem que estão melhor. Ao invés da exultação que esperavam sentir, ficam perplexos ao se verem deprimidos. Mesmo que conscientemente estejam contentes porque estão indo melhor, inconscientemente sentem que perderam o instrumento fornecido pela doença. O sentimento de depressão quando há uma melhora é um indício importante de que há bastante a trabalhar no lado psicológico.

A LEGITIMIDADE DAS NECESSIDADES EMOCIONAIS

Reconhecer que a mudança de comportamento e de atitudes pode ser uma questão de vida ou de morte é um motivador importante para a mudança. Muitos de nossos pacientes nos contaram que um dos benefícios da doença era que não podiam mais ignorar as suas reais necessidades. A doença permitiu que eles deixassem de lado o condicionamento social e começassem a crescer enquanto seres humanos: a expressar os seus sentimentos e a satisfazer as suas necessidades de maneira franca e direta. Sem o incentivo da doença, talvez tivessem continuado a viver de maneira silenciosamente desesperada.

É essencial reconhecer que as necessidades satisfeitas através da doença são *perfeitamente legítimas* e *necessitam* ser satisfeitas. O organismo está chamando a atenção da única maneira que sabe fazer. Quer seja a necessidade de Willie de ter mais controle em relação à sua própria vida, o jovem profissional que queria equilibrar a sua vida profissional e doméstica, a necessidade do jovem psiquiatra de expiar a sua culpa, quer da jovem mulher de negócios de dizer não, todas são necessidades que o ser humano deve poder satisfazer para manter a saúde física e mental. Deste ponto de vista, a intenção do organismo é positiva, mesmo na doença. A doença é uma oportunidade para a pessoa crescer emocionalmente.

IDENTIFICAR OS "BENEFÍCIOS" DA DOENÇA

O paciente tem duas tarefas: (1) identificar as necessidades que estão sendo satisfeitas através da doença e (2) descobrir outras maneiras de satisfazer essas necessidades sem ficar doente. Como podemos identificar essas necessidades? Convidamos vocês a participarem de um exercício que usamos com os nossos pacientes para ajudá-los a reconhecer os benefícios da própria doença.

Pegue uma folha de papel e enumere os cinco maiores benefícios que tiveram a partir de uma doença grave que já sofreram. (Talvez descubram que existem mais de cinco.) Se você tem ou já teve câncer, use esta doença neste exercício.

Damos a seguir um exemplo de como o exercício pode funcionar. Durante a preparação deste livro, tivemos uma reunião com um dos nossos sócios em Vail, no Colorado. Acabamos a reunião antes da hora marcada e o nosso sócio, que não sabia esquiar, decidiu tomar lições de esqui. Voltou extenuado das lições e tomou diretamente o avião para casa. No dia seguinte, pegou uma gripe tão forte que o manteve de cama durante duas semanas. Fazendo um esforço para voltar a estar bem e aplicar os conceitos que tínhamos descrito em Vail, ele examinou a situação que precedeu o aparecimento da gripe e enumerou seis benefícios que pôde ter com a doença.

Na época em que fiquei doente estava tendo problemas com um trabalho no qual havia investido muito, emocional e financeiramente. Era muito importante para mim que o trabalho fosse feito da maneira mais perfeita possível, porém, eu estava indo muito devagar e tinha dúvidas sobre o produto que estava fazendo. Ao ficar doente pude satisfazer várias necessidades ao mesmo tempo:

1. Queria a ajuda de minha mulher para o projeto, mas sentia que, a não ser que realmente não pudesse fazê-lo, seria errado tirá-la dos seus afazeres para me ajudar.
2. Precisava da desculpa de "algo além do meu controle" para não terminar o projeto a tempo.
3. Também talvez estivesse preparando uma desculpa para quaisquer imperfeições que pudessem surgir.
4. Isto me dava uma razão para me envolver seriamente com a minha própria saúde, o que entre outras coisas significava que quando voltasse a estar bem iria encontrar tempo de jogar tênis, uma atividade de que gosto, mas que não pratico porque estou sempre "ocupado demais".
5. Era também um descanso dos meus trabalhos diários que estavam me causando muito estresse.
6. O trabalho que havia feito em Vail fez-me lembrar da morte do meu próprio pai, com um tumor no cérebro. Os problemas

não-resolvidos daquela situação estavam muito presentes em minha memória.

Sem dúvida, a sua exaustão física causada pelo esforço extra de esquiar e de completar uma tarefa importante contribuiu para aumentar a sua suscetibilidade à doença. Porém, como ele demonstra nas suas respostas, a doença também deu-lhe permissão de descansar, de pedir ajuda, de se cuidar, de recarregar as suas energias, de se livrar da tensão de atingir níveis de qualidade muito altos, de tomar novas decisões, levando em consideração prioridades e o seu estilo de vida — tudo o que ele não teria podido fazer se não tivesse ficado doente.

A pressão final, os sentimentos em relação à morte do seu pai, foi trazida à tona pela discussão sobre a nossa abordagem do tratamento de câncer. Para poder aceitar esta abordagem era necessário que ele começasse a resolver os seus sentimentos em relação à morte do seu pai.

Revendo as listas que nossos pacientes escrevem, encontramos cinco pontos principais de benefícios advindos da doença:

1. Permissão para deixar de resolver um problema ou situação desagradável.

2. Conseguir atenção, cuidados e carinho das pessoas que os rodeiam.

3. Ter oportunidade de reunir a sua energia psicológica para lidar com um problema específico ou adquirir uma nova perspectiva.

4. Receber incentivo para o crescimento pessoal ou para modificar hábitos indesejáveis.

5. Não ser mais obrigado a realizar as expectativas irrealistas dos outros ou as próprias.

Agora, reexamine a sua lista. Descubra quais seriam as necessidades subjacentes que foram satisfeitas pela doença: alívio do estresse, amor e atenção, uma oportunidade de renovar a sua energia, e assim por diante. Agora, tente identificar as regras ou convicções que o impediam de satisfazer cada uma dessas necessidades quando estava com saúde.

Uma de nossas pacientes nos disse que ela sentia uma falta de proximidade física com o seu marido, mas parecia-lhe impensável pedir simplesmente o carinho e a atenção que desejava quando estava bem de saúde. Agora, ela se sentia à vontade para dizer ao seu marido a qualquer momento "Quero carinho". Ela também aprendeu algumas coisas importantes a seu respeito quando examinou por que era tão difícil pedir uma maior intimidade física com ele. Pergunta-se se foi incapaz de se permitir períodos de relaxamento da tensão. Quais seriam as suas convicções pessoais que o impedem de se permitir esta liberdade sem precisar da doença como justificativa? Você talvez ache que seja um "sinal de fraqueza" desistir quando a pressão e tensão são demasiadas, ou que é seu dever colocar as necessidades dos outros antes das suas. Como essas regras são em geral inconscientes, este auto-exame exigirá um certo zelo. Porém, tomar as medidas preventivas que evitem futuras enfermidades vale o seu tempo e a sua energia. No momento em que você começar a ficar consciente das suas regras internas e for capaz de enxergar alternativas, estará no caminho para uma vida mais saudável.

Se usarmos as lições que recebemos das doenças como ponto de partida, poderemos nos educar para reconhecer as nossas necessidades e satisfazê-las. Esta é a forma criativa de se usar a doença.

11

Aprender a Relaxar e a Visualizar a Cura

O primeiro passo para a cura é compreender como as suas crenças e reações emocionais podem ter contribuído para a doença. O próximo passo seria encontrar maneiras de influenciar essas reações para ajudar o tratamento. Neste capítulo examinaremos o método de relaxamento para reduzir os efeitos corporais do estresse e da tensão, associados ao aparecimento do câncer e ao medo da doença que, por sua vez, torna-se uma fonte de estresse. Também mostraremos como usar a visualização, após estar relaxado, para criar atitudes positivas que irão ativar as defesas corporais contra a doença.

Para muitos pacientes cancerosos, o corpo tornou-se um inimigo. Ele é visto como traidor ao ficar doente e ameaçar a sua saúde. Eles sentem-se alienados dele e desconfiam da sua capacidade de combater a doença. Aprendendo a relaxar e a influenciar o corpo ajuda as pessoas a aceitarem o seu corpo de novo e a capacidade dele em trabalhar para recuperar a saúde. O corpo torna-se uma fonte de prazer e conforto e uma fonte de informações preciosas sobre se as pessoas estão realmente vivendo a sua vida de maneira eficiente.

O relaxamento também ajuda a reduzir o medo, que às vezes se torna pavoroso quando se trata de uma doença fatal. Os pacientes cancerosos, com freqüência, ficam apavorados com a idéia de que morrerão de forma lenta e dolorosa, de que vão onerar a família com tratamentos médicos dispendiosos e causar um mal psicológico aos seus filhos por causa da ausência de um dos pais. Esses medos tornam praticamente impossível uma expectativa positiva em relação ao desfecho da doença. Porém, ao aprenderem a relaxar fisicamente serão capazes de quebrar o círculo de tensão e medo. Durante pelo menos alguns minutos em que estão relaxando o corpo, o câncer não está dominando a realidade de suas vidas. Muitos pacientes nos dizem que quando usam as técnicas de relaxamento adquirem uma perspectiva diferente e uma energia renovada. É como se estivessem recarregando as suas baterias. Com a diminuição do medo, é mais fácil desenvolver uma expectativa mais positiva.

É importante observar que, em termos clínicos, relaxar não significa passar a noite assistindo à televisão, tomando alguns drinques ou conversando com os amigos. Apesar de serem atividades certamente agradáveis, estudos realizados em laboratório demonstram que estas formas de "relaxamento" *não* resultam em uma descarga adequada dos efeitos físicos do estresse.

Exercícios físicos regulares são uma maneira de eliminar tensão. Eles funcionam como o equivalente da reação "lutar-ou-fugir", examinada no capítulo 4, permitindo ao corpo descarregar tensão acumulada. Não é de admirar, portanto, que muitos dos pacientes que se saíram bem em nosso programa comecem a praticar algum tipo de exercício físico. Muitas das pessoas que praticam o *jogging* e a corrida dizem que esta é a sua forma de "terapia" preferida, pois lhes dá a possibilidade de rever os problemas por um prisma diferente do que quando simplesmente pensam a respeito. (Mais adiante há um capítulo inteiramente dedicado a este assunto.)

No entanto, nem sempre é possível à pessoa se dedicar a uma atividade física ao se sentir estressada. A vida moderna exige um esforço considerável para que seja possível começar uma atividade física. Felizmente, pesquisadores desenvolveram um conjunto de técnicas simples de relaxamento — algumas formas de meditação e relaxamento progressivo, treinamento autógeno e auto-hipnose, apenas para citar alguns. A maioria dessas técnicas inclui algum tipo de concentração mental. A pessoa pode focalizar a atenção em um símbolo ou uma série de imagens mentais destinada a acalmar a mente ou ainda dar uma série de instruções à mente para relaxar o corpo.

O Dr. Herbert Benson da Universidade de Harvard documentou os benefícios físicos positivos de várias dessas técnicas de redução do estresse no seu livro *The Relaxation Response*. Apesar de nem todas as reações fisiológicas do corpo a essas técnicas de relaxamento serem compreendidas de maneira global, estudos já demonstraram que as técnicas descarregam os efeitos do estresse a um nível bem mais profundo do que as atividades convencionalmente chamadas de relaxantes.

A TÉCNICA DE RELAXAMENTO

A técnica de relaxamento que usamos enquanto trabalhamos com os nossos pacientes inspira-se em um programa criado pelo

Dr. Edmon Jacobson, que chama a sua técnica de "relaxamento progressivo". Na prática, combinamos esta técnica com o processo de visualização que descrevemos mais adiante, neste capítulo. Resolvemos, no entanto, detalhar agora o processo de relaxamento, separadamente, para que possam dar-se conta do valor da sua utilização a qualquer momento. Recomendamos aos nossos pacientes que completem a atividade de relaxamento/visualização três vezes ao dia, durante dez a quinze minutos de cada vez. Muitas pessoas sentem-se relaxadas da primeira vez que usam a técnica. E como o processo é algo que pode ser aprendido e melhorado, sempre que o processo é repetido, os estados de relaxamento tornam-se mais aprofundados.

Para tornar mais fácil de ser assimilado o processo de relaxamento/visualização, fornecemos uma fita, aos nossos pacientes, com as instruções. Talvez você também ache útil que alguém leia para você as instruções, ou então que as grave. Tome o tempo que achar necessário para completar cada uma das etapas de maneira confortável e relaxada.

1. Vá para uma sala tranqüila com luz suave. Feche a porta e sente-se numa poltrona confortável, deixando os pés no chão e feche os olhos.
2. Tome consciência da sua respiração.
3. Inspire rapidamente algumas vezes e ao expirar diga mentalmente "relaxe".
4. Concentre-se no seu rosto e sinta as tensões dos olhos e da face. Crie uma imagem mental desta tensão — pode ser um nó apertado de uma corda ou um punho fechado — e mentalmente imagine que está relaxando e ficando confortável, como um pedaço de elástico.
5. Sinta o seu rosto e olhos ficando relaxados. E, enquanto relaxa, sinta a onda de relaxamento se espalhando pelo seu corpo.
6. Enrijeça os seus olhos e face, franzindo-os levemente e relaxe, sentindo a onda de relaxamento espalhando-se pelo seu corpo.
7. Faça o mesmo com as outras partes do corpo. Passe lentamente por todas as partes: queixo, pescoço, ombros, costas, braços e antebraços, mãos, tórax, abdômen, coxas, barriga da perna, tornozelos, pés e dedos até que cada parte do seu corpo esteja relaxada. Ao passar por cada uma, imagine mentalmente a tensão, e depois imagine-a dissolvendo-se; enrijeça a área e em seguida relaxe-a.
8. Quando tiver relaxado cada uma das partes do corpo, mantenha confortavelmente este estado por mais dois a cinco minutos.

9. Deixe os músculos das pálpebras levantarem-se aos poucos, prontos para abrir os olhos e olhe ao redor da sala.
10. Agora, abra completamente os olhos e retome as suas atividades normais.

Se você nunca fez este exercício antes, encorajamos a que o faça antes de continuar a ler. Vai ver que o relaxamento é algo agradável e gerador de energias.

As pessoas às vezes sentem dificuldades em criar imagens mentais ou manter a sua mente concentrada das primeiras vezes que tentam o processo. Não há por que se sentir desencorajado. É muito natural e criticar-se só fará a tensão aumentar. No final do capítulo, quando estiver mais familiarizado com as técnicas de visualização e de relaxamento, comentaremos alguns dos problemas enfrentados pelos pacientes e como superá-los.

A parte que vem a seguir dá instruções para passar diretamente do processo de relaxamento ao de visualização. Apesar de a técnica de relaxamento ser valiosa por si mesma, nós a usamos principalmente como um prelúdio para a visualização, porque o relaxamento físico reduz a tensão que poderia distrair a concentração das imagens mentais. A técnica de relaxamento é também um prelúdio para a visualização em outro sentido: aprender a usar a mente para produzir o relaxamento físico pode fortalecer a convicção de que podemos usar a mente para ajudar o corpo.

RELAXAMENTO E VISUALIZAÇÃO

O relaxamento e a visualização são instrumentos dos mais valiosos para ajudar os pacientes a aprenderem a acreditar na sua própria capacidade de curar o câncer. Esta abordagem foi concebida da primeira vez que Carl usou a técnica de visualização com um paciente. A partir daí, descobrimos que a visualização pode ser não apenas um instrumento de motivação eficiente para a recuperação da saúde, como também um instrumento importante para a autodescoberta e para criar mudanças importantes em outras áreas da vida da pessoa.

Devemos a nossa descoberta dos processos de relaxamento e de visualização à formação de Stephanie em psicologia emocional. Sabíamos, por causa da sua formação, que este processo de alteração de expectativas havia sido usado em várias disciplinas diferentes. O ponto em comum dessas disciplinas era que as pessoas criavam imagens mentais dos acontecimentos desejados. Ao formar uma imagem, a pessoa faz uma declaração mental clara do que deseja que aconteça. E pelo fato de repetir a declaração, a pessoa começa a ficar na expectativa de que aquilo realmente aconteça. Como resultado desta expectativa positiva, a pessoa começa a agir de maneira consistente com o resultado que deseja atingir e, na realidade, estará fazendo com que ele venha a acontecer. (Isto é semelhante ao conceito da profecia auto-elaborada, sobre a qual falamos em um capítulo anterior.)

Por exemplo, um jogador de golfe visualizaria uma bela jogada e a bola atingindo o ponto desejado. Um homem de negócios visualizaria uma reunião de negócios proveitosa. Um ator visualizaria uma estréia bem-sucedida. Uma pessoa com um tumor maligno visualizaria o tumor desaparecendo e o seu corpo recuperando a saúde.

Enquanto aprendíamos sobre a eficácia dos processos de relaxamento e de visualização, também aprendíamos o que os pesquisadores de *biofeedback* estavam reunindo como provas (descritas em detalhes no capítulo 2) segundo as quais as pessoas podiam aprender como controlar os estados fisiológicos internos, como, por exemplo, as batidas do coração, a pressão sangüínea e a temperatura corporal. Quando entrevistadas, essas pessoas diziam em geral que não eram capazes de comandar o corpo para alterar o estado interno, mas que ao invés disso haviam aprendido uma linguagem visual e simbólica com a qual se comunicavam com o corpo.

Uma mulher que tinha uma batida do coração irregular, perigosa para a sua saúde, criou uma imagem no seu olho mental de uma garotinha em um balanço. Ela imaginava a menininha se balançando para a frente e para trás sempre que precisava controlar as suas batidas cardíacas. Dentro de pouco tempo não precisou mais tomar os remédios para o coração e não teve mais problemas nesse sentido. O seu sucesso e as experiências com milhares de outras pessoas com o uso da visualização para controlar os estados corporais fizeram-nos pensar que este método — usado em conjunto com o tratamento médico habitual — poderia ser uma forma pela qual os pacientes cancerosos podiam influenciar o sistema imunológico para que este se tornasse mais eficiente na luta contra a doença.

Carl usou pela primeira vez a técnica de visualização em 1971 (como descrevemos no capítulo 1) com um paciente cujo câncer fora considerado incurável pelos médicos. O paciente praticou-a três vezes ao dia, visualizando o seu câncer, o seu tratamento funcionando e destruindo-o, os glóbulos brancos atacando as células cancerosas e expulsando-as do seu corpo, e finalmente imaginou-se recuperando a saúde. Os resultados foram espetaculares: o paciente "desenganado" venceu a doença e está vivo e saudável até hoje.

O PROCESSO DE VISUALIZAÇÃO

Nesta seção, mostraremos o processo de relaxamento/visualização, repetindo as instruções dadas anteriormente para o relaxamento. No capítulo 12 identificaremos as convicções inerentes à visualização, fornecendo uma lista de critérios para que sejam criadas imagens mentais eficientes e analisaremos exemplos tirados das experiências dos nossos pacientes.

Talvez você prefira gravar as instruções, como fazemos com os nossos pacientes, ou então pedir a um amigo que as leia em voz alta. Se você for ler para outra pessoa, faça-o lentamente. Deixe que a pessoa tenha tempo suficiente para completar cada etapa. Lembre-se de que recomendamos aos nossos pacientes que levem de 10 a 15 minutos para completar o processo integralmente e que o pratiquem três vezes ao dia.

Mesmo que você não tenha câncer, é interessante que faça a visualização do câncer uma vez ao menos para ter uma compreensão emocional deste processo e um discernimento do que sente o paciente canceroso.

1. Vá para um cômodo tranqüilo, com luz suave. Feche a porta, sente-se numa poltrona confortável, com os pés no chão, olhos fechados.

2. Preste atenção à sua respiração.

3. Respire rapidamente algumas vezes e, ao expirar, diga mentalmente a palavra "relaxe".

4. Concentre-se em seu rosto e sinta as tensões dos músculos da face e em volta dos olhos. Faça uma imagem mental desta tensão — pode ser um nó cerrado ou um punho fechado — e depois imagine-a desaparecendo e a sensação de conforto que acompanha, como se fosse um elástico flácido.

5. Sinta os músculos do rosto e dos olhos ficando mais relaxados. Enquanto isto acontece, sinta uma onda de relaxamento espalhando-se pelo seu corpo.

6. Enrijeça os músculos do rosto e em volta dos olhos, franzindo-os levemente, relaxe e sinta a sensação de relaxamento espalhando-se pelo corpo.

7. Movimente lentamente cada parte do seu corpo — queixo, pescoço, ombros, costas, braços e antebraços, mãos, tórax, abdômen, coxas, batata da perna, tornozelo, pés — até que cada uma das partes do corpo esteja mais relaxada. Para

cada parte do corpo, imagine mentalmente a tensão e depois imagine que ela se dissolve, permitindo o relaxamento.

8. Agora, imagine-se em um ambiente agradável, natural, onde for mais confortável para você. Mentalmente imagine detalhes de cores, sons e textura.

9. Continue a se imaginar estando bastante relaxado neste local durante dois ou três minutos.

10. Em seguida, imagine o câncer, seja em termos reais ou simbólicos. Pense no câncer como composto de células fracas e confusas. Lembre-se de que o nosso corpo destrói células cancerosas milhares de vezes, durante a vida. Enquanto imagina o câncer, é necessário que se dê conta de que a sua recuperação exige que as defesas naturais do seu corpo voltem a um estado natural e saudável.

11. Se você estiver seguindo um tratamento, imagine o tratamento entrando no seu corpo de uma forma que você o compreenda. Se estiver seguindo um tratamento por irradiação, imagine-o como sendo um feixe de milhões de projéteis de energia atacando as células que se encontram no caminho. As células normais podem consertar qualquer dano que lhes seja feito, mas não as cancerosas, pois estão fracas. (Este é um dos fatos básicos sobre os quais se baseia a radioterapia.) Se estiver fazendo quimioterapia, imagine o medicamento entrando pelo corpo e indo para a corrente sangüínea. Imagine o medicamento agindo como um veneno. As células normais são inteligentes e fortes e não ingerem o veneno. Mas as células cancerosas são muito fracas e é preciso muito pouco para matá-las. Elas absorvem o veneno e são expulsas do corpo.

12. Imagine os seus glóbulos brancos entrando no local onde se encontra o câncer, reconhecendo as células anormais e destruindo-as. Há um imenso exército de glóbulos brancos. São muito fortes e agressivos. E, também, muito espertos. Não existe dúvida: eles vencerão a batalha.

13. Imagine o câncer murchando. Veja as células mortas sendo levadas pelos glóbulos brancos e expulsas do corpo através do fígado e rins e eliminadas pela urina e fezes.

* Esta é a sua expectativa do que quer que aconteça.

* Continue a visualizar o câncer diminuindo, até que tenha desaparecido completamente.

* Veja-se a si mesmo com mais energia e com melhor apetite, sendo capaz de se sentir confortável e amado por

127

sua família, enquanto o câncer diminui até desaparecer por completo.

14. Se estiver sentindo dor em qualquer parte do corpo, imagine o exército dos glóbulos brancos indo para o local e eliminando a dor. Qualquer que seja o problema, dê ao seu corpo a ordem de se curar. Visualize o seu corpo recuperando a saúde.
15. Imagine-se bem, livre de doenças, cheio de energia.
16. Veja-se atingindo os seus objetivos. Veja o seu propósito de vida sendo completado, os membros da sua família indo bem, o seu relacionamento com as pessoas que o rodeiam tornando-se mais rico. Lembre-se de que ter fortes razões para ir bem, o ajudarão a estar bem; use este tempo para focalizar de maneira clara as suas prioridades.
17. Agradeça a si mesmo por estar participando da sua própria recuperação. Veja-se fazendo este exercício três vezes ao dia acordado e alerta ao fazê-lo.
18. Depois deixe os músculos dos seus olhos levantarem-se, prepare-se para abrir os olhos e restabeleça contato com o local onde se encontra
19. Mantenha os olhos abertos e prepare-se para voltar às atividades normais.

Se ainda não fez este exercício, prepare-se para fazer o processo de visualização agora. Quando tiver terminado o exercício todo, faça um desenho das imagens que criou, para poder analisar as imagens com mais detalhes, de acordo com os critérios e exemplos apresentados no capítulo 12.

Não é necessário preocupar-se com o fato de não conseguir "ver" as imagens se conseguiu "sentir", "imaginar" ou "pensar" nelas. A palavra que descreve o que estava fazendo é bem menos importante do que o fato de você conseguir fazer. Se a sua mente começar a divagar durante o processo, traga-a gentilmente de volta, sem ser grosseiro consigo mesmo. Se você se der conta, durante o processo, de que não foi capaz de completar algumas das instruções por não acreditar nelas ou aceitá-las, é uma prova de que começou a confrontar as suas atitudes ou recuperação. Agora você sabe como é importante este reconhecimento.

A VISUALIZAÇÃO PARA OUTROS TIPOS DE DOENÇA

Como muitos dos leitores deste livro não sofrem de câncer, porém, desejam usar as imagens mentais para ajudá-los a eliminar a dor e outras enfermidades, apresentamos um pequeno processo mental, que pode substituir as etapas 10 a 19, que trata especificamente do câncer, no exercício anterior.

1. Crie uma imagem mental da doença ou dor que tem atualmente, visualizando-a de uma maneira que faça sentido para você.

2. Imagine o tratamento que está recebendo e veja-o eliminando a fonte da doença ou da dor, ou ainda, fortalecendo a capacidade do seu corpo em se curar.

3. Imagine as defesas naturais do seu corpo e os processos naturais eliminando a causa da doença ou da dor.

4. Imagine-se saudável e livre da enfermidade ou dor.

5. Veja-se atingindo de maneira bem-sucedida os objetivos que estabeleceu para si mesmo.

6. Agradeça a si mesmo por estar participando da sua cura. Veja-se fazendo este exercício de relaxamento/visualização três vezes ao dia, ficando acordado e alerta enquanto o faz.

7. Prepare-se para abrir os olhos e tome consciência do local onde se encontra.

8. Abra os olhos e prepare-se para retomar as suas atividades normais.

Para usar as imagens mentais como exemplo com outras enfermidades que não o câncer, no caso da úlcera, a sua imagem mental pode começar com uma imagem de um ferimento em forma de cratera na altura do estômago ou intestino, vendo-o áspero e inflamado. Ao imaginar o tratamento, visualize os antiácidos cobrindo a área, neutralizando o excesso de ácido e tendo um efeito calmante na úlcera. Imagine as células normais chegando, cobrindo, dividindo e tomando conta do local ulcerado. Veja glóbulos brancos recolhendo os entulhos e limpando o local, criando um revestimento rosa e saudável. O próximo passo é imaginar-se livre de dores e saudável, capaz de lidar com as situações de estresse sem produzir os sintomas da úlcera.

Se tiver pressão alta, você pode usar o método da visualização para ver os problemas como pequenos músculos nas paredes dos vasos sangüíneos enrijecendo-se, causando uma pressão maior do que a necessária para que o sangue circule. Agora, veja o medicamento fazendo com que esses pequenos músculos relaxem nos vasos sangüíneos, o seu coração batendo de maneira rítmica, com menor resistência e o sangue circulando suavemente por entre os canais vasculares. Veja-se sendo capaz de lidar com as tensões diárias sem produzir os sintomas da pressão.

Se a doença for artrite, primeiro imagine as suas articulações irritadas e com pequenos grânulos na superfície. Em seguida, visualize os glóbulos brancos chegando, limpando os entulhos, pegando os pequenos grãos e alisando a superfície das articulações. Depois, veja-se em atividade, fazendo o que gostaria de fazer, livre das dores nas articulações.

Ao completar um desses processos de visualização pela primeira vez, faça um desenho das imagens. Isto irá ajudá-lo a identificar as atitudes a serem tomadas para uma maior participação na sua saúde.

O VALOR DO RELAXAMENTO E DA VISUALIZAÇÃO

Para que vocês tenham uma melhor idéia do que esperar desses exercícios, a lista abaixo especifica alguns dos benefícios do processo de relaxamento/visualização.

1. O processo pode fazer o medo diminuir. Grande parte do medo advém da sensação de perda de controle — no caso do câncer, a sensação de que o corpo está se deteriorando e que a pessoa não tem poder para impedir isso. O relaxamento e a visualização podem ajudá-lo a ver o papel que a pessoa tem na recuperação da saúde para começar a sentir o seu poder.

2. O processo pode fazer a pessoa mudar de atitude e fortalecer a "vontade de viver"

3. Mudanças físicas podem ocorrer, fortalecendo o sistema imunológico e alterando o crescimento da doença. Como os processos mentais têm influência direta sobre o sistema imunológico e sobre o equilíbrio hormonal do organismo, as mudanças físicas podem ser diretamente atribuídas a mudanças dos padrões de pensamento.

4. Os processos podem servir como método de avaliação das crenças e da sua mudança, se for o caso. Alterações dos símbolos e das imagens usadas podem modificar de maneira dinâmica as convicções, substituindo-as por crenças mais compatíveis com a saúde.

5. O processo pode ser um instrumento de comunicação com o inconsciente — onde pelo menos grande parte das nossas crenças está armazenada.

6. Também pode ser usado para diminuir a tensão e o estresse. O processo de relaxamento regular pode, por si mesmo, dimi-

nuir a tensão e o estresse e ter um efeito importante nas funções subjacentes do corpo.

7. O processo pode ser utilizado para confrontar e alterar a atitude de desespero e falta de esperança. Já pudemos observar um sem-número de vezes, como esta depressão é um fator significativo de desenvolvimento do câncer. À medida que as pessoas começam a imaginar o seu corpo recuperando a saúde, a sua capacidade de resolver problemas que existiam mesmo antes da doença vai enfraquecendo o seu sentimento de desamparo e de desesperança. Aliás, à medida que os pacientes retomam o caminho da saúde, ganham um sentimento de confiança e de otimismo.

SUPERANDO POSSÍVEIS PROBLEMAS COM O PROCESSO DE VISUALIZAÇÃO

Algumas pessoas são mais visuais do que outras: elas pensam usando imagens. Outras pessoas têm mais tendência a sentir as coisas. Outras ainda as percebem. Algumas pensam com palavras. Descobrimos, a partir dessas diferenças individuais, que quando usamos a palavra "ver" nas nossas instruções do processo de visualização, algumas pessoas "sentem" o que é estar bem. Quando dizemos "vejam-se ficando bem", essas pessoas têm "sensação" de energia e saúde. Tornou-se cada vez mais claro para nós que a pessoa deve manter o processo mental que lhe é mais confortável, ao invés de tentar tornar-se principalmente visual. A longo prazo, todos os tipos de pensamento tendem a se entrelaçar. Uma pessoa basicamente visual começará a ser mais cinestésica, enquanto que uma pessoa cinestésica passará a ser mais visual. Comece com o processo que é mais natural para você.

Outro problema que observamos ser bastante comum durante a visualização é a tendência à divagação. Isto indica uma falta de concentração, com freqüência agravada pelos remédios, pela dor ou pelo medo. De vez em quando é um problema que todos nós sentimos, quando se usa o processo com regularidade. Uma das maneiras mais eficientes de parar a divagação é interromper o processo e se perguntar: "Por que estou divagando?". Continue com esta linha de pensamento durante um curto período de tempo, talvez durante cinco minutos. Depois retome o exercício e faça-o, qualquer que seja o resultado atingido.

Uma terceira dificuldade é a sensação de que dizer que o câncer está "encolhendo" é, na realidade, uma mentira. Ouvimos afirmações do tipo: "Tenho um tumor maligno crescendo no meu ombro, posso senti-lo, não é possível vê-lo encolher quando sei que está crescendo." O problema está na confusão a respeito do propósito do processo de visualização. O que pretendemos é que o paciente visualize o *resultado desejado*, não o que está acontecendo no momento. É possível visualizar o câncer encolhendo mesmo quando, na realidade, ele está crescendo; você está visualizando o que quer que venha a acontecer. É muito importante compreender esta diferença. O processo de visualização não é um método de auto-ilusão; é um método de direcionamento de si mesmo.

Agora que já conhecem o processo de relaxamento/visualização básico, o próximo capítulo irá ajudá-lo a especificar as imagens mentais para que possam compreender as crenças básicas a respeito do câncer e criar uma expectativa mais positiva para recuperar a saúde.

12

O Valor das Imagens Mentais Positivas

Começamos a usar as imagens mentais para motivar os nossos pacientes e dar-lhes um instrumento para influenciar os seus sistemas imunológicos; porém, rapidamente descobrimos que a atividade revelava informações básicas sobre a maneira de pensar dos nossos clientes. Esta descoberta foi feita quase que por acaso. Quando começamos a instruir os nossos pacientes para que fizessem o processo de visualização, perguntamos a eles se o seguiam com regularidade, mas não perguntamos que *tipo* de imagem estavam fazendo. No entanto, quando a saúde de um dos nossos pacientes continuou a piorar, mesmo que ele nos afirmasse que estava usando o processo três vezes ao dia, pedimos-lhe que nos descrevesse de maneira específica o conteúdo de suas imagens.

O que ele nos disse confirmou as nossas suspeitas. Quando lhe perguntamos de que forma era o seu câncer, ele nos disse: "Parece um grande rato preto." E, ao lhe perguntarmos de que maneira ele visualizava o seu tratamento, que era de quimioterapia sob a forma de pequenas pílulas amarelas, ele respondeu: "Vejo as pequenas pílulas amarelas entrando na minha corrente sangüínea e, de vez em quando, o rato engole uma delas." E, ao indagarmos o que acontecia quando o rato engolia as pílulas, ele disse: "Bem, ele fica doente por algum tempo, mas sempre melhora e então me morde com mais força." E a sua imagem visual dos glóbulos brancos? Ele disse: "Parecem ovos numa encubadora. Sabe como ficam os ovos sob a luz tépida? Bem, ficam sendo incubados, e mais dia menos dia a casca vai se quebrar."

As imagens confirmavam a sua condição de deterioração. Antes de mais nada, o câncer era forte e poderoso — um "grande rato preto". O tratamento era fraco e impotente, "pequenas pílulas" que o rato comia apenas ocasionalmente e que faziam um efeito temporário. E, por fim, os glóbulos brancos, representantes das defesas naturais do corpo, estavam completamente imobilizados. O nosso paciente havia criado uma imagem perfeita da supressão total do sistema imunológico e repetia de maneira fiel esta imagem três vezes ao dia.

Descobrimos que outros pacientes também mostravam expectativas bastante negativas nas suas imagens mentais. Um dos pacientes nos disse: "Posso visualizar o meu câncer como uma grande rocha. De quando em quando, pequenas escovas limpam as arestas da rocha, mas sem grande resultado." Mais uma vez, o câncer aparecia como algo forte e impenetrável, enquanto as defesas do organismo eram fracas e impotentes, incapazes de "conseguir alguma coisa."

Outro paciente nos disse que via os seus glóbulos brancos "como se fossem uma tempestade de neve que me submerge e elimina quase todas as células cancerosas, mas algumas conseguem retornar". Neste caso, as defesas do organismo pareciam ser mais poderosas, mas não conseguiam realmente destruir as células cancerosas, apenas as encobriam. Além do que, como os flocos de neve não sabem pensar nem são inteligentes, as imagens revelaram que o paciente não imaginava que as suas defesas realmente reconheciam e destruíam as células, o impacto era apenas uma questão numérica.

Essas experiências nos fizeram ver o quanto era importante examinar o conteúdo das imagens dos nossos pacientes de perto para ver que tipo de expectativas estava sendo comunicado. A partir daí, usamos o significado das imagens para determinar se os pacientes estão demonstrando um padrão de encobrimento ou se estão tentando esconder os sentimentos negativos ou impedindo, de alguma maneira, que o tratamento seja bem-sucedido.

Também descobrimos que o conteúdo das imagens varia segundo o estado psicológico do paciente naquele momento. Por exemplo, o cientista John Browning, cujo caso foi relatado no capítulo 10, desenvolveu uma imagem mental forte para os seus glóbulos brancos (ver figura 3), visualizando-os como um grande exército de cavaleiros brancos montados em cavalos brancos também; as suas lanças brilhando ao Sol, e descendo a encosta para matar as células cancerosas, que eram criaturas pequenas e lentas.

Porém, um pouco antes das duas recaídas que teve, John descobriu que as imagens mudavam. Às vezes ele visualizava cavaleiros negros no meio do seu exército, o que ele achava que eram inimigos. Outras vezes, ele imaginava as lanças dos cavaleiros murchas, como se fossem feitas de borracha, não podendo servir de ajuda.

Ou então, os cavalos dos cavaleiros tinham o tamanho de cachorros, e não eram nem hábeis, nem eficientes. Pudemos observar

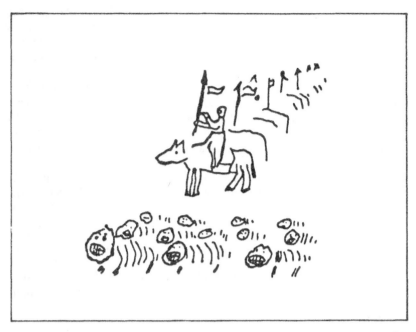

Figura 3. Imagem Mental de John Browning: Cavaleiros Brancos, montados em cavalos brancos.

que havia uma correlação entre as imagens e o que estava acontecendo na vida de John, e sentimos que as imagens podiam ser usadas como fonte de informação sobre os seus progressos psicológicos.

OS CRITÉRIOS PARA IMAGENS EFICIENTES

Com a ajuda do Dr. Jean Achterberg-Lawlis, psicólogo experimental, desenvolvemos uma lista de possíveis critérios que podem ser usados para avaliar o conteúdo das imagens mentais. No nosso centro de tratamento, os pacientes usam o critério para analisar as imagens dos outros pacientes e sugerir alternativas que contenham expectativas mais positivas. A representação das células cancerosas como formigas é, geralmente, negativa como símbolo. Algum de vocês já conseguiu se livrar das formigas durante um piquenique? Os caranguejos, símbolo tradicional do câncer, e outros crustáceos, também são símbolos negativos. Esses animais são tenazes, eles não soltam o que seguram. Também têm carcaças espessas e as pessoas em geral têm medo deles — o caranguejo simboliza a força e o medo da doença.

Interpretar as imagens mentais assemelha-se a interpretar sonhos: a linguagem é altamente pessoal e simbólica. Para traduzir as crenças inerentes a uma imagem, deve-se "experimentar" a imagem internamente, identificando o significado de suas características. O significado emocional de um símbolo pode ser muito diferente de pessoa a pessoa, e o que significa força e poder para você pode significar raiva e hostilidade para outra pessoa. Assim sendo, não se deve aceitar automaticamente a interpretação feita por outra pessoa. E, obviamente, não é necessário que as imagens estejam literalmente corretas: não existem formigas, caranguejos ou cavaleiros brancos ou ratos pretos andando pelo nosso organismo. Qualquer que seja a imagem, a sua importância está no significado que tenha para você, e que deve ser reconhecido por você. A nossa experiência demonstra que os pacientes se sentem bem com este tipo de interpretação.

Apesar de todas as variações pessoais, a nossa pesquisa indica que as imagens eficientes contêm, em geral, as seguintes características enumeradas a seguir. Como, porém, as imagens são basicamente individuais, o que estamos mostrando são as *qualidades*, não os símbolos em si. Na próxima seção, examinaremos os problemas relacionados com as imagens mentais eficientes.

1. *As células cancerosas são fracas e confusas.* É importante descrever as células cancerosas como alguma coisa flexível, como carne de hambúrguer ou ovas de peixe.

2. *O tratamento é forte e poderoso.* As suas imagens devem comunicar a crença de que o tratamento é capaz de destruir o câncer. A imagem fica fortalecida se houver uma grande interação entre o tratamento e o câncer, para que o impacto do tratamento seja visível e compreensivo.

   Por exemplo, se o câncer é descrito como um grupo de células cinza, o tratamento pode ser um fluido amarelo ou esverdeado que cobre o câncer, quebrando-o em pedaços ou fazendo-o encolher-se para que os glóbulos brancos possam facilmente destruí-lo.

3. *As células saudáveis não têm dificuldade em consertar um ou outro estrago provocado pelo tratamento.* Como o tratamento em geral toca todas as células, não apenas as cancerosas, as células saudáveis devem ser visualizadas como fortes o suficiente para que o tratamento lhes faça pouco mal, e que elas sejam capazes de consertar qualquer estrago que tenha sido produzido. As células cancerosas são destruídas pelo tratamento porque são fracas e confusas.

4. *O exército de glóbulos brancos é vasto e supera o das células cancerosas.* Os glóbulos brancos são um símbolo do processo de cura natural do organismo, e as imagens devem refletir o grande número desses glóbulos e a sua grande força. A vitória dos glóbulos brancos sobre as células cancerosas deve ser vista como inevitável.

5. *Os glóbulos brancos são agressivos, desejosos de lutar, rápidos na procura e destruição das células cancerosas.* Mais uma vez, os glóbulos brancos são o símbolo das suas próprias defesas — a parte que vai ajudá-lo a se recuperar — de forma que devem ser visualizados como inteligentes, capazes e fortes. Visualize os glóbulos brancos superando as células cancerosas, sem deixar dúvidas sobre quem é mais forte.

6. *As células cancerosas mortas são expulsas de forma natural e normal do corpo.* A expulsão das células mortas do corpo é um processo natural que não impõe nenhuma mágica ou esforço em especial. Ao imaginar este processo, você estará comunicando a sua confiança no funcionamento normal do seu organismo.

7. *No final do processo de visualização, você está saudável e livre do câncer.* Esta imagem representa o seu desejo do resultado final: é importante que você visualize o seu corpo saudável, vital e energético.

8. *Você se vê atingindo os objetivos que estabeleceu para si mesmo, realizando os seus propósitos.* A imagem comunica o fato de que você tem fortes razões para viver. Você estará reafirmando tanto a sua confiança de que pode se recuperar como o seu compromisso com a vida.

A nossa experiência confirma que as pessoas que conseguem resultados positivos nesse programa desenvolveram imagens que contêm todos esses elementos. Mas, nenhuma delas começou com imagens que continham todos os elementos de que falamos. Talvez você sinta necessidade de experimentar várias imagens diferentes antes de encontrar imagens que sejam fortes o suficiente para captar as suas novas expectativas positivas. Utilize os critérios para ajudá-lo a identificar as imagens que necessitam ser fortalecidas ou modificadas. Apesar de ser impossível fazer uma "prescrição" correta das imagens, do ponto de vista médico, é essencial que você veja as defesas naturais do seu organismo triunfando sobre a doença. Imagens fortes representam uma convicção forte na recuperação.

É importante que nas imagens o fator mais importante na recuperação da saúde sejam os glóbulos brancos, ao invés de, por

137

exemplo, a quimioterapia. Os pacientes nos dizem que vêem os glóbulos brancos atacando as células cancerosas, mas deixando algumas delas para que a quimioterapia as elimine. Isto indica a crença básica de que a medicina vai curá-los. Embora acreditemos que a medicina tenha um papel importante, achamos que as defesas básicas do corpo que eliminam as células cancerosas são o aspecto essencial na recuperação da saúde.

SUPERANDO OS PROBLEMAS COM A VISUALIZAÇÃO

Agora que vocês já estão mais familiarizados com os critérios de criação de imagens mentais eficientes, vamos examinar com mais cuidado a atividade da visualização que você acabou de fazer, as possíveis crenças inerentes a essas imagens, alguns dos problemas enfrentados pelos pacientes ao criar tais imagens e algumas das maneiras como conseguiram superar os problemas.

Imagens das Células Cancerosas

Se você teve dificuldades em visualizar o câncer, isto pode ser um sinal de medo profundo da doença e, com freqüência, é acompanhado de falta de confiança de que o seu organismo possa, de forma normal e natural, se defender contra o câncer. Se achou difícil ver as células cancerosas como fracas e confusas, e ao invés disso viu-as como células fortes — por exemplo, pedras ou animais predatórios — ou se viu o câncer de forma mais vívida do que os outros símbolos da imagem, pode ser que você tenha uma crença muito mais poderosa na força da doença do que na força do tratamento ou das suas defesas naturais.

É comum a dificuldade em visualizar o câncer. Se você estiver tendo problemas, imagine uma massa de células cinzentas no lugar em que saiba que (ou ache) o câncer se localiza no seu corpo. As cores preta e azul são muito usadas pelas pessoas para descreverem o seu câncer, mas essas cores têm em geral fortes conotações emocionais. O cinza é uma cor mais neutra, e faz parte da nossa abordagem neutralizar os sentimentos a respeito do câncer.

Sugerimos que seja usado o cinza ao invés de uma cor mais forte. Outra imagem que pode ser usada é a do câncer como sendo carne de hambúrguer despedaçada, enquanto os glóbulos brancos seriam enormes cães brancos que chegam para devorar os hambúrgueres, deixando o local limpo e, em seguida, indo patrulhar as outras áreas do organismo. A imagem básica das células cancerosas deve ser a de algo neutro, fraco e desorganizado.

Imagem do Tratamento

É importante visualizar o tratamento como um amigo e aliado. Os nossos pacientes, com freqüência, nos dizem que os efeitos colaterais diminuíram a partir do momento em que eles mudaram a sua atitude, tornando-a mais positiva. Por exemplo, um dos nossos pacientes que temiam o tratamento começou a chamar a máquina de irradiação de "George" e mantinha diálogos mentais com "George" sobre todas as coisas positivas que o tratamento iria fazer por ele. Além disso, o paciente fez um esforço para conversar de maneira amistosa com os médicos e enfermeiras, agradecendo-lhes pelos esforços que faziam. Após essa mudança de atitude ele começou a sentir cada vez menos os efeitos colaterais da irradiação. Personalize o tratamento, tornando-o um amigo útil que está trabalhando com você para vencer a doença.

Imagem dos Glóbulos Brancos do Sangue

Acreditamos que este seja o símbolo mais importante do processo de criação de imagens mentais porque reflete as suas convicções acerca das defesas naturais do organismo. A relação básica entre os glóbulos brancos e o câncer é a força e o número de glóbulos em relação às células cancerosas. As imagens mais saudáveis são aquelas em que o câncer está em número e posição inferior ao dos glóbulos brancos do sangue.

Uma maneira de fortalecer a imagem dos glóbulos brancos do sangue é a seguinte: Imagine os glóbulos brancos como se fossem peixes que devorassem as células acinzentadas do câncer. Projete esta imagem numa tela mental. Quando a imagem estiver bastante clara, *torne-se* um dos peixes e conduza o resto do cardume em direção ao ataque. Sinta-se como se você fosse um peixe, comendo as células, destruindo-as e limpando quaisquer detritos que restassem. Ouça os sons e sinta as emoções que são apropriadas para a ocasião.

Mais uma vez, o que é importante é a clareza da imagem. A imagem dos glóbulos brancos do sangue é tão ou mais clara do que a imagem do câncer? Ou a do câncer seria mais clara e vívida? Se a do câncer for mais vívida, então, como mencionamos anteriormente, talvez você acredite mais no poder do câncer do que na defesa do seu organismo, e assim será necessário fortalecer, de maneira consciente, as imagens representando os seus glóbulos brancos.

Além disso, as características que você atribui aos glóbulos brancos descrevem, em geral, problemas psicológicos importantes que deve estar enfrentando. Por exemplo, os pacientes que não conseguem visualizar os glóbulos brancos atacando ou destruindo o câncer, geralmente têm dificuldade em expressar raiva e hostilidade e têm uma necessidade profunda de impressionar os outros. Estes problemas podem ter contribuído para o aparecimento da doença e estão impedindo a recuperação.

Com isto em mente, pense nos glóbulos brancos como possuidores daquelas características que você considere mais admiráveis e fortes de si mesmo.

Imagem da Expulsão das Células Mortas

Como dissemos anteriormente, a maneira como você imagina a expulsão das células mortas e moribundas do seu corpo, através de processos naturais e normais, indica o grau de confiança no funcionamento natural do seu corpo. Alguns de nossos pacientes incluem em suas visualizações alguma forma de intervenção mágica ou divina para expulsar as células cancerosas do corpo. Trata-se de outra representação da sua crença no poder do câncer — isto é, mesmo quando as células cancerosas estão mortas, ainda são tão poderosas que é necessária uma intervenção especial para que se possa livrar delas.

Imagem de um Organismo Saudável

Já que este é o resultado desejado, é muito importante a maneira como você visualiza a recuperação da sua saúde, vitalidade e energia. Se você consegue ver a batalha, o câncer, o tratamento e os glóbulos brancos, mas tem dificuldades em ver-se a si mesmo recuperando a saúde, talvez esteja tendo dificuldades em acreditar que possa se curar. Tente visualizar a si mesmo fazendo o que gostaria de fazer se estivesse com saúde ou tendo as mesmas sensações que teria se estivesse bem. Imagine-se no momento em que gozou de melhor saúde na vida e crie imagens do presente sentindo-se exatamente daquela maneira.

Imagem dos Seus Objetivos

O estabelecimento de objetivos (visto em detalhes no capítulo 14) é uma fase muito importante do processo de visualização. Se você teve dificuldades em se ver com saúde, gozando de bem-estar e atingindo os objetivos desejados, talvez seja por não acreditar na sua capacidade de recuperação. Tente ver-se atingindo os seus objetivos e satisfeito por tê-los conseguido.

DESENHOS E INTERPRETAÇÕES DAS IMAGENS MENTAIS DOS NOSSOS PACIENTES

Pedimos que você desenhasse as imagens do seu processo de visualização por uma razão muito simples. Os desenhos são uma prova das suas crenças em um dado momento, para que possa compará-las com as suas novas crenças. Em nosso programa, pedimos aos nossos pacientes para fazer esses desenhos a cada três meses e nos descrevê-los em voz alta. Comparando esses desenhos feitos na primeira sessão com os desenhos das sessões posteriores, podemos ver como os pacientes estão lidando com o câncer e como as suas crenças estão mudando. A seguir, apresentamos quatro casos que mostram a mudança das imagens e das crenças, no decorrer do tempo.

Betty

Betty, 35 anos, descobriu que estava com câncer em 1973 e sofreu uma operação para a retirada da mama. Mais tarde, teve um segundo câncer e soube que iria perder a segunda mama. Quando começou a trabalhar conosco em Fort Worth estava sob tratamento de quimioterapia.

As primeiras imagens de Betty (figura 4) deixaram pouca dúvida sobre o fato de que os glóbulos brancos iriam vencer. O primeiro desenho mostrava glóbulos brancos com aspecto feroz, dotados de grandes dentes pontiagudos. Ela observou que pareciam "piranhas", ferozes peixes de água doce da América do Sul. A nossa experiência nos dizia que dentes pontiagudos indicam, em geral, profunda raiva e hostilidade e durante a sua primeira sessão conosco, Betty expressou muita raiva e hostilidade. A curto prazo, a sua imagem funcionará; pela própria força do símbolo, não restam dúvidas de que os glóbulos brancos irão vencer.

Existem dois outros elementos nos desenhos que achamos menos positivos. O primeiro: as células cancerosas são muito largas ou então vêm em cachos. É bom que os pacientes possam enxergar as células cancerosas individuais. Os que não conseguem visualizar as células individualmente, em geral têm dificuldades em ver as partes de um problema, ficando sobrecarregados com o todo.

O segundo problema nas imagens de Betty é que a quimioterapia está representada por setas pontiagudas e cortantes. Trata-se de um simbolismo bastante comum que representa, em geral, um medo do tratamento e uma crença de que a quimioterapia possa ter um efeito nocivo tanto sobre as células normais como sobre as células cancerosas. Enquanto esta crença for comum a muitos pacientes, é possível

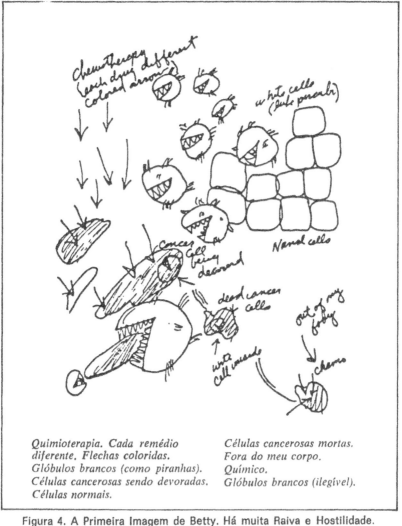

Quimioterapia. Cada remédio diferente. Flechas coloridas. Glóbulos brancos (como piranhas). Células cancerosas sendo devoradas. Células normais.

Células cancerosas mortas. Fora do meu corpo. Químico. Glóbulos brancos (ilegível).

Figura 4. A Primeira Imagem de Betty. Há muita Raiva e Hostilidade.

que os efeitos colaterais sejam aliviados se for usado um outro simbolismo, como por exemplo, uma "pomada de quimioterapia" sendo utilizada nas células cancerosas.

No segundo desenho feito por Betty, seis meses mais tarde (figura 5), as piranhas (os glóbulos brancos do sangue) ainda encontravam-se presentes; porém, os dentes eram menos pronunciados — apesar de ainda muito eficientes — e agora os peixes tinham olhos proeminentes, indicando um estado de alerta e objetivo direcionado.

Naquela sessão, Betty parecia bem menos zangada e disse ao grupo que havia passado bastante tempo examinando aquele aspecto da sua vida.

Agora, as células cancerosas foram mostradas como sendo pequenas e semelhantes a uvas, e cercadas por células normais. Ela associou esta imagem com muito do medo que estava sentindo nos últimos tempos. (Observamos que os símbolos que lembram cachos entrelaçados e projeções semelhantes a dedos, em geral, representam o medo.) Durante o nosso trabalho terapêutico com Betty tornou-se claro para nós que além de estar mais consciente do seu medo de morrer, sobretudo do medo de morrer sozinha, ela também tinha medo de ficar boa e ter de enfrentar os problemas que havia deixado em suspenso, ao ficar doente.

Betty também tinha tido informações errôneas a respeito das células pré-cancerosas, e neste desenho ela as retratou em forma de saca-rolhas que, às vezes, pareciam atacar os glóbulos brancos do sangue. Essas células pré-cancerosas, segundo ela, conseguiriam penetrar nas células normais, o que é incorreto do ponto de vista médico.

Betty está bem, tanto física como mentalmente, e continua a fazer terapia na sua cidade natal.

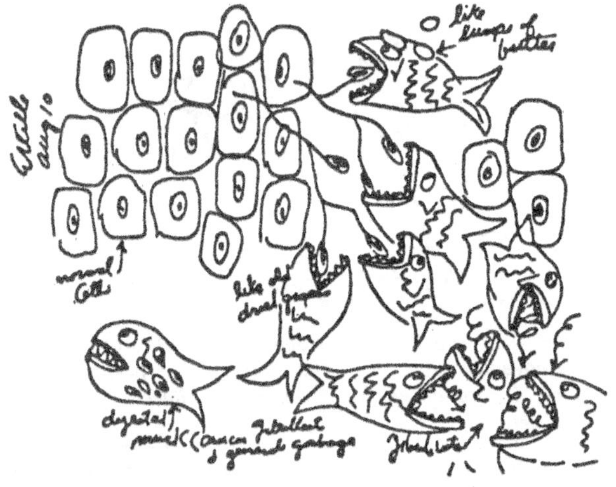

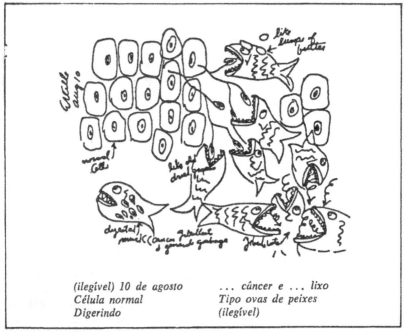

(ilegível) 10 de agosto — *... câncer e ... lixo*
Célula normal — *Tipo ovas de peixes*
Digerindo — *(ilegível)*

Figura 5. A Imagem criada por Betty, seis meses depois.

Jennifer

Jennifer, 30 anos, tem câncer de ovário, bastante adiantado, e apresentou-se como uma pessoa tímida que tinha dificuldades em se afirmar para satisfazer as suas próprias necessidades.

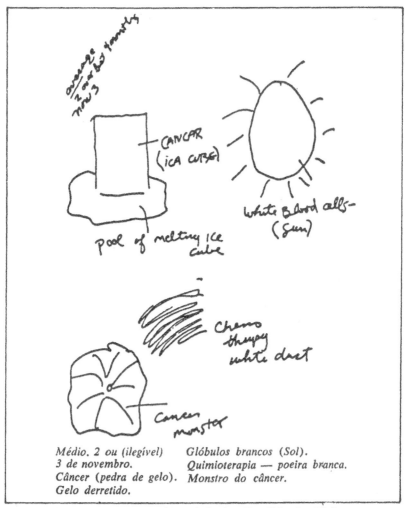

Médio. 2 ou (ilegível)
3 de novembro.
Câncer (pedra de gelo).
Gelo derretido.

Glóbulos brancos (Sol).
Quimioterapia — poeira branca.
Monstro do câncer.

Figura 6. A Imagem Mental de Jennifer. Primeira Visita.

Quando recebeu a tarefa de desenhar a sua imagem mental, Jennifer fez dois desenhos distintos. No primeiro deles (figura 6) ela mostrou o seu câncer como um cubo de gelo e os glóbulos brancos como o Sol, fazendo o gelo derreter. A quimioterapia que estava fazendo foi desenhada como poeira branca jogada em cima do câncer, que ela chamou de "monstro do câncer". Com certeza, a palavra por ela usada, *monstro*, demonstrava o seu terror e medo do câncer e o seu conhecimento da sua força e ferocidade. A imagem que fazia da quimioterapia era insignificante: poeira não é forte o suficiente para vencer um monstro. Apesar de o Sol (os seus glóbulos brancos) poder derreter o tubo de gelo canceroso, era um simbolismo bastante passivo com pouco direcionamento ou intencionalidade; isto é, ao brilhar, incidentalmente o Sol derrete o câncer.

O seu segundo desenho (figura 7) mostrou-a em uma posição mais desamparada ainda. O seu câncer foi retratado como várias toras de madeira juntas, e um único homem, representando os glóbulos brancos, tentava desunir as toras. As toras só poderiam ser

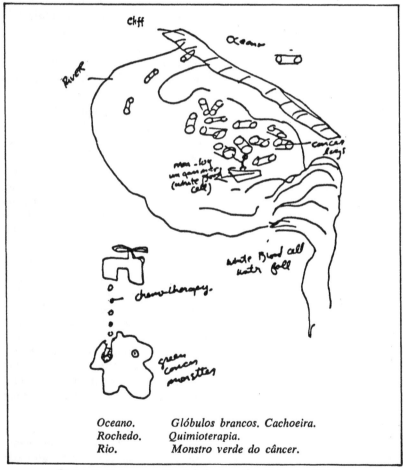

Oceano.   Glóbulos brancos. Cachoeira.
Rochedo.   Quimioterapia.
Rio.   Monstro verde do câncer.

Figura 7. A Imagem Mental de Jennifer. Primeira Visita.

mandadas para longe se ele conseguisse separá-las e, mesmo assim, continuariam iguais a antes; ainda existiriam toras de câncer circulando pelo corpo. Com apenas um único glóbulo branco contra o grupo inteiro de toras, o destino de Jennifer não parecia nada bom.

O desenho também demonstrava uma falta de afirmação e poder — o tipo de energia necessário para eliminar as toras de madeira da sua vida. (As pessoas que desenham apenas uma imagem dos glóbulos brancos têm a sensação de que se algo der errado com eles, terão de resolver sozinhos, sem nenhuma ajuda externa. Esta sensação intensifica o seu sentimento de desamparo e desespero.)

A imagem da quimioterapia ainda era deficiente. Parecia que estava dando algum tipo de veneno ao câncer, denominado ainda "monstro canceroso", mas não parecia afetá-lo. De fato, o câncer parecia ter um rosto humanóide, um olho e uma boca, indicando inteligência e esperteza com as quais podia se defender.

Examinados em conjunto, os primeiros desenhos de Jennifer indicam um estado de confusão, uma incapacidade de manter uma imagem e pouca convicção de que a quimioterapia ou as suas defesas pudessem ter uma influência sobre o câncer.

Seis meses mais tarde, o desenho de Jennifer (figura 8) mostrou um certo progresso. Os glóbulos brancos foram pintados como tubarões brancos com dentes afiados e pontiagudos. O fato de Jennifer demonstrar sinais de raiva e agressão e, com certeza, os tubarões eram agressivos, trata-se de um grande progresso. As células cancerosas também eram bem menores e menos nocivas. Infelizmente, não havia interação entre os tubarões e as células cancerosas; na realidade, os tubarões pareciam dirigir a sua agressividade para a quimioterapia (que se parecia muito com as "toras cancerosas" do desenho anterior).

Essas imagens tinham uma correlação bastante forte com o que estava acontecendo em sua vida. A sua raiva em relação à quimioterapia estava vindo à tona. Apesar de os tubarões simbolizarem a parte de si mesma que a ajudaria a melhorar, a agressividade deles deveria ser dirigida à fonte do problema, não ao tratamento. Apesar da sua raiva em relação à quimioterapia, o seu simbolismo não era muito poderoso: ela a associava a comprimidos de Alka-Seltzer, que não é um medicamento muito forte, sugerindo com isso que não acreditava muito no tratamento. Além de tudo, apesar de os comprimidos dissolverem-se na corrente sangüínea, não havia nenhuma interação entre a quimioterapia e o câncer.

Jennifer estava demonstrando sinais de progresso, mas a sua nova energia ainda não estava sendo direcionada para o problema. Mas, se compararmos aos dois anos anteriores, ela havia dado um grande passo.

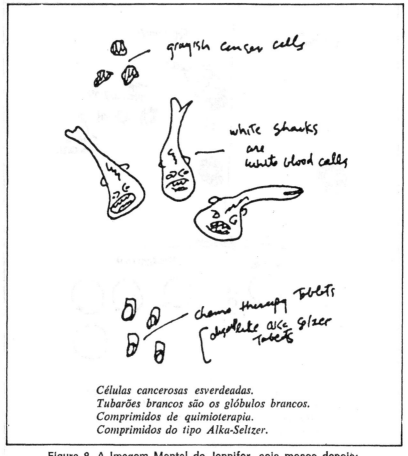

Figura 8. A Imagem Mental de Jennifer, seis meses depois:

Glenn

Glenn, um psicólogo de 50 anos, tem câncer no rim com metástase para o pulmão. Sendo assim, não estava recebendo nenhum tratamento, por não ser aconselhado no seu caso.

No seu primeiro desenho (figura 9), Gleen mostrou o seu câncer rodeado de glóbulos brancos e a massa cancerosa sendo gradualmente reduzida a uma única célula. Durante a atividade de relaxamento/visualização, ele sentiu dificuldade em eliminar a última célula, mas descobriu que, quando estava fazendo *jogging*, podia visualizar a última célula cancerosa sendo absorvida por um glóbulo branco gigante e desaparecendo.

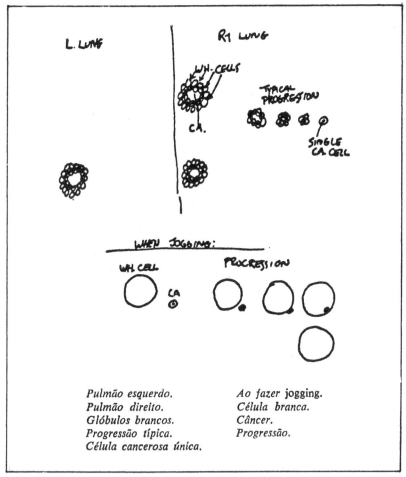

Figura 9. A Imagem Mental de Glenn.

Apesar de conseguir, no desenho, finalmente eliminar o câncer, havia uma certa deficiência na visualização. Os glóbulos brancos do sangue pareciam ter efeito apenas ao redor do câncer; não havia interação entre eles e atingiam o câncer apenas na superfície. (Este desejo de ficar na superfície do problema algumas vezes pode indicar uma falta de vontade de examinar as razões do aparecimento do câncer.) A destruição da última célula cancerosa também exigia um grande esforço por parte de Glenn: ele tinha de estar praticando *jogging* para que isto ocorresse. Parecia que havia algo de mágico em relação àquela última célula, quase como se ele se prendesse à doença e uma indicação de que seria necessária uma enorme célula branca e um acontecimento extraordinário para que ele finalmente se livrasse do câncer

Seis meses mais tarde (figura 10) havia uma interação maior entre os glóbulos brancos e o câncer, apesar do tamanho do tumor em relação ao dos glóbulos brancos não sugerir uma grande força por parte das defesas do organismo. Um único e enorme glóbulo branco aparecia de repente e despedaçava o tumor, cujos fragmentos eram então absorvidos pelos outros glóbulos brancos. Mais uma vez, o desenho mostrava que era necessário um acontecimento extraordinário e que até que isto acontecesse, o câncer continuaria intato. A nosso ver, o desenho de Glenn demonstrava uma falta de vontade em lidar com as pequenas partes de um problema e uma tendência para esperar que uma situação pudesse explicar e remediar tudo.

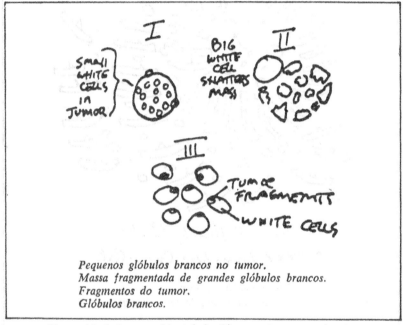

Pequenos glóbulos brancos no tumor.
Massa fragmentada de grandes glóbulos brancos.
Fragmentos do tumor.
Glóbulos brancos.

Figura 10. A Imagem Mental de Glenn, seis meses depois.

Semelhante à sua imagem, o câncer de Glenn não regrediu, apesar de sua saúde geral ser excelente e de ele continuar a dar aulas e a correr longas distâncias.

Charles

Charles era um homem de negócios bem-sucedido, que, logo após a aposentadoria viu-se acometido de mieloma múltiplo, um câncer da medula óssea. Apesar de a doença ter sido diagnosticada em laboratório, Charles não tinha nenhum sintoma e o seu médico decidiu não começar a quimioterapia de imediato. Três anos se passaram e os exames laboratoriais mostraram uma regressão da doença em relação ao diagnóstico inicial e, até hoje, ele não recebeu nenhum tratamento quimioterápico. Além de participar do nosso programa, Charles tem feito terapia por muitos anos, na qual um dos problemas tratados foi a sua dificuldade em expressar raiva.

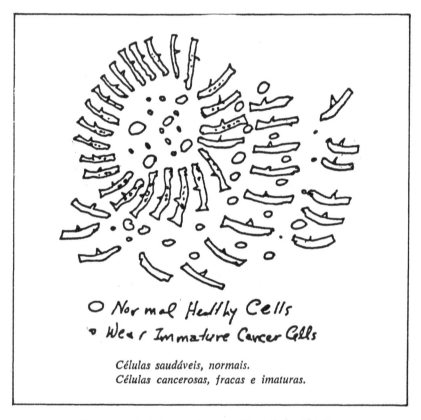

Figura 11. A Primeira Imagem Mental de Charles.

Havia muitas semelhanças entre os desenhos de Charles feitos com quase um ano de diferença (figuras 11 e 12). Ambos mostravam uma expectativa positiva de que os glóbulos brancos (tubarões ou grandes peixes) fossem maiores do que o câncer. A grande diferença entre os dois desenhos reside no seu tamanho: o primeiro deles tomava quase que a página inteira, enquanto que o segundo ocupava um espaço muito menor. O segundo indicava a pequena parte que o câncer ocupava em sua vida pois, a este ponto, os exames mostravam que o câncer diminuíra, ele não demonstrava nenhum sintoma físico e a sua condição física continuava excelente — vencia regularmente os seus adversários na quadra de tênis, aos 65 anos.

Outro sinal de progresso era que no primeiro desenho o câncer aparecia rodeado de maneira altamente organizada pelos glóbulos brancos do sangue; o câncer parecia emparedado, da mesma forma que Charles emparedara os seus problemas. No segundo desenho, já havia bem menos organização. Observamos que havia uma ligação entre as imagens do desenho e uma menor necessidade por parte de Charles em se proteger emocionalmente e uma vontade maior de lidar diretamente com os seus problemas.

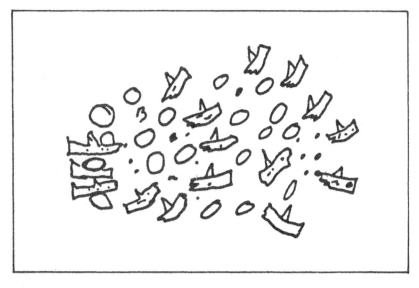

Figura 12. A Imagem Mental de Charles, um ano mais tarde.

Uma das dificuldades refletia-se na falta de definição no desenho das bocas — a grande arma — dos tubarões ou peixes do segundo desenho. Quando fez o primeiro desenho, Charles estava muito chateado com a morte de um dos seus amigos mais chegados e a raiva foi expressa pelos dentes afiados e pontiagudos. Já na época do segundo desenho, ele expressava menos raiva em relação aos seus problemas, o que foi examinado em conjunto mais uma vez.

AS IMAGENS COMO DESCRIÇÕES DE SI MESMO

As interpretações dos desenhos dos nossos pacientes levam em consideração, na medida do possível, todos os problemas, psicológicos ou não, que os nossos pacientes estejam enfrentando. Começamos a perceber os desenhos dentro do contexto do que conhecíamos da personalidade e da situação de vida dos nossos pacientes. Assim sendo era um progresso que Betty diminuísse a sua raiva e hostilidade que haviam sido expressas nas piranhas dos desenhos, enquanto para Jennifer o progresso era ter conseguido retratar as suas defesas como sendo tubarões. Em um caso, a raiva e a hostilidade de Betty estavam fazendo com que ela rejeitasse a aceitação, a aprovação e o reconhecimento de que ela desejava tanto e que agora tinha esperança em conseguir; no outro caso, Jennifer, uma pessoa passiva precisa desesperadamente da força que vem em geral com a raiva, mesmo que ainda precisasse aprender a usar a raiva de uma maneira eficiente.

Somos capazes, em geral, de usar as imagens feitas pelos nossos pacientes não somente como um indicador das crenças que têm em relaçaó ao câncer, como também como uma descrição das situações que enfrentam no dia-a-dia. Ao fazer este tipo de interpretação, os símbolos do câncer são vistos como parte da pessoa que deseja morrer ou que a está matando, e os glóbulos brancos do sangue são as partes da pessoa que querem viver ou ajudá-la a recuperar a saúde.

A doença torna-se uma manifestação física da batalha sendo travada entre as duas partes da pessoa: as partes tóxicas ou autodestruidoras e a parte que cuida do bem-estar da pessoa. A força simbólica do câncer em relação às defesas corporais não só é um indicador das convicções do paciente em relação à doença, como também de quanto ele deseja viver ou morrer.

Os nossos pacientes fazem novos desenhos a cada três meses quando voltam a Fort Worth para a visita de rotina. Mesmo estando a par do uso deste procedimento, ainda criam imagens bastante reveladoras.

Incentivamos os pacientes a usarem o processo inteiro, incluindo as suas atitudes em relação às imagens mentais e mudanças que elas possam sofrer, como um guia importante dos seus estados psicológicos. Quando eles aprendem a perguntar: "Por que essas imagens estão aparecendo agora? Quais as mudanças de crenças indicadas por elas? Por que escolhi ver as coisas deste ponto de vista justamente neste momento?". Estão, assim, participando do processo de expectativa e tomando medidas para controlá-lo.

O processo de relaxamento e de visualização deve ser usado como uma oportunidade para se trabalhar outros aspectos da vida da pessoa. Durante as primeiras semanas e meses, a ênfase deve ser dada à recuperação da saúde. Pois é claro que, sem saúde, fica difícil concentrar-se em outros problemas. Porém, à medida que a saúde volta, é necessário que sejam aplicados os processos para uma gama maior dos problemas que as pessoas enfrentam. Como já dissemos anteriormente, as imagens de expectativas positivas, que são também o princípio das profecias auto-elaboradas, podem ajudá-las a ter sucesso em várias outras áreas da sua vida.

13

Eliminando o Ressentimento

Os processos pelos quais as pessoas liberam o ressentimento, expressam sentimentos negativos e perdoam faltas passadas (quer sejam reais quer imaginárias) podem vir a se tornar parte importante da medicina preventiva do futuro. E, como os pacientes cancerosos têm em geral ressentimentos recalcados e outras ligações com o passado (como pudemos observar, a sensação de abandono ou de rejeição por parte de um ou de ambos os pais, pode ser um antecedente ao desenvolvimento do câncer), é essencial para que eles recuperem a saúde que aprendam a se libertar do passado.

O estresse é sentido não apenas quando passamos pela experiência que criou o ressentimento mas a cada vez que nos lembramos do que aconteceu. Este estresse recalcado ou muito antigo e a tensão que dele resulta podem causar uma grave inibição das defesas naturais do organismo, como já demonstramos e outros pesquisadores também.

O ressentimento não é o mesmo que a raiva: a raiva é, em geral, uma emoção relativamente rápida (todos nós conhecemos este sentimento), enquanto que o ressentimento é um processo repetitivo de estresse a longo prazo.

Suponhamos que você esteja dirigindo e um carro cheio de adolescentes venha em sua direção, pelo lado oposto e, por pouco, bata no seu carro. Você sente uma reação de estresse: o coração começa a bater mais rápido, a respiração torna-se acelerada, o fluxo de adrenalina aumenta e assim por diante. Gradualmente, duas emoções são sentidas com este acontecimento. A primeira delas é o medo, depois a raiva da falta de cuidado do motorista do outro carro. Essas reações são normais.

Quando o incidente acaba, no entanto, as nossas ações e reações tornam-se cada vez mais significativas. Uma possível reação seria parar os adolescentes e conversar com eles a respeito da sua maneira de dirigir. Se eles se desculpassem ou explicassem a razão de estarem dirigindo daquela maneira descuidada — talvez por se encontrarem em uma situação de urgência ou atrasados para o trabalho — a raiva com certeza desapareceria. Porém, é praticamente impossível este tipo de atuação.

Quando nos encontramos em uma situação em que é impossível liberar as emoções relacionadas com o incidente, como no caso dos adolescentes descuidados, a raiva pode generalizar-se para todos os motoristas adolescentes (ou motoristas em geral), fazendo com que recalquemos a raiva que sentimos na ocasião do primeiro incidente. Se esses sentimentos não são liberados, em geral resultam em ressentimento e estresse.

Algumas pessoas deixam que ressentimentos originados de diferentes fontes fiquem guardados durante anos. Muitos adultos carregam esses sentimentos desde experiências da infância, relembrados em ínfimos detalhes. Os incidentes podem dizer respeito a sensações de falta de amor por parte dos pais, a rejeição por parte de outras crianças ou de um professor, atos explícitos de crueldade dos pais e inúmeras outras experiências. As pessoas que têm esses ressentimentos recriam sem cessar o incidente (ou incidentes) dentro das suas cabeças. E isto pode continuar até mesmo depois que a pessoa que causou o ressentimento tiver morrido.

Pouco importa se esses sentimentos eram justificados ou não no momento em que o incidente ocorreu pela primeira vez; continuar a senti-los é muito oneroso, física e emocionalmente. Se você estiver mantendo esses sentimentos, a primeira coisa de que deve se dar conta é que você — e não a outra pessoa — é a causa primordial do seu próprio estresse.

TÉCNICAS PARA PERDOAR VELHOS RESSENTIMENTOS — NOSSA PRÓPRIA EXPERIÊNCIA

Uma coisa é saber que devemos aprender a liberar os ressentimentos e perdoar; outra coisa é encontrar uma maneira eficiente de conseguir colocar isto em prática. Líderes religiosos de todos os credos e filósofos de todas as escolas pregam o perdão. Não precisariam fazer isto se perdoar fosse fácil. Mas tampouco o sugeririam se fosse de todo impossível.

Um livro escrito por Emmet Fox, intitulado *Sermon on the Mount*,* demonstra um processo prático e específico para conseguirmos perdoar (vamos descrevê-lo adiante). À primeira vista, o processo

---
* "Sermão na Montanha". (N. T.)

parece bastante simples. O ponto básico é tornarmo-nos conscientes da pessoa com a qual estamos ressentidos e imaginar coisas boas acontecendo com ela. Ficamos pensando se era eficiente, porque parecia negar a validade dos nossos sentimentos e reconhecer a validade do que sentimos é um elemento essencial para podermos satisfazer as nossas necessidades. No entanto, decidimos experimentar.

Inicialmente, descobrimos que era difícil imaginar coisas boas acontecendo ocm uma pessoa em relação a quem sentíamos raiva e hostilidade. Porém, ao continuarmos a usar o processo, começamos a perceber uma perspectiva diferente no nosso relacionamento com a pessoa que nos causava ressentimento e com o seu comportamento. Podíamos até continuar a não aprovar a maneira como a pessoa tinha agido em uma situação dada, mas após utilizar o processo conseguíamos entender melhor a situação e começar a perceber como poderíamos ter contribuído para que a situação ocorresse.

Mais tarde, ao repetir o processo de criação de imagens — sobretudo quando nos víamos recriando o incidente desagradável — começamos a poder imaginar coisas boas acontecendo com a outra pessoa e nos sentíamos melhor com isso. Além do mais, qualquer interação com a pessoa tornava-se mais agradável e relaxada. O processo de visualização para eliminar o ressentimento ajudara a aliviar um estresse que talvez tivéssemos levado conosco durante muito mais tempo. Descobrimos também que não estávamos negando a nossa reação inicial de raiva e dor, mas estávamos deixando que uma nova compreensão e atitude viessem aliviar o nosso desconforto. Os benefícios eram bem claros.

VISUALIZAÇÃO PARA SUPERAR O RESSENTIMENTO

Apresentamos abaixo o processo de visualização que utilizamos. Antes de começar a aplicá-lo é necessário que você identifique os objetivos que usará no processo. Não é difícil identificá-los. Se você se pegar alimentando uma antiga mágoa, revivendo sem parar o que deveria ter dito ou feito, lembrando-se do comportamento repreensível da outra pessoa, então você tem sentimentos que precisam ser resolvidos a respeito de um incidente e poderia usar a técnica de Emmet Fox. Eis como ela funciona:

1. Sente-se em uma poltrona confortável, com os pés no chão, olhos fechados.

2. Se sentir que está tenso ou distraído, use o método de relaxamento descrito no capítulo 11 para se preparar.

3. Crie uma imagem clara na sua mente da pessoa com quem está ressentido.

4. Imagine as coisas boas que estariam acontecendo com aquela pessoa. Veja-a recebendo amor, atenção, dinheiro, ou o que quer que seja bom para ela.

5. Observe as suas reações. Se tiver dificuldade em ver coisas boas acontecendo com a pessoa, é natural. Ficará mais fácil com a prática.

6. Pense no papel que deve ter tido na cena estressante e de que maneira poderia reinterpretar o incidente e o comportamento da outra pessoa. Imagine de que maneira a situação se apresenta do ponto de vista da outra pessoa.

7. Observe como você se sente mais relaxado, menos ressentido. Diga a si mesmo que levará consigo esta nova compreensão.

8. Agora está pronto para abrir os olhos e voltar às suas atividades normais.

O método de visualização leva em geral menos de cinco minutos para ser completado. Use-o sempre que sentir que está repassando um incidente desagradável, doloroso ou odioso. Às vezes ele não é necessário durante meses inteiros, enquanto que em outras ocasiões será necessário usá-lo meia duzia de vezes num só dia.

Este método pode ser usado até no momento em que a situação desagradável está ocorrendo. Por exemplo, no episódio descrito acima com os adolescentes, você poderia imaginá-los chegando ao local desejado, divertindo-se, tendo sucesso nos esportes e na escola. Você também pode começar a reexaminar os seus tempos de juventude quando fez coisas tolas e com isso passar a compreender melhor as tensões dos adolescentes.

EXPERIÊNCIAS DOS NOSSOS PACIENTES COM O MÉTODO DE VISUALIZAÇÃO DO RESSENTIMENTO

Temos observado, com freqüência, durante os últimos anos que, depois de terem perdoado os outros, a última pessoa que os nossos pacientes devem perdoar são eles próprios — pela sua própria participação no incidente e as suas contribuições ao desconforto e estresse que vieram a seguir. Este processo pode ser particularmente importante para as pessoas que têm câncer, porque em geral são vítimas de um círculo vicioso de culpa-ressentimento por terem a doença e terem dado às suas famílias tanta dor e estresse. Daremos três exemplos de como este processo funcionou na realidade.

Edith

Edith, 53 anos, tinha câncer da mama que se havia espalhado para os ossos e intestinos. Filha única, sempre gostara muito do pai, um homem charmoso e bem-sucedido, mas sentia que a mãe consumia inteiramente a atenção do seu pai e que nada restava para ela. Ela sentia-se chateada com a mãe e competia com ela pelo amor do seu pai.

Quando Edith chegou aos 40 anos, seu pai morreu de câncer. Ela teve uma grande sensação de perda com a sua morte e agora sentia-se responsável por sua mãe, já bastante idosa e vivendo em uma casa de repouso. Quando não visitava a mãe todos os dias, esta reclamava amargamente, e mesmo quando Edith a visitava com regularidade, evocava sempre sentimentos de culpa e abandono. Edith não somente tinha o inconveniente e o distúrbio emocional de cuidar da sua mãe como também sentia-se na obrigação de lidar com antigos sentimentos não-resolvidos de ressentimento. Logo após a morte do seu pai, Edith desenvolveu o câncer da mama.

Ao se conscientizar do seu ressentimento, sugerimos que ela visualizasse coisas boas acontecendo a sua mãe. Após ter praticado este exercício durante várias semanas, Edith começou a compreender a solidão da sua mãe, ainda mais depois da viuvez, e percebeu que as exigências e reclamações da mãe não eram dirigidas a ela pessoalmente, mas eram oriundas dos seus medos e frustrações. Começou também a se dar conta dos seus sentimentos de insegurança e abandono gerados pela morte de seu pai.

A partir desse reconhecimento, Edith foi capaz de tomar decisões sobre visitar ou não a sua mãe, sem sentir-se culpada por não fazê-lo. Ela também descobriu que quando reagia de maneira menos defensiva em relação aos comentários da mãe, o comportamento desta tornava-se mais gentil. Um ganho extra com a resolução dos seus problemas com a mãe foi que conseguiu se comunicar de maneira mais satisfatória com os seus próprios filhos.

Edith teve uma cura espetacular das metástases e continua ativa há três anos.

Betty

Betty, 35 anos, sobre quem falamos no capítulo 12, sentia muita raiva e hostilidade. Ela desafiava quase tudo — a temperatura do quarto, a qualidade da comida, qualquer pessoa que lhe perguntasse por que fumava e assim por diante. Após um incidente desagradável com um membro da nossa equipe, Betty tentou usar o método de visualização para superar o ressentimento e descobriu que havia uma lista imensa de coisas com as quais podia sentir-se ressentida. Ela chegou mesmo a descobrir que poderia procurar dificuldades de outras pessoas para começar a se ressentir por elas. Por exemplo, no nosso centro de tratamento, ela descobriu que a cozinheira e o seu marido estavam descontentes com a administração e queriam pedir demissão, e comentou sobre o ressentimento que eles sentiam durante as nossas reuniões do grupo.

Quando ela começou a se dar conta da importância que tinham esses sentimentos em sua maneira de viver, reconheceu também que havia aprendido esta atitude com sua mãe, que era a de que o "mundo todo queria atormentá-la". (A mãe de Betty, aliás, morrera de câncer da mama.)

Tivemos um novo encontro com Betty seis meses após haver começado a usar o método de visualização para o ressentimento e estava claro que havia mudado de maneira significativa. Pouco a pouco, havia aprendido a parar assim que começava a sentir-se ressentida e reconhecia que, mesmo que existissem injustiças, ela estaria se fazendo mal se saísse do seu caminho para procurar por elas. A sua expressão facial havia mudado, ficando mais suave, tornou-se mais direta ao expressar os seus sentimentos e menos deprimida e ansiosa. Os testes psicológicos que fizemos com ela também indicaram que ela passava menos tempo reprimindo e negando os seus sentimentos, tornara-se mais alegre e, de maneira geral, sentia-se melhor a respeito de si mesma.

Ellen

Aos 32 anos, Ellen tinha câncer da mama com metástase nos ossos. Durante a sua entrevista inicial, começou a se dar conta de que havia passado muito tempo culpando os seus pais, principalmente a mãe, por terem sido nocivos a ela, psicologicamente falando, quando era criança. Ela jogava a culpa de grande parte do sofrimento em sua vida nesse mal que sentia que lhe haviam causado.

Quando lhe pedimos para usar o método de visualização para o ressentimento e nos contar o que aconteceria, ela disse que, no início, tinha tido muita dificuldade em visualizar sua mãe. Depois, ao se forçar a imaginar a mãe tendo boas coisas acontecendo com ela, Ellen descobriu que, na realidade, estava zangada consigo mesma por ter estragado a sua vida. Ela percebeu que havia usado o ressentimento contra a sua mãe como desculpa para evitar a raiva que sentia em relação a si própria, e se deu conta de que a pessoa a quem precisava perdoar era a ela mesma.

Ellen começou a visualizar que estava sendo carinhosa consigo, dando-se tapinhas nas costas, e imaginando coisas boas acontecendo em sua vida. Ela mudou de maneira espetacular. Enquanto que antes demonstrava pouca emoção e sentia-se, com freqüência, deprimida, começava a mostrar sinais de vitalidade e energia.

E o que é mais importante, Ellen aprendeu a usar os sentimentos em relação à sua mãe como fonte de informação. Sempre que se via remoendo velhos ressentimentos em relação à mãe, sabia que estava encobrindo a raiva que sentia de si mesma. Nessas horas, ela visualizava-se tendo maior auto-aceitação e mais responsabilidade para resolver os seus próprios problemas. Um ano mais tarde, os testes psicológicos demonstraram o grande progresso que ela havia tido. A sua saúde física também melhorou de maneira significativa. Ela agora é uma pessoa muito ativa e não existem mais sinais da doença.

COMPREENDENDO O RESSENTIMENTO

O método de visualização para o ressentimento não é uma maneira de eliminar a expressão de sentimentos verdadeiros, substituindo-os por falsas imagens positivas. Em lugar disto, trata-se de compreender melhor as suas mágoas e eliminar os efeitos secundários negativos. Após ter usado o método repetidamente, nossos pacientes demonstraram — tanto por relatórios subjetivos como por testes psicológicos objetivos — *menos* tendência a reprimir e a negar os seus sentimentos. Também tornaram-se capazes de lidar com os seus sentimentos de maneira mais eficiente, e assim, sentem menos tensão e estresse.

Como não é nada simples transformar sentimentos negativos em positivos, é preciso muito empenho para começar a visualizar coisas positivas acontecendo à pessoa com a qual estamos ressentidos. Quando fazemos isso começamos a confrontar a nossa própria responsabilidade pela maneira como reagimos à situação que nos magoou. Talvez você chegue a perceber, como o fizeram alguns de nossos pacientes, que parte do ressentimento sentido contra a outra pessoa é causada, por uma desaprovação pela sua própria reação, que você desejaria ter sido diferente.

Talvez você descubra que ao praticar o método de visualização para o ressentimento, mesmo se empenhando ao extremo não consegue ver coisas boas acontecendo à pessoa. Em geral, isto significa que há interesse de sua parte em continuar a sentir o ressentimento; existem com certeza ganhos secundários. Talvez o ressentimento esteja permitindo a você fazer o papel de vítima, continuando a sentir pena de si mesmo, sem ter de se responsabilizar por mudar a sua vida. Ou talvez, descubra que se sentiu ressentido por tanto tempo por ter tido dificuldades em aceitar o fato de que se sentiu zangado ou magoado com alguma coisa e continua a sentir raiva pela pessoa ter "feito" você se sentir assim.

Para conseguir ficar em paz com o comportamento da outra pessoa é necessário examinar cuidadosamente o seu, em primeiro lugar. Se conseguir se perdoar poderá perdoar os outros. Se não consegue perdoar os outros é porque não consegue estender o perdão a si mesmo.

Ao se renunciar ao ressentimento, o organismo fica liberado da tensão e a pessoa sente-se realizada à medida que os sentimentos relativos a antigos incidentes começam a mudar, adquirindo uma nova sensação de liberdade e controle pela descoberta de que os velhos sentimentos não mais o atormentam. A energia que antes era ligada ao ressentimento será redirecionada para decisões construtivas e a pessoa terá muito mais chance de levar a vida como realmente deseja. Esta nova atitude aumentará a capacidade do corpo em eliminar o câncer e melhorará de maneira surpreendente a sua qualidade de vida.

14

Criar o Futuro: Estabelecendo Objetivos

Quando fazia a residência na faculdade de medicina, Carl ficou curioso em saber por que alguns pacientes cancerosos reagiam tão bem ao tratamento que lhes era ministrado. Decidiu entrevistar esses pacientes para descobrir o motivo e verificou uma semelhança surpreendente em suas respostas: todos tinham razões de sobra para continuarem vivos, poderiam explicar detalhadamente essas razões e esta profunda ligação com um objetivo de vida poderia ser uma explicação para o progresso excepcional que obtinham.

Essas razões, ou objetivos, iam de um desejo profundo de completar um negócio considerado importante, passando por uma necessidade de supervisionar a colheita, particularmente difícil, daquele ano, até uma necessidade premente de comunicar certas mensagens aos filhos que os ajudassem a agir como adultos independentes. Quaisquer que fossem os objetivos, tinham um significado todo especial para esses pacientes — fortes o suficiente, pelo menos, para aumentar de maneira significativa a sua vontade de continuarem vivos. A partir dessas experiências e também pelo que outras pessoas relatavam, Carl chegou à conclusão de que ao se empenhar em atingir objetivos importantes poderia dar ao paciente canceroso a força interna necessária para que ele recuperasse a saúde.

Sem dúvida, é preciso muita coragem para viver de uma maneira considerada válida após se descobrir que se tem câncer. É necessário coragem porque, se vale a pena viver, então há muito a se perder. A maioria das pessoas acha que se soubesse que sofria de alguma doença fatal faria tudo o que havia deixado de lado, seria tudo aquilo que tinha vontade, viveria intensamente os meses que restavam. Na realidade, a maioria faz justamente o contrário: pára de viver. A vida torna-se neutra e condicional. Talvez isto seja uma preparação inconsciente para a morte, porque se vivermos com menos intensidade então a morte não parecerá tão cruel.

A partir do momento que os pacientes cancerosos sentem que morrerão dentro de pouco tempo, passam a achar que os recursos financeiros que poderiam melhorar o seu nível de vida deveriam ser usados com alguém "que viverá mais tempo". Como Carl pôde verificar com os seus pacientes da faculdade de medicina, aqueles que *viverão* "mais tempo" são precisamente os que investem mais em si mesmos fazendo a vida ter mais valor.

OS BENEFÍCIOS DE SE ESTABELECER OBJETIVOS

Neste livro enfatizamos o conceito de que as pessoas que ignoram sistematicamente as suas necessidades emocionais pagam um alto preço fisicamente. Uma boa saúde, por outro lado, é o resultado de se prestar atenção às suas necessidades — mentais, físicas e emocionais — e transformar essa conscientização em ação. A maneira mais eficiente que encontramos para que os nossos pacientes tenham uma atitude positiva e específica foi pedindo-lhes que estabeleçam objetivos de vida. Para alguns deles foi a primeira vez que especificaram as suas razões para continuarem a viver.

Ao pedirmos aos nossos pacientes que estabeleçam objetivos, estamos ajudando-os a conceitualizarem e se focalizarem nas suas razões para continuarem a viver, restabelecendo a sua ligação com a vida. É uma maneira de saber que existem coisas que a pessoa deseja da vida e que fará esforço para obtê-las. É uma maneira de transformar as necessidades mentais, emocionais e físicas em um comportamento de aceitação da vida, para poder reinvestir em si mesma na vida. A vontade de viver torna-se mais forte quando existe algo por que viver.

Existem outros benefícios importantes para o paciente canceroso estabelecer os seus objetivos:

1. *Estabelecer objetivos prepara a pessoa, mental e emocionalmente, para assumir o compromisso de recuperar a saúde.*
É como se disséssemos que *acreditamos* que vamos nos curar.
2. *O estabelecimento de objetivos expressa a confiança que temos em nossa capacidade de atingi-los.* Estamos dizendo, em outras palavras, que somos responsáveis pela nossa vida e que podemos fazer com que as coisas aconteçam. A nossa atitude estará sendo ativa, não meramente passiva. A importância dessa posição de auto-afirmação é que contraria a atitude de desespero e desamparo que cria as condições fisiológicas para o aparecimento do câncer.
3. *Esta posição de responsabilidade em relação à própria vida cria uma auto-imagem positiva.* O estabelecimento de obje-

tivos e o fato de agir para atingi-los reafirmam a sua própria importância e a importância das suas necessidades. Ao aceitar e fazer o que for necessário para satisfazer suas necessidades, a pessoa está afirmando a sua convicção de que acredita no seu valor e que tem importância para si mesma.

4. *A energia fica direcionada ao se estabelecerem objetivos.* Quando a vida parece contingente, os objetivos podem ajudar a estabelecer um caminho e a criar razões para se desejar viver.

Às vezes encontramos pacientes que resistem em estabelecer objetivos. Talvez estejam duvidando da sua capacidade de atingi-los e têm medo do "fracasso". Talvez conheçam pessoas "orientadas para os seus objetivos" que pareciam frias e guiadas por esses objetivos. Ou talvez sentissem que não valia a pena estabelecer objetivos por não terem certeza de viverem o suficiente para atingi-los.

Dizemos a esses pacientes que o valor básico de se estabelecer objetivos é o da pessoa se comprometer com a sua vida cotidiana e se comprometer a atingir objetivos úteis, pouco importando se eles são ou não atingidos. O que importa é o *processo* de se lutar para atingir os objetivos e não que eles sejam atingidos, é isto que dá sentido à vida. Quanto à segunda objeção, o indivíduo obcecado pelos seus objetivos não o é porque *tem* objetivos e sim porque não coloca em questão esses objetivos, deixando-o com pouco tempo para levar em consideração os valores humanos. E, por fim, a crença de que talvez não se viva tempo suficiente para atingir os objetivos, como já mostramos em várias ocasiões, neste livro, pode ser um importante fator de inibição para a cura. (Posteriormente, neste capítulo, faremos algumas sugestões específicas de como afirmar que é possível viver para atingir os objetivos.)

Os objetivos funcionam como instrumentos para focalizar a nossa energia em direções positivas. Eles podem ser modificados à medida que mudam as nossas prioridades, outros podem ser acrescentados, outros ainda deixados de lado. Um objetivo é simplesmente uma declaração das nossas necessidades atuais, como nós as percebemos. *Nós* somos as pessoas responsáveis pela compreensão das nossas necessidades e pelo estabelecimento de objetivos razoáveis para conseguirmos atingi-los. Ao tomarmos a decisão de conseguir o que nos parece importante, estamos investindo a nossa vida de significado — o passo mais importante para recuperarmos a saúde.

COMO DETERMINAR OS OBJETIVOS:
LINHAS GERAIS

Algumas pessoas sabem exatamente quais são os seus objetivos. Para outras, o fato de se perguntarem "O que *eu* quero da vida?" é inédito. Muitas pessoas passam grande parte da sua vida satisfazendo as expectativas de pais, esposos, filhos, amigos e patrões que não sabem, com certeza, o que querem para si mesmas. E mesmo aquelas que sabiam o que desejavam anteriormente podem ficar confusas a respeito de seus desejos e necessidades quando as circunstâncias mudam. Qualquer que seja a sua situação atual, damos a seguir algumas informações que podem ajudá-lo a definir os objetivos que sejam apropriados para você. Tente cada um deles até encontrar os que funcionem melhor no seu caso.

1. *Reexamine os "benefícios" de estar doente.* No capítulo 10 descrevemos os benefícios que as pessoas tiram da doença, tais como permissão para evitar responsabilidades, trabalho ou o que quer que as outras pessoas exijam de você. As necessidades emocionais implícitas em cada um desses benefícios são legítimas, porém o que é necessário fazer na atual circunstância é descobrir *outras* maneiras de satisfazer essas necessidades, *que não através da doença.*

Se um dos benefícios foi a possibilidade de passar algum tempo sozinho, para poder refletir, sem ser distraído pelas crianças, pelo trabalho ou por qualquer outra coisa, é interessante separar algumas horas por semana para si mesmo. Se obteve maior atenção, amor e carinho por parte dos amigos, poderá estabelecer um objetivo de almoçar, jantar ou jogar tênis com um amigo de forma regular, ou então poderá pedir mais atenção do seu cônjuge, amante ou filhos. Use os benefícios como ponto de partida para descobrir o que realmente quer para si mesmo.

2. *Faça perguntas de que depende a sua "sobrevivência".* Outra maneira de identificar o que é realmente importante para você é considerar a possibilidade de que os seus objetivos, as suas razões de viver, podem ser a linha divisória que fará a diferença entre viver e morrer. Faça perguntas de "sobrevivência" do tipo: "Se eu estive me agarrando à vida pelas unhas, o que seria tão importante que me fizesse continuar segurando?" Ou então, "O que eu desejo agora que faça com que levantar da cama valha a pena?" O que quer que seja de tão importante que pudesse fazer a diferença entre viver e morrer é o ponto de partida para o desenvolvimento dos seus objetivos. Mas não se surpreenda se não encontrar as respostas imediatamente. Continue a se perguntar para descobrir o que deseja como objetivos.

3. *Faça perguntas do tipo: "Quando eu crescer...".* O Dr. Art Ulene, no seu livro *Feeling Fine*,* Sugere que o processo de estabelecimento de objetivos comece por se perguntar: "O que eu quero

---

* "Sentindo-se Bem". (N. T.)

ser quando crescer?". Esta pergunta é válida, não importa a sua idade. Se as pessoas crescem e se modificam naturalmente, mas continuam a ter as mesmas atitudes, elas tornam-se obsoletas e não são levadas a cabo. A intenção é forçá-lo a examinar o que deseja da vida agora, *para si mesmo*, sem levar em consideração velhas atitudes, exigências sociais ou qualquer outra coisa.

Alguns Conselhos para Estabelecer Objetivos

Antes de começar a escrever os seus objetivos, gostaríamos que examinassem as sugestões que damos a respeito da maneira de estabelecer objetivos que já ajudaram aos nossos pacientes estabelecer objetivos que possam ser atingidos.

1. *Coloque por escrito objetivos equilibrados daquilo que deseja fazer — incluindo atividades que dêem prazer pessoal e tenham importância para você.* Sem dúvida, todos os objetivos dependem de preferências individuais, mas a qualidade básica que os objetivos de nossos pacientes devem ter é o *equilíbrio* — das necessidades físicas, intelectuais e emocionais.

Sugerimos também que incluam objetivos que englobem (1) o que desejam da vida: crescimento pessoal, relacionamentos com outras pessoas e objetivos financeiros; (2) objetivos relacionados exclusivamente à diversão (pelo menos um deles deve custar pouco dinheiro); e (3) objetivos relacionados a exercícios físicos.

Notamos que muitas pessoas colocam objetivos relacionados basicamente com o trabalho e transformam-se em pessoas que só vivem "para o trabalho". Muitas vezes o que está subentendido nessa atitude é: "Tenho que justificar a minha existência pelo trabalho que consigo produzir. Não estou bem se não estiver trabalhando." Há também pessoas que estabelecem objetivos que nada têm a ver com a sua maneira de viver. Um dos nossos pacientes, advogado de sucesso, era obcecado pelo seu trabalho; sua semana "normal" de trabalho era de seis dias, geralmente dezoito horas por dia. Ao examinar os seus objetivos viu que precisava equilibrar o trabalho com o lazer. Ao estabelecer os objetivos, ele colocou: (1) velejar duas vezes por semana, (2) pescar uma vez por semana, (3) aprender a andar de motocicleta. As suas novas prioridades eram tão pouco equilibradas quanto as anteriores.

Se você deixou de lado o lazer substituindo-o pelo trabalho, este deve ser um dos seus objetivos. Se passou muitos anos da sua vida criando os filhos e cuidando da casa, uma nova atividade agradável poderia ser uma atuação em uma organização política ou de caridade. Examine as áreas às quais se dedicou muito e estabeleça objetivos que preencham aquelas partes da sua vida que foram negligenciadas.

2. *Descreva os objetivos de maneira concreta e específica.* Ao dar o primeiro passo para reinvestir em suas vidas, apesar da ameaça da doença, é importante que os pacientes atinjam resultados que lhes dêem um sentimento de vitória e afirmem o seu controle sobre suas próprias vidas. Sendo assim, os objetivos devem ser tangíveis para que fique claro quando são atingidos. Devem ser evitados os objetivos inespecíficos, de caráter muito geral, do tipo: "Quero ter mais dinheiro." Ao invés disso, coloque o objetivo em termos claros e específicos, que possam ser levados adiante.

Se o objetivo for "ter mais dinheiro", acrescente as atividades relacionadas com uma entrada suplementar de dinheiro, do tipo "pedir aumento de salário", "conseguir um emprego de meio-expediente" ou "entregar o meu currículo a vinte e cinco empregadores". Se o objetivo for "tornar-me mais consciente dos meus sentimentos" o alvo deve ser a leitura de livros de psicologia, conversar com amigos mais chegados, ou fazer uma terapia com um psicólogo. Ao invés de querer "ser mais carinhoso", o objetivo deveria ser passar 15 minutos com cada um dos filhos. Na medida do possível, torne os objetivos abstratos tangíveis para que possa ter a satisfação de saber quando os tiver atingido.

3. *Após haver definido um comportamento específico e concreto para os seus objetivos, indique o que deve ser feito para poder saber que está no caminho certo.* Por exemplo: ganhar mais 2.000 dólares; correr três vezes por semana; assistir a um curso de educação para adultos por semestre.

Pode-se também estabelecer um programa realista que sirva como incentivo. Lembre-se, porém, que quase tudo na vida toma mais tempo do que poderíamos pensar. Portanto, dê a si mesmo uma folga de tempo.

4. *Torne os seus objetivos realistas.* Da mesma forma que ao estabelecer objetivos irrealistas em termos de tempo estará mais apto a não alcançá-los, o mesmo acontece quando se tenta atingir vários objetivos simultaneamente. A sua experiência e capacidades devem ser levadas em consideração. Natualmente, as possibilidades dependem de cada um, mas é importante ter êxito com objetivos realistas.

5. *Faça com que os seus objetivos dependam somente de você.* Uma de nossas pacientes estabeleceu o objetivo de se tornar avó — encantadora, mas fora do seu poder, já que dependia da vontade de sua filha e do seu genro. Isto é uma abertura para o fracasso. Os objetivos devem focalizar o *seu* comportamento e não o comportamento que espera que os outros tenham.

167

6. *Não tenha medo de sonhar*. Uma idéia aparentemente pouco prática pode levar a uma idéia prática. Examine os prazeres e sucessos passados. Existem coisas que lhe davam muito prazer e que você tenha esquecido? Existem erros cometidos no passado que poderiam guiá-lo no estabelecimento dos objetivos atuais? Conversar com os amigos sobre os seus objetivos pode ajudá-lo a esclarecer as idéias, mas não é preciso adotar os objetivos *deles* nem modificar os seus para ir ao encontro das expectativas dos outros.

Estabelecer Objetivos e Fazer o Necessário para Atingi-los

A partir das sugestões sobre a maneira de determinar os objetivos e satisfazê-los, pegue agora um pedaço de papel e escreva alguns desses objetivos. Pedimos a todos os nossos pacientes que estabeleçam três objetivos para três meses, três para seis meses e três para um ano. Os objetivos a curto prazo devem identificar as fontes de prazer e satisfação imediatos. Os objetivos a longo prazo devem expressar os que levem mais tempo para ser atingidos e que afirmem a sua vontade de viver para alcançá-los. O processo tem por base ajudá-lo a começar a assumir responsabilidade para alcançar resultados menores e específicos e, após ter tido sucesso com eles, poder alargar a sua perspectiva de responsabilidade pessoal.

Estabelecer objetivos a longo prazo pode ser algumas vezes frustrante e provocar ansiedade porque há uma distância muito grande entre o objetivo desejado e a situação atual. No entanto, ao enumerar as medidas necessárias para atingir o objetivo, a pessoa estará se dando conta das atividades específicas imprescindíveis à sua realização. Decompor um objetivo, por mais complexo que ele seja, em seus componentes, torna cada etapa mais fácil de ser transposta e o objetivo final mais possível de ser atingido.

Essas etapas de atuação não são atos ou decisões os mais importantes e sim séries de pequenas etapas, modestas e factíveis. Se o objetivo for passar três semanas em Waikiki, a lista de ações poderia incluir ver com o agente de viagens prospectos sobre o Havaí, a abertura de uma caderneta de poupança para depositar o dinheiro necessário à viagem, conversar com amigos que já viajaram para o Havaí, examinar as possibilidades de vôos *charter* e outros meios de transporte, marcar com antecedência o período de férias e assim por diante. Cada uma das etapas estabelece a expectativa e orientação que o levarão a atingir o objetivo. Em outros casos, se a pessoa desconhecer quais seriam as etapas necessárias, o primeiro passo seria o de investigar diferentes maneiras de se atingir o objetivo desejado.

REFORÇO DOS OBJETIVOS ATRAVÉS DA VISUALIZAÇÃO

Pudemos observar que o método de relaxamento/visualização é uma maneira eficaz de fortalecer a convicção do paciente de que ele pode atingir o seu objetivo. O processo pode ser usado em conjunto com a técnica descrita no capítulo 11, só que dessa vez o objetivo deve ser visualizado como *já tendo sido atingido* — olhando-se retrospectivamente para descobrir as etapas necessárias para atingi-lo.

Ao vermos o objetivo já tendo sido atingido fortalecemos a expectativa de que o acontecimento desejado irá ocorrer, e o exame das etapas que levam ao objetivo pode sugerir alternativas de como chegar ao resultado desejado. A partir dessas novas alternativas, a lista de etapas pode ser modificada para acomodar novas maneiras de aitngir o objetivo.

Descreveremos a seguir o processo de reforço de objetivos. Escolha cuidadosamente um dos seus objetivos e leia calmamente cada uma das etapas. Como no caso dos outros processos de visualização, será útil gravar as etapas ou pedir que alguém leia em voz alta, nas primeiras vezes em que executar o processo.

1. Use o método de relaxamento descrito no capítulo 11.

2. Selecione o objetivo desejado.

3. Veja-se já tendo atingido o objetivo, na sua tela mental.

4. Sinta as sensações de já ter atingido o objetivo. O que diriam as pessoas? O que você estaria fazendo? Como seria a sua aparência? Descreva o local onde se encontra. Veja o máximo de detalhes possível.

5. Veja outras pessoas que são importantes para você reagindo ao seu sucesso.

6. Reveja as etapas necessárias para atingir o objetivo. Qual foi a primeira? Decida-se a agir nesta primeira etapa. Sinta o sucesso de ter completado uma das etapas. Adicione detalhes a respeito das etapas e das suas sensações.

7. Fique feliz e agradecido por ter atingido o objetivo.

8. Volte lentamente ao momento presente.

9. Abra os olhos e comece a colocar em prática a primeira etapa.

Superando os Problemas Através da Visualização

Em geral, o processo de visualização ajuda a ver os problemas de maneira mais clara. Uma de nossas pacientes visualizou-se num local muito movimentado e se deu conta de que não gostava de nenhuma das pessoas presentes. Isto a ajudou a perceber que precisava ficar sozinha durante algum tempo, sem ninguém por perto.

Ocasionalmente, porém, o processo de visualização identifica possíveis obstáculos à obtenção do resultado desejado. Uma de nossas pacientes descobriu que, ao se ver atingindo o objetivo, o marido e os filhos ficavam infelizes. Ela se deu conta de que tinha medo da reação da família às mudanças pessoais que queria para si mesma e decidiu conversar francamente a respeito com eles.

Mesmo que não seja difícil criar imagens mentais em geral, talvez seja difícil se imaginar atingindo um objetivo. Isto significa geralmente que a pessoa não se acredita capaz de atingir o objetivo. Se for este o seu caso, continue a praticar a visualização para reforçar a confiança em si mesmo. Se não conseguir visualizar-se atingindo o objetivo desejado, mas imagina-se completando muitas das etapas do processo, isto o ajudará a começar a construir uma maior confiança em suas próprias capacidades.

Pode também acontecer de, durante o processo de visualização, descobrir que tem uma expectativa negativa quanto a viver o suficiente para atingir os seus objetivos. Por exemplo, se estiver visualizando o objetivo de tirar férias com a sua família dentro de um ano e perceber que acabou de pensar, "Com certeza não viverei o suficiente para tirar férias com eles", sugerimos que interrompa o processo de visualização. Admita para si mesmo que expressou uma expectativa negativa e *compense-a* com uma positiva. Você pode lembrar a si mesmo que está recebendo tratamento médico apropriado, que já se deu a responsabilidade de influenciar a sua própria saúde e que agora tem mais possibilidades do que tinha antes e que poderá muito bem estar vivo para tirar aquelas férias e gozando de boa saúde.

O segredo para conseguir modificar uma expectativa negativa não é negando os seus sentimentos, mas tornando-se consciente deles e compensando-os com outros positivos. Talvez não acredite imediatamente na expectativa positiva que está tentando criar, para substituir a negativa. Não tem importância. Ao se permitir lembrar que um resultado melhor é possível também, em tempo adequado você se verá adotando um ponto de vista mais positivo.

A cada vez que o processo de visualização for interrompido por um pensamento negativo, pare o que está fazendo e pacientemente compense-o com um pensamento positivo. Em seguida, retorne à visualização e veja-se atingindo o seu objetivo.

Depois de estar familiarizado com o processo de visualização, comece a incorporar um ou dois dos objetivos mais importantes no processo regular de relaxamento/visualização, feito três vezes ao dia. Ao continuar a se imaginar atingindo os objetivos, você estará aumentando a expectativa de um dia atingi-los. Também poderá observar que começa a agir de maneira compatível com a obtenção desses resultados. Da mesma maneira que imaginar o seu corpo vencendo o câncer e recuperando a saúde você está se tornando capaz de responder e se comportar de forma a permitir que isto aconteça, o fato de praticar com regularidade a visualização permitirá que você aja de forma adequada a imprimir uma orientação à sua vida.

15

Descobrindo o seu Guia Mental de Saúde

O subconsciente é cheio de recursos que podem ser mobilizados para o crescimento pessoal e para a saúde. Em toda a história da psicologia, os estudiosos sempre falaram da existência de um "centro" da psiquê que dirige, regula e influencia o direcionamento da vida das pessoas.

Este "centro" recebeu diversos nomes. Freud foi o primeiro a chamá-lo de *inconsciente* — a fonte dos instintos e impulsos que influenciam o comportamento e que, no entanto, estão completamente fora da percepção consciente. Jung designou uma qualidade diferente à essência do inconsciente, propondo que o indivíduo não só era impulsionado pelo inconsciente, mas também levado por ele a um crescimento pessoal cada vez maior e a uma sensação de bem-estar. Segundo Jung, o centro da psique que ele chamou de *eu* (*self*) também tem uma função compensatória. Quando a pessoa estivesse conscientemente com medo, por exemplo, o *eu* tentaria passar para ela sentimentos de força e coragem necessários para lidar com a situação. Jung dizia que as mensagens do inconsciente, ou do *eu*, sempre têm como objetivo o bem-estar da pessoa.

Os meios através dos quais o inconsciente se comunica com o consciente são os sentimentos, os sonhos e as intuições. Infelizmente, a nossa cultura parece dar pouco valor a essas mensagens. Aprendemos o valor externo dos fatos e objetos — comportamento, nossos corpos, coisas materiais, o sistema lógico das nossas mentes — porém, não o sistema interno. Somos, dessa maneira, levados a ignorar os nossos sentimentos, os nossos sonhos e intuições que vêm do nosso *eu* interno tentando nos dar os recursos para enfrentar as exigências do mundo externo.

Vários pesquisadores levantaram a hipótese de que os pacientes cancerosos podem ter tido cortada esta ligação com os recursos dos seus processos internos. Pudemos observar que muitos pacientes que se curaram passaram a ver a doença como, em parte, uma mensagem para dar mais valor e prestar mais atenção ao seu *eu* inconsciente ao invés das exigências dos outros. Muitos pacientes também declararam ter tido intuições, sensações, sonhos ou imagens que foram de inestimável valor nos seus esforços para recuperar a saúde.

O processo do Guia Mental é ensinado aos pacientes para que recuperem os imensos recursos internos que possuem de cura e vigor. A visualização do Guia Mental permite o acesso ao inconsciente. Trata-se de uma representação simbólica dos aspectos da personalidade que não estão normalmente disponíveis para a percepção consciente. Quando entramos em contato com o nosso Guia Mental — através dos processos de visualização que mostraremos a seguir — estamos entrando em contato com recursos mentais importantes dos quais estamos geralmente separados.

A primeira escola de psicologia importante a trabalhar com o Guia Mental como parte do processo terapêutico foi a psicanálise junguiana. Jung explicou que durante a meditação ou o devaneio, imagens espontâneas eram formadas com uma qualidade autônoma e com vida própria. Na terapia junguiana, dá-se muita importância à comunicação com esses recursos positivos do inconsciente.

Um dos processos usados para se entrar em comunicação com o Guia Mental é chamado de "fantasia orientada", um tipo de visualização. A psicossíntese, processo psicológico recente, baseado no trabalho do Dr. Robert Assagiolli, também incentiva um maior contato com o Guia Mental, como parte do processo de crescimento e descoberta pessoais.

Para muitas pessoas o Guia Mental assume a forma de uma figura de autoridade respeitada — uma mulher ou um sábio, um médico ou figura religiosa — com quem o paciente é capaz de manter uma conversa interior, fazendo perguntas e ouvindo as respostas que parecem mais sábias que a capacidade da mente consciente.

Por outro lado, os pacientes são em geral mais receptivos a compreensões obtidas através do seu Guia Mental do que das observações feitas pelo líder do grupo de terapia ou pelo terapeuta. Como o Guia Mental nada mais é do que um aspecto de suas próprias personalidades, a confiança nele é um passo saudável em direção a uma maior responsabilidade pelas suas saúdes física e psicológica.

CONTATO COM OS RECURSOS INTERNOS: EXEMPLOS PESSOAIS DOS NOSSOS PACIENTES

John

Um paciente nosso, de 18 anos, sofrendo de leucemia aguda, mostrou-nos a sabedoria do Guia Mental. John era um rapaz reservado e altamente intelectual que acreditava que se não pudesse resolver um problema usando o seu raciocínio lógico então o problema não podia ser resolvido. Uma noite, porém, ele teve um sonho onde "um médico não-ortodoxo" aparecia e indicava que era um curandeiro que tinha vindo ajudá-lo a se livrar da doença.

Quando ele nos contou essa experiência, sugerimos que o médico dos seus sonhos talvez fosse um "curandeiro interno" representando os seus próprios poderes de cura, e o encorajamos a ver o médico do sonho quando estivesse visualizando e que o consultasse a respeito dos seus problemas.

John não teve dificuldades em restabelecer contato com o "médico não-ortodoxo" e teve com ele uma conversa interior a respeito de três problemas principais: a sua perda de peso por causa da dieta do hospital, perda do tônus muscular por falta de exercícios físicos durante a sua permanência no hospital e o medo que tinha das mulheres e da sexualidade. Depois desses diálogos internos, John teve a idéia de pedir ao nutricionista-chefe que lhe fosse dado um suplemento protéico de 1.500 calorias, todos os dias. Depois de iniciar essa dieta, começou a ganhar peso. Ele se deu conta, também, de que não iria conseguir fazer os exercícios de que precisava, a não ser que fosse mais enérgico. Como a leucemia era profunda e não respondia ao tratamento, a equipe hospitalar achava que ele iria morrer e não fazia nenhum esforço para criar um programa de exercícios próprio para ele. Após conversar com o seu médico, John chamou a fisioterapeuta e insistiu para que ela criasse um programa adequado para ele.

Quanto ao seu medo das mulheres e da sexualidade, o médico recomendou que, ao invés de se preocupar com o sexo oposto agora, deveria preocupar-se em se tornar mais receptivo às pessoas em geral e John começou a passear pelo hospital e conversar com as outras pessoas. Ficou surpreso com a gentileza que os outros demonstravam em relação a ele e, aos poucos, o seu medo começou a diminuir.

David

Uma segunda experiência veio confirmar a eficácia do Guia Mental enquanto ligação com o inconsciente. David, agora na casa dos 60, veio ver-nos logo após saber que tinha mieloma múltiplo, um tipo de câncer que atinge a medula óssea. Na terapia de grupo, ele contou-nos um sonho que tinha constantemente, desde a infância. Ele sonhava que acordava no meio da noite completamente paralisado, como que enfeitiçado. No sonho, ele lutava sem cessar, convencido de que se pudesse mover um músculo, quebraria o feitiço, mas não conseguia mover-se. Este pesadelo amedrontava-o de tal maneira que insistia para que sua esposa fizesse a cama deixando os lençóis soltos na extremidade, pois achava que, se eles ficassem esticados, segurando os seus pés, o sonho aconteceria com mais freqüência. Mesmo assim, continuou a ter o pesadelo.

Após o diagnóstico, insistimos para que David tentasse lembrar-se dos seus sonhos, na esperança de que algo do mundo dos sonhos pudesse ajudá-lo quando acordado. Dissemos-lhe que qualquer pesadelo que tivesse tanta força quanto aquele continha, certamente, mensagens poderosas do inconsciente que poderiam fornecer informações valiosas do ponto de vista psicológico.

Algum tempo depois de começar a recordar os seus sonhos, David teve uma série de pesadelos, seguidos de um magnífico sonho, no qual duas crianças brincavam, com prazer, no campo. Ao entardecer, as crianças se despediram e uma disse à outra: "Agora que você está disposto a brincar comigo não vou ter que amarrá-lo mais."

Ao refletir sobre o sonho, David teve uma intuição de que uma das crianças do sonho representava o seu consciente, enquanto a outra — que disse que não mais o amarraria — representava o seu inconsciente.

David fora um executivo bem-sucedido que tinha grandes responsabilidades, não só nos negócios, como em relação aos seus funcionários e à comunidade em que vivia, e ignorou durante anos os seus sentimentos e necessidades emocionais. Ele sentiu que o seu inconsciente estivera tentando, durante anos, chamar a sua atenção para este fato, através do pesadelo.

Acreditando que a criança dos seus sonhos havia dito como evitar o pesadelo, ele continuou a anotar os seus sonhos, lendo livros sobre o significado dos sonhos e procurando auxílio do grupo na interpretação dos sonhos.

David também decidiu colocar a imagem do seu inconsciente na visualização que fazia três vezes por dia. Ele pede à criança que lhe diga o que ela tem a dizer, prometendo que vai escutá-la no momento que ela não o amarre mais. Esse Guia Mental tem sido uma fonte constante de bons conselhos e David já não tem mais os pesadelos de há dois anos e meio.

Outros Guias Mentais surgiram, desde então, parecendo representar aspectos inconscientes de si mesmo. Um Guia que apareceu espontaneamente durante a visualização foi um menino de oito anos de idade, chorando. David lembrou-se de que, aos oito anos assistiu a um incidente traumático e que a partir de então tomou a decisão de não mais se deixar envolver emocionalmente. A imagem do menino representava toda a mágoa e angústia que o levou a tomar a decisão de evitar relacionamentos mais íntimos com as pessoas. David notou que o menino só aparecia durante a visualização quando ele se sentia deprimido, sem expressar os seus sentimentos. Ele aprendeu a interpretar o aparecimento do menino como uma mensagem de que estava se impedindo de extravasar as suas emoções.

Gwen

Gwen era uma paciente difícil, e embora que tivesse demonstrado uma boa reação física ao nosso programa, recusava os nossos esforços para ajudá-la a enfrentar os seus problemas psicológicos. Geralmente, recusava-se a se auto-analisar ou considerar maneiras alternativas de se relacionar com as pessoas. Na esperança de que ela pudesse encontrar um meio de se levar em consideração sugerimos que usasse o processo de visualização do Guia Mental.

Quase que timidamente, ela contou-nos que uma figura chamada Dr. Fritz aparecera espontaneamente durante a visualização dois meses antes, mas ela havia ficado sem graça de nos contar. Quando ela perguntou ao Dr. Fritz o que ele estava fazendo na sua visualização, ele respondeu que estava ali para ajudá-la a recuperar a saúde. Então, ela lhe fez uma série de perguntas e suas respostas indicaram uma profunda compreensão dos problemas que Gwen evitava comentar conosco.

Ela escutava o que o Dr. Fritz tinha a dizer. Quando ela conversava por telefone com sua filha sobre uma visita próxima, isto a deixava zangada, mas ela nada dizia à sua filha e, posteriormente, começava a sentir dor. Ela fez uma consulta ao Dr. Fritz a respeito da dor e ele disse que era decorrente do fato de não ter lidado diretamente com a sua filha. Ela estava chateada com as exigências que sua filha fazia em relação à sua disponibilidade de tempo, disse o Dr. Fritz, e se ela desejava se livrar da dor era necessário que telefonasse à filha para lhe dizer que não iam passar o fim de semana juntas. Assim que Gwen fez isto e cancelou a visita, a dor começou a desaparecer. Ela nos contou vários desses incidentes — talvez uns 30 ou 40 num período de seis meses — e a sua saúde melhorou de maneira sensível.

Janet

Alguns dos nossos pacientes tiveram intuições e informações valiosas durante as conversas mantidas com os símbolos durante o processo de visualização. Janet tinha câncer da mama, com metástases na cavidade abdominal. Ela começou a usar o processo de visualização assim que começou a fazer terapia conosco. Apesar do diagnóstico delicado, ela respondeu de maneira espetacular e pôde voltar a trabalhar e retomar as suas atividades normais durante dois anos e meio.

Mais tarde, Janet começou a ter alguns problemas emocionais e após vários meses de profundo estresse teve uma nova recaída. Pouco depois, ao fazer a sua visualização, ela chamou os seus glóbulos brancos e pediu-lhes mentalmente que trabalhassem em dobro para recuperar o controle do tumor. Eles responderam que não iriam trabalhar sozinhos e que Janet também deveria trabalhar. Disseram que se ela queria recuperar a sua saúde, era importante que entrasse em contato com as razões emocionais da recaída da doença e fizesse algo a respeito, além de praticar a visualização três vezes ao dia. Eles asseguraram-lhe que continuariam a trabalhar de maneira diligente, lutando contra o câncer e que se reproduziriam para criar uma fonte contínua de glóbulos brancos para lutar contra a doença.

Como resultado desse diálogo, ela voltou ao Centro para uma sessão de acompanhamento onde começou a esclarecer e a lidar com as suas dificuldades recentes. Durante o acompanhamento o tumor começou a diminuir e ela voltou para casa, de novo no caminho para a recuperação.

Frances

Frances é outra de nossas pacientes que nos disse manter um diálogo interno com as imagens da sua visualização. Frances veio ver-nos após receber o diagnóstico de um reaparecimento de linfoma, um tipo de câncer que afeta o sistema linfático. Ela imaginou, na sua visualização, o câncer sendo destruído pela quimioterapia e pelos seus glóbulos brancos. Depois, imaginava a medula óssea continuando saudável e produzindo mais glóbulos brancos para lutar contra o câncer.

Frances é poeta e mantém um diário onde escreve suas idéias, intuições e sonhos. Reproduzimos a seguir um poema que foi publicado no seu livro *Any Time Now*. Ela descreve o seu primeiro contato com o seu diálogo interno que tomou a forma da medula óssea.

ANOTAÇÕES DO DIÁRIO

15 de maio de 1976

São quatro horas da tarde. Li para Mark o poema sobre a serpente. As sugestões que ele fez tornaram o poema melhor e fizeram-me ficar triste.

8h da noite. Meditação, visualização. De repente, não consegui ver a minha medula. De jeito nenhum. Perguntei-me o que estava acontecendo. Estaria me punindo?

Subitamente, uma resposta: deixei Mark mudar *o meu poema da serpente*. Deixei que ele dissesse *Isto é o que você quer dizer, não é aquilo* — ele tirou o significado do meu poema.

Compreendi: minha medula estava dizendo que *eu* sou a base — de toda criatividade, de todo o bem — os glóbulos brancos que curam vêm de mim — eu sou o centro — o gerador, neste corpo — da força vital.

Prometi a mim mesma que resgataria o sentido do meu poema.

Vi os glóbulos brancos saírem da medula aos borbotões, milhares deles — movendo-se com a luz celular trêmula, com o movimento no líquido que reconheço como a VIDA.

— Ficaram mais suaves, trouxeram conforto e alimentação. E mataram as células anormais.

E eu de novo conseguia ver a minha medula óssea — resplandecente — na sua aura de líquido e dourado.

De repente — lembre da serpente sob a Acrópolis (no *Bull from the Sea*) — Teseus tentando salvar Atenas sitiada — uma velha mulher, guardiã da serpente da Deusa, mostra-lhe a saída secreta — um caminho, através das profundezas do abismo. Eles param e olham para um abismo profundo — a serpente, antiga, sagrada para a Deusa — a velha mulher a alimenta — ela come — bom presságio, a sua iniciativa será coroada de sucesso.

Agora compreendo — minha medula trêmula é o repositório — em mim — da força do universo — e acho que a autonomia que estou tentando alcançar deve ser gerada daquele conhecimento.

Devo respeitar a força vital COMO ELA ESTÁ EM MIM — e ESTÁ EM MIM gerada da medula, a fonte do sangue, depositária dos códigos dos genes.

Nas semanas seguintes, Frances recebeu muitas informações valiosas a respeito da sua reação emocional quanto aos incidentes cotidianos pela presença ou ausência da imagem da sua medula, quando praticava a visualização.

OUTRA MANEIRA DE ABORDAR O GUIA MENTAL

Em nossa experiência, a maioria dos Guias Mentais dos pacientes toma a forma, seja de uma figura respeitada ou de figuras que tenham grande valor simbólico. Os Drs. David Bresler e Art Ulene, porém, relatam grande sucesso com o uso de figuras de fantasia usadas como Guias Mentais.

Bresler, da Clínica da Dor da Faculdade de Medicina da Universidade da Califórnia — UCLA, faz com que seus pacientes entrem em contato com os seus Guias Mentais, através da visualização, para obterem informação sobre a dor que sentem. Ele sugere que os Guias assumam a forma de animais engraçados — "Freddy, o Sapo", por exemplo. Apesar da sua aparência excêntrica, essas criaturas ajudam os pacientes a identificar o que aconteceu na sua experiência que possa estar contribuindo para que a dor continue.

Ulene, que faz um programa de televisão sobre saúde no "Today Show", descreveu em seu livro, *Feeling Fine* ("Sentindo-se Bem"), uma abordagem parecida com a de Bresler. Ulene incentiva a composição de uma "criatura-conselheiro" que permitirá o acesso ao lado direito do cérebro — o hemisfério referente ao funcionamento simbólico e intuitivo, enquanto o pensamento lógico e racional está associado ao hemisfério esquerdo — a fim de receber ajuda para resolver os problemas com os quais nos defrontamos. Ele descreve a criatura e o processo da seguinte maneira:

O animal, é claro, nada mais é do que um símbolo do seu *eu* interior, e conversar com o animal equivale a conversar consigo mesmo, mas usando uma freqüência de ondas que não é usada em geral.

Há pouco tempo usei a minha criatura pessoal — um coelho chamado Corky — para me ajudar a resolver um problema de trabalho. Durante vários dias estive tentando achar uma saída. Nenhuma solução me vinha à cabeça. Muita frustração e muito estresse. Então, disse a mim mesmo: "Vamos ver o que Corky tem a me aconselhar."

Fechei a porta do escritório, abaixei as persianas e me joguei na cadeira. Imediatamente me projetei para o meu local de relaxamento — uma descida de esqui em Mammoth. Em segundos Corky apareceu. Descrevi o meu problema e perguntei a ele: "O que devo fazer?"

"*Você* não deve fazer nada", respondeu o coelho, sem hesitação. "Deixe que Frank cuide disso. Este problema não lhe diz respeito."

Por que não pensei nisto antes? Era a resposta certa apesar de não ter me vindo à mente durante dias quando tentava resolver o problema.

Telefonei para Frank (que cuida da parte administrativa dos meus programas de televisão) e contei-lhe a minha conversa com o coelho. Frank concordou em cuidar do assunto. Em poucos segundos senti-me melhor.

Admito que a solução era óbvia o tempo todo. Mas é justamente esse o ponto. Não era nada evidente para o lado verbal do meu cérebro. Foi somente quando pedi ajuda à minha criatura-amigo que pude ter acesso à solução.

A abordagem de Ulene é simples e direta e tem a vantagem de desmistificar o processo para que não sejam criadas barreiras levantadas pela obrigação de conotação religiosa ou mística para poder consultar um Guia Mental.

O PROCESSO DE VISUALIZAÇÃO DO GUIA MENTAL

Achamos este processo muito válido na assistência à recuperação dos nossos pacientes e pensamos que devem experimentá-lo. As etapas que descreveremos a seguir foram criadas para ajudá-los a estabelecer o contato inicial com o Guia Mental, qualquer que seja a forma que eles adotem. Quando tiver encontrado o seu guia poderá chamá-lo sempre que desejar, durante a visualização feita três vezes ao dia.

1. Sente-se em uma poltrona confortável, com os pés no chão, os olhos fechados. Use o método de relaxamento (capítulo 11) para ficar confortável e relaxado.
2. Na sua tela mental, veja a si mesmo em um local da natureza que lhe dê uma sensação de excitação, conforto, paz e serenidade. Escolha o local a partir de lembranças ou crie um. Concentre-se nos detalhes. Tente percebê-lo com todos os sentidos — como se realmente estivesse lá.
3. Veja um caminho surgindo perto de você que leve ao horizonte. Sinta-se andando por esse caminho. É agradável e suave.
4. Observe que ao longe existe uma luz radiante azul e branca que vem lentamente em sua direção. Não há nada de assustador nesta experiência.

5. À medida que a luz se aproxima, você poderá perceber que se trata de uma criatura viva — uma pessoa (desconhecida) ou um animal camarada.

6. Enquanto a pessoa, ou a criatura, se aproxima, conscientize-se dos detalhes da sua aparência. Ela é masculina ou feminina? Veja a sua silhueta e forma da maneira mais clara que puder. Se o seu guia for uma pessoa, observe os detalhes do rosto, olhos, estrutura óssea e constituição.

7. Se esta pessoa ou criatura faz você se sentir bem, confortável e seguro, saiba que se trata do seu Guia Mental.

8. Pergunte o seu nome e peça ajuda para os seus problemas.

9. Converse com ela, conheçam-se melhor e discuta os seus problemas como o faria com um amigo íntimo.

10. Preste atenção às informações que receber do seu Guia. Elas podem vir em forma de conversa ou gestos simbólicos, como por exemplo o Guia apontando em direção a alguma coisa ou mostrando um objeto que represente o que ele deseja dizer.

11. Estabeleça com o seu Guia uma forma de comunicação para poderem se comunicar no futuro.

12. Quando se sentir pronto volte lentamente à consciência da sala onde se encontra e abra lentamente os olhos.

Não fique desanimado se não conseguir entrar em contato com o seu guia ou receber informações na primeira vez; às vezes é necessário fazer várias tentativas antes de conseguir entrar em contato. Como se trata de uma parte de você à qual não prestou atenção durante vários anos, restabelecer a comunicação exige às vezes tempo e paciência.

Caso sinta-se desconfortável ou constrangido por consultar um Guia Mental, lembre-se de que a figura com a qual está se comunicando é apenas um símbolo do seu *eu* interior, uma parte intuitiva, sábia e responsável da sua personalidade com a qual você tem em geral pouco contato. Se puder estabelecer um relacionamento forte com o seu Guia Mental, receberá uma quantidade imensa de informações e conselhos acerca de seus sentimentos, motivações e comportamento. O Guia poderá informar-lhe quando está se fazendo ficar doente e sugerir o que deve fazer para melhorar. Esta é apenas uma capacidade sua que poderá ser mobilizada para recuperar a sua saúde.

16

Como Dominar a Dor

Os pesquisadores do campo da medicina ainda não sabem bem o que causa a dor, e tampouco compreendem os seus meios de comunicação entre o corpo e a mente. E, se a dor já é difícil de ser compreendida no nível psicológico simples, torna-se mais ainda se considerarmos o sistema complexo e interdependente de mente, corpo e emoções. Enquanto que a dor pode ter causas fisiológicas, também pode ser causada apenas por tensão emocional. Para conseguir lidar com a dor, devemos levar em consideração não apenas o estado físico do paciente como também o seu estado emocional.

A dor é, para o paciente canceroso, o aspecto mais assustador da doença. Dor nas costas causada pela tensão ou um "mal jeito" no pescoço, causado por uma posição desconfortável durante o sono ou por um travesseiro comprado há pouco poderia ser ignorado pela maioria das pessoas mas, a partir do momento em que a pessoa descobre que está com câncer, todas as dores adquirem um novo significado. Qualquer desconforto é examinado cuidadosamente, por medo de que seja um sinal de recaída ou de metástase para uma outra parte do corpo.

É praticamente impossível saber o que causa a dor ou separa os elementos que são físicos e os que são de origem psicológica. Já tivemos a ocasião de ver casos em que dois pacientes têm quase que o mesmo tipo de tumor, em tamanho e localização, enquanto que um deles sente dores terríveis e o outro não sente nada. As diferenças podem ser físicas, num nível difícil de ser percebido. E, sem qualquer sombra de dúvida, elas também podem ser psicológicas.

OS COMPONENTES EMOCIONAIS DA DOR

A dor tem uma relação muito forte com os estados emocionais. Tivemos oportunidade de observar isto de perto com um dos nossos pacientes que chegou muito perto da morte. Frederick era um médico de quarenta e tantos anos que tinha câncer no intestino com metástases avançadas no fígado. O câncer do intestino havia sido removido e ele recebeu um tratamento de quimioterapia para as metástases do fígado, mas o seu médico achou que a quimioterapia não estava dando resultado e suspendeu o tratamento. Apesar da gravidade da doença e dar dor intensa que sentia, Frederick era extremamente disciplinado e tinha certeza de que iria ficar curado e lutava para continuar vivo.

Durante o trabalho realizado no nosso centro, ele se conscientizou de que muitos dos seus problemas e tensões estavam relacionados com uma parte extremamente crítica da sua personalidade, o que o levava a estabelecer padrões impossíveis de serem atingidos a nível de competência profissional e aceitação por parte dos colegas. Um dos "benefícios" da sua doença era o pagamento que recebia do seguro-saúde, liberando-o das pressões de ter de provar a sua competência profissional.

Apesar de ter chegado perto da morte, Frederick começou a demonstrar sinais de recuperação. Com a prática disciplinada do processo de relaxamento/visualização, o tamanho do seu fígado diminuiu e a dor também. Logo ele pôde retomar várias de suas atividades e, cinco meses depois de nós o termos conhecido, ele reabriu o seu consultório. Pouco tempo depois, a companhia de seguros notificou-o de que estava suspendendo o seguro-saúde. Durante a conversa com o corretor, a dor do fígado reapareceu. A partir de então o seu estado começou a piorar até que ele morreu três meses depois. O fato de que a dor recomeçou *durante* a conversa inoportuna que manteve com o corretor de seguros nos leva a crer em uma ligação entre a dor de Frederick — real, tangível e física — e o seu estado emocional.

A Dor e os Sonhos

Mais uma prova do componente emocional da dor vem do fato de que os pacientes, com freqüência, dizem que são acordados por uma dor intensa. Acreditamos que a razão é a seguinte: o inconsciente prefere lidar com problemas desagradáveis durante o sono quando eles são ameaçadores demais para serem enfrentados quando se está acordado. O conteúdo desses pensamentos é tão penoso que resulta em dor física. Às vezes os pacientes têm uma pista do conteúdo através de sonhos de que se recordam. Nestes casos, recomendamos que eles comecem a tentar analisar o sonho assustador, conversando com as personagens do sonho durante os exercícios de visualização, tratando-os como se fossem Guias Mentais que estariam tentando lhe dar importantes conselhos.

AS "RECOMPENSAS" DA DOR: APRENDENDO A NÃO USAR A DOR COMO JUSTIFICATIVA

A dor física tem várias funções psicológicas importantes. Talvez o paciente canceroso ache que muitos dos "benefícios" da doença — receber cuidados, receber mais amor e atenção, poder se livrar de uma situação difícil e assim por diante — são o resultado mais da dor que o paciente sente do que da doença em si, já que a dor é um lembrete da doença. Chamamos a isso de "recompensas externas da doença", porque servem para influenciar o ambiente externo — isto é, as pessoas que rodeiam o paciente e o seu comportamento em relação a ele.

Da mesma forma que o câncer pode às vezes ser a justificativa de que os pacientes precisam para reconhecer a sua própria importância e exigir que as suas necessidades sejam satisfeitas por eles próprios, a dor também pode preencher este papel. Se a pessoa conseguir dar-se permissão para pedir amor e atenção, ficar relaxada e se livrar do estresse sem precisar usar a dor como justificativa, ela poderá se livrar da dor.

A dor também tem as suas "recompensas internas". Alguns dos nossos pacientes, por exemplo, parecem usar a dor física como diversão, como desculpa para evitar enfrentar os conflitos dolorosos de suas vidas. Nestes casos, a dor física pode, em um ato inconsciente por parte da pessoa, substituir a dor emocional, porque a dor física é, em geral, mais suportável, sobretudo se o paciente teme não possuir os recursos necessários para lidar com a dor emocional ou desistiu de chegar um dia a resolver os seus problemas.

Ao mesmo tempo que você examinar as causas físicas da dor, insistimos para que examine as possíveis recompensas que pode estar recebendo. Com este auto-exame é possível alterar os pensamentos e comportamentos que estão contribuindo para a manutenção da dor. Pergunte-se: "Por que preciso desta dor? Qual é o propósito dela? O que ela me permite fazer, ou não fazer? O que estou ganhando com ela?" Em geral, é difícil responder a essas perguntas. A sua mente consciente tenderá a responder: "Não quero esta dor. Não serve para nada. Ela me impede de fazer o que desejo." Mas, é importante ultrapassar este estágio. Você poderá ser ajudado pelas pessoas amigas se elas forem honestas, ou então por um profissional.

MÉTODOS DE CONTROLE DA DOR

Como a dor está, com muita freqüência, ligada à tensão e ao medo, muitos dos nossos pacientes sentem um declínio da dor após começarem a usar o processo de relaxamento/visualização de maneira regular. Acreditamos que isto aconteça por duas razões. Em primeiro lugar, o relaxamento reduz a tensão muscular, reduzindo por sua vez a dor. Em segundo lugar, como o processo de visualização ajuda o paciente a desenvolver uma expectativa maior de que possa vir a se recuperar, o seu medo diminui, reduzindo a tensão e como resultado diminuindo a dor.

Neste capítulo, descrevemos as diferentes maneiras de controlar a dor. Começaremos por ajudar os pacientes a compreender os seus componentes emocionais: quando e por que ela aparece, com que intensidade e sob que circunstâncias o paciente chega a se livrar, ou quase, da dor.

Reconhecendo Como Você Pode Estar Sendo Responsável pela Sua Própria Dor

A dor jamais é constante, apesar de os pacientes em geral descreverem-na como tal. Se você registrar cuidadosamente a sua dor, verá que há momentos em que não sente dor, quando ela é mínima e quando varia de intensidade. Isto irá ajudá-lo a se tornar mais consciente do que está pensando e do que está acontecendo em sua vida, em cada um desses momentos.

Por exemplo, um paciente pode nos contar que quando acorda não sente dor. Mas, quando ele começa a pensar em sair da cama, a dor começa. Se ele prestar atenção no que está pensando naquele momento, se dará conta de que se lembra subitamente que está doente, que já não funciona como antigamente, que não se sente como "antigamente". Ao se levantar, talvez tenha pouca dor, até que o telefone toque, quando então a dor aumenta bastante.

Achamos que a expectativa negativa deste paciente está contribuindo para aumentar a sua dor. Ao invés de se sentir forte e capaz de lidar com a sua vida, ele se lembra da doença e acha que não será capaz de levar adiante as suas atividades. Além disso tudo, ele parece adivinhar que a conversa pelo telefone será difícil. Neste caso, nós lhe perguntamos quem ele imaginava que estava telefonando, que tipo de conversa ele achava que iria ter e por que se sentia incapaz de enfrentar a situação.

Ao se conscientizar das expectativas que podem estar influenciando a sua dor, o paciente poderia ser capaz de modificar esses pensamentos. Ele pode passar a fazer relaxamento e visualização de maneira mais regular para reforçar a expectativa positiva. Ele poderá evitar se expor a situações desnecessárias de estresses ou então modificar a sua maneira de reagir a situações que não podem ser evitadas. Esta percepção de como ele próprio pode ter contribuído para a sua dor é um primeiro passo importante para conseguir reduzi-la.

VISUALIZAÇÃO PARA LIDAR MELHOR COM A DOR

Além de procurar descobrir os possíveis componentes emocionais dos nossos pacientes, usamos três processos específicos de visualização elaborados para controlar a dor persistente: visualização dos recursos de cura do seu corpo, a comunicação com a dor e a sua visualização. (Este método foi adaptado do trabalho desenvolvido pelos Drs. Norman Shealy do *Pain and Health Rehabilitation Center*, em La Crosse, Wisconsin e David Bresler da *Pain Clinic* da Escola de Medicina da Universidade da Califórnia — UCLA.) Experimente cada um deles até descobrir o melhor para você. Faça as visualizações tantas vezes quantas forem necessárias. Não há limite ao número de vezes que a visualização pode ser usada e ser eficiente. Esperamos que essas atividades possam ajudá-lo a encontrar maneiras criativas alternativas para controlar a sua dor.

Visualização dos Recursos de Cura do Organismo

O objetivo desta atividade é tornar você um participante ativo para mobilizar os recursos curativos do seu organismo no local da dor e incentivar as forças poderosas para corrigir as anormalidades para fazer a dor diminuir. Ao fazer este exercício, você estará fortalecendo a sua confiança na capacidade de controlar a dor e os processos do seu organismo — diminuindo o medo que é, com freqüência, um componente da dor.

1. Prepare-se, usando o método de relaxamento descrito no capítulo 11.
2. Visualize uma missão de exploração através dos glóbulos brancos do seu organismo (ou qualquer outra imagem das forças curativas do corpo) para descobrir a dificuldade.
3. Se os glóbulos brancos (ou outro símbolo mental) descobrirem as células cancerosas, visualize-os, atacando e destruindo o câncer, deixando a área limpa e saudável e livre de dor.

4. Se os glóbulos brancos do sangue (ou outro símbolo mental) não encontrarem câncer, e sim dor, músculos ou ligamentos tensionados, veja os músculos ficando mais relaxados como se fossem borrachas rijas tornando-se flácidas.

5. Observe que, ao manter a imagem dos músculos e ligamentos tornando-se mais relaxados, a dor diminui e pode chegar a desaparecer.

6. Agradeça mentalmente a si mesmo por estar participando ativamente no processo de aliviar a sua dor e retorne às suas atividades normais.

Comunicação com a Dor

Ao manter um diálogo mental com a sua dor, você estará fazendo o mesmo que quando consulta o seu Guia Mental — ambos os processos podem revelar muitas coisas a respeito dos componentes mentais da sua dor e doença. Gwen, por exemplo (sobre a qual falamos no capítulo 15), consultava sempre o seu Guia Mental "Dr. Fritz" sempre que sentia dores. Ele disse-lhe que a razão por ela estar sentindo dor era porque havia assumido um compromisso que não queria cumprir. Quando ela seguiu o seu conselho (que, na realidade, era a sua própria opinião judiciosa) e cancelou o compromisso (uma visita que iria fazer à sua filha), a dor desapareceu. Ninguém pode, melhor do que você mesmo, dizer o que está causando o problema.

1. Prepare-se usando o processo de relaxamento descrito no capítulo 11.

2. Visualize a dor como sendo um ser, humano ou não. Tente ver a imagem o mais claramente possível.

3. Estabeleça um diálogo com o ser responsável pela dor. Pergunte-lhe por que está ali, a mensagem que tem a lhe dar, o propósito da sua presença. Ouça com cuidado as suas respostas.

4. Agora pergunte ao ser responsável pela dor o que pode fazer para se livrar dela. Ouça cuidadosamente as suas respostas.

5. Abra os olhos e comece a seguir os seus conselhos. Observe se a dor diminuiu.

6. Agradeça a si mesmo por ter-se ajudado a diminuir a sua dor e retorne às suas atividades habituais.

Visualização da Dor

O outro método de redução da dor relaciona-se com a imaginação da aparência da sua dor. Este método, assim como o primeiro, reforça a sua confiança em que você é capaz de controlar os seus processos internos.

1. Prepare-se usando o método de relaxamento descrito no capítulo 11.
2. Focalize a dor. Que cor tem? Veja a sua cor, forma e tamanho de maneira clara. Pode ser uma bolha vermelho-vivo. Pode ter o tamanho de uma bola de tênis, de uma toranja ou de uma bola de basquete.
3. Projete mentalmente a bola no espaço, cerca de três metros para fora do seu corpo.
4. Faça a bola crescer, ficar do tamanho de uma bola de basquete. Agora, faça-a diminuir até o tamanho de uma ervilha. Agora deixe a bola ficar do tamanho que ela quiser. Em geral, ela volta ao tamanho original.
5. Comece a modificar a cor da bola. Faça-a ficar rosa, depois verde-claro.
6. Agora, pegue a bola verde e coloque-a de volta ao seu lugar original. Nesta etapa, observe se a dor diminuiu.
7. Ao abrir os olhos, estará pronto para voltar às suas atividades.

SUBSTITUIÇÃO DA DOR PELO PRAZER

Alguns dos nossos pacientes descobriram a abordagem que é talvez a mais satisfatória — a substituição da dor pelo prazer. Ao começarem uma atividade satisfatória e gratificante quando sentiam dor, descobriram que conseguiam diminuir ou mesmo eliminar o estresse.

Vejamos o caso de Tim, um jovem cirurgião plástico que sofria da doença de Hodgkin e sofria dores tão intensas que quase o impediam de andar. Durante um seminário sugerimos a Tim que fosse pescar. O local onde se podia pescar ficava a um quilômetro de distância e Tim não sabia se iria conseguir, mas foi assim mesmo, com a ajuda de outro paciente.

Mais uma vez, ele teve de pedir ajuda para preparar a linha, mas assim que jogou o anzol pescou uma truta. A dor diminuiu imediatamente. Os dois pacientes pescaram durante 45 minutos, mais ou menos e, durante todo esse tempo, Tim não sentiu dor. E ele estava tão excitado para voltar e mostrar aos outros o que havia pescado que pôde fazer o caminho de volta com facilidade.

Tim já sabia que esse tipo de experiência podia acontecer por ser médico, mas jamais imaginara que podia acontecer com ele. No dia seguinte, sugerimos uma partida de tênis pois sabíamos que Tim era um excelente tenista, apesar de não jogar há dois anos, desde o seu diagnóstico. Lançamos a bola de maneira que ele não tivesse de fazer muitos movimentos para rebatê-la. Trinta minutos mais tarde, Tim parou de jogar sentindo-se confortavelmente cansado e contou-nos que durante o jogo não havia sentido dor. Para sua grande surpresa, ficou sem sentir dor durante quase dois dias.

A experiência que Tim teve de reduzir a dor de maneira considerável ao fazer exercícios físicos agradáveis pôde ser produzida não apenas por estar fazendo algo agradável, mas também por estar fazendo os exercícios a que se negava antes por causa da dor. A interação entre mente, corpo e emoções funciona de tal maneira que a melhora do estado físico contribui para um estado físico ainda melhor e assim por diante.

É claro que não podemos afirmar que se saírem a fazer exercícios físicos intensos a dor desaparecerá. Porém, observamos muitas vezes que os pacientes deixam de fazer atividades que lhes dão prazer quando estão sentindo dor. Muitas vezes parecem estar se punindo pela dor que sentem, afastando-se mesmo das atividades que podem perfeitamente continuar a fazer. Aprendemos por experiência que a participação em atividades gratificantes tem como recompensa uma redução da dor.

Se, porém, a dor continuar, os mesmos métodos que usamos no tratamento do câncer podem ser também utilizados nos tratamentos da dor. Compreender os componentes emocionais da sua dor, examinar as suas possíveis razões ocultas e se dar permissão para agir de uma maneira mais satisfatória do ponto de vista emocional, sem usar a dor como justificativa. Ao reassumir o controle dos processos do seu organismo e reforçar a expectativa positiva de recuperação, haverá grandes chances de a dor desaparecer.

17

Exercícios Físicos

Começamos a pensar seriamente em incluir os exercícios físicos em nosso programa de treinamento após termos conhecido em 1976 o Dr. Jack Scaff, cardiologista eminente, que usa os exercícios físicos como o elemento mais importante no tratamento de pacientes cardíacos. O programa de exercícios físicos é tão vigoroso que, há 10 anos, com certeza, os médicos pensariam que levariam o paciente à morte. Quando discutimos o potencial que este programa poderia apresentar para os pacientes cancerosos, lembramo-nos que um número importante dos pacientes que tinham tido mais sucesso com o tratamento haviam mantido um programa de exercícios físicos vigorosos após o diagnóstico, e todos eram esbeltos e rijos.

Após termos feito essas observações preliminares, começamos a pesquisar a literatura médica para descobrir as razões por que exercícios vigorosos podem trazer vantagens incomensuráveis à recuperação dos pacientes cardíacos e cancerosos. Uma das primeiras observações que encontramos relacionava-se à taxa de crescimento de doenças cardíacas e de cânceres, paralela à industrialização da sociedade. A incidência de doenças cardíacas e de cânceres cresceu assustadoramente à medida que a vida tornou-se mais abundante (permitindo uma superalimentação), mais sedentária (diminuindo a quantidade de esforço físico) — e muito mais estressante.

Descobrimos que, já em 1911, James Ewing, uma das primeiras personalidades importantes no campo da pesquisa do câncer, observou que o câncer aparecia com mais freqüência nas pessoas que estavam "bem e indolentes", sendo mais raro nas pessoas "pobres e com excesso de trabalho". Ewing acreditava que a falta de exercício nas classes econômicas mais elevadas era um dos fatores. Em 1921, quando I. Silvertsen e A. W. Dahlstrom analisaram o histórico de 86.000 mortes, descobriram que as taxas de morte por câncer eram mais elevadas dentre os que tinham profissões que exigiam menos esforço muscular, e menos elevadas dentre os que tinham profissões que exigiam um esforço muscular maior. Observando que o câncer parecia ser um produto da Era Industrial, esses pesquisadores mostraram que as sociedades relativamente "pouco civilizadas" praticamente não sofriam de câncer.

Pesquisas feitas com animais também corroboraram esta idéia. Em 1938, Silvertsen descobriu que a incidência de câncer em camundongos predispostos ao câncer era reduzida em 16% com um programa de ingestão calórica reduzida e exercícios diários. Os camundongos do grupo de controle, que tinham dietas não-restritas e faziam pouco exercício tinham uma taxa de câncer de 88%. Outros estudos, realizados por H. P. Rusch e B. E. Kline mostraram também uma diminuição do crescimento de tumor nos animais de laboratório que faziam exercícios.

Em uma pesquisa engenhosa feita em 1960, S. Hoffman e K. Paschkis tiraram tecidos musculares fatigados (exercitados) de camundongos e os injetaram em outros camundongos nos quais haviam também transplantado células cancerosas. Eles descobriram que o tecido muscular extraído incentivou uma diminuição do tumor e, em alguns casos, o desaparecimento da doença. Uma injeção dos músculos não-exercitados não fazia efeito algum.

O trabalho do Dr. Hans Selye e outros pesquisadores da área de estresse sugere que a correspondência entre os exercícios físicos e uma incidência menor do câncer pode ser relacionada ao encaminhamento apropriado do estresse. Várias pesquisas com animais demonstraram que quando os animais estão estressados sem que lhes seja permitido um escape físico para liberar o estresse, há uma deterioração contínua dos seus organismos. Mas se eles puderem fazer exercícios, mesmo estando estressados, o desgaste é mínimo.

Essas descobertas, juntamente com as informações de outras experiências feitas com animais de que um exercício vigoroso estimularia o sistema imunológico, indicam que o exercício físico feito de forma regular é uma das melhores formas de encaminhar de maneira apropriada os efeitos fisiológicos do estresse, e pode também estimular as defesas naturais do organismo a lutarem contra a doença.

O exercício traz mais do que apenas benefícios físicos. Mudanças psicológicas importantes podem ocorrer simultaneamente. Muitos dos estudos demonstraram que as pessoas que freqüentam programas regulares de exercícios (especificamente, uma combinação de caminhada e *jogging*) são mais flexíveis na sua maneira de pensar e nas suas convicções, são mais auto-suficientes, têm um melhor autoconceito, melhor aceitação própria, menos tendência a acusar outras pessoas e são menos propensas à depressão. O quadro geral é de que as pessoas envolvidas em programas regulares de exercícios desenvolveriam um perfil psicológico mais saudável — identificado em geral, com um prognóstico favorável para a evolução da doença.

Esta informação é particularmente importante para nós, porque como já vimos anteriormente, a depressão mental é um dos problemas emocionais mais importantes relacionados com a doença, tanto antes quanto depois do diagnóstico. Como pesquisas recentes também mostraram uma correlação entre a depressão e o malfuncionamento do sistema imunológico, o exercício, como uma das maneiras mais eficientes de reverter a depressão, torna-se um fator poderoso na recuperação do bem-estar.

Além do mais, as mudanças ocorridas no perfil psicológico dos nossos pacientes que, reconhecidos como indicadores positivos da probabilidade de que eles vão ultrapassar as predições das expectativas de vida são bastante semelhantes às mudanças psicológicas que os pesquisadores vêm observando nas pessoas que fazem exercícios com regularidade. Todos os pacientes que ultrapassaram, em muito, as expectativas de vida, passaram por essas mudanças durante o nosso programa de tratamento.

Os exercícios regulares contribuem para criar mudanças positivas de personalidade também em outros aspectos importantes. Separar um momento para fazer exercícios exige um controle rígido da agenda. Ao estabelecer um programa diário a pessoa terá a sensação de controlar a própria vida. Esta atitude de assertividade ajuda a criar um clima emocional propício para a cura.

Por fim, o exercício nos ensina a prestarmos mais atenção às nossas necessidades físicas. A sensação de vitalidade e de saúde que adquirimos com o exercício regular nos ajuda a enxergar o nosso corpo como um aliado, uma fonte de prazer, algo que merece a nossa atenção e cuidados. Afirmar as nossas necessidades através de um programa regular de exercícios equivale a afirmar que somos importantes.

Se o exercício físico pode trazer mudanças físicas no sistema imunológico e na atitude psicológica que contribui para melhorar a qualidade de vida, e até possibilitar a cura, então vale realmente a pena estabelecer um programa regular de exercícios físicos.

Até agora, que tenhamos conhecimento, os exercícios físicos não tinham sido incluídos em qualquer outro programa de tratamento do câncer. Enquanto alguns especialistas possam pensar que não é aconselhável para os pacientes cancerosos que têm problemas de metástase nos ossos, ou uma contagem baixa de plaquetas (o mecanismo que participa da coagulação do sangue), ou qualquer outro tipo de limitação mais grave, nós achamos que a maioria dos pacientes, mesmo os que têm problemas especiais, pode seguir um programa de exercícios físicos. O único cuidado que devem ter é ir mais devagar, reconhecendo que podem se fazer mal, e observar cuidadosamente quaisquer sinais de advertência de dor ou de rigidez.

NOSSO PROGRAMA DE EXERCÍCIOS: UMA HORA, TRÊS VEZES POR SEMANA

O programa de exercícios que criamos baseia-se naquele designado para os pacientes cardíacos. Pedimos a todos os nossos pacientes que comecem um programa de *uma hora de exercícios, três vezes por semana*. É preciso notar que o período de uma hora é importante. Estudos demonstram que períodos mais curtos não produzem os benefícios de maneira tão consistentes.

Se o paciente estiver preso à cama, sem condições de se movimentar, sugerimos o método da visualização, vendo-se fazendo os exercícios. Isto é importante para começar a criar uma expectativa de maior liberdade física e estabelece um compromisso de reconhecimento das necessidades do organismo. Se o paciente conseguir movimentar os braços e pernas, sugerimos que os exercícios sejam feitos na cama. E se for alguém que já pode caminhar pelo quarto ou pela casa, incentivamos a que ele o faça.

Tomemos o exemplo de um paciente com leucemia, que se encontra no hospital para o tratamento de quimioterapia, sente muita dor, o que faz com que tome remédios para reduzir a dor, e recebe alimentação intravenosa. Em geral, a única atividade dessa pessoa é ir ao banheiro, acompanhada de outra. A primeira coisa que este paciente deve fazer ao começar um programa de exercícios é decidir quais serão os períodos de ginástica. É importante que o momento escolhido seja uma hora em que haja poucas interrupções — digamos entre 3 e 4 horas da tarde, quando ocorre a mudança de turnos do pessoal de enfermagem.

Essa pessoa poderia começar os exercícios movimentando as mãos e pés em volta da cama o máximo que pudesse sem se fazer mal (mesmo os dedos e pulsos do braço com soro podem ser movimentados) e levantar a cabeça do travesseiro e abaixar durante 4 a 5 minutos. Depois disso, o paciente poderia usar a visualização para se imaginar na atividade que mais goste de fazer — jogar tênis, nadar, caminhar pela floresta. Qualquer que seja a atividade, o importante é que seja compensadora e agradável. A visualização poderia durar de 5 a 10 minutos e depois repetindo o exercício físico durante mais 4 a 5 minutos, movimentando as pernas, os braços, a cabeça e assim por diante. Em seguida, repetiria a visualização por mais 5 a 10 minutos.

Ao repetir a combinação de atividade física (5 minutos), depois a visualização (10 minutos) quatro vezes seguidas, depois chamando a enfermeira para ajudá-lo a ir ao banheiro (nem que seja só pelo exercício), o paciente terá completado um período de 1 hora de exercícios. Ele deverá repetir este programa três vezes por semana, até que não necessite mais da alimentação intravenosa — quando então poderá aumentar a quantidade de exercícios.

Ao receber alta, ele já terá um programa regular de uma hora de exercícios, três vezes por semana, para completar com atividades apropriadas. O ideal seria chegar a um programa de caminhada durante uma hora completa, e outro programa conjugando a caminhada e a corrida. Este programa deve ser adaptado dependendo das condições físicas da pessoa no momento.

Se a pessoa estiver recebendo tratamento ambulatorial, mas não sabe como começar um programa de exercícios, as pesquisas, sobre as quais falamos anteriormente, sugerem que talvez a melhor forma de exercício completo seja uma combinação de caminhada e de corrida, uma hora, três vezes por semana. No entanto, o que é mais importante do que a forma do exercício é a regularidade. E se a pessoa estiver gostando do tipo de exercício que faz, estará mais inclinada a fazê-lo com regularidade. Se gostar de jogar tênis ou de nadar, e está preparada fisicamente, sugerimos que pratique esses esportes — permanecendo dentro dos limites da atividade "segura".

O melhor critério que encontramos para definir uma atividade "segura" é o empregado com os pacientes cardíacos; o limite máximo de esforço físico é considerado quando as pulsações são de 24 a 26 batidas a cada 10 segundos, chegando de 144 a 156 batidas por minuto. Como em geral é difícil determinar as pulsações, ainda mais quando se está fazendo exercício, estabelecemos um método simples e prático: *o exercício é seguro até o momento em que se é capaz de manter uma conversa*, mesmo que descontínua, durante o exercício.

Do momento que não seja mais possível manter uma conversa, quer o exercício seja feito na cama, uma caminhada ou corrida, o ritmo deve ser reduzido. Se estiver correndo, diminua ou comece a andar; se estiver andando, pare ou sente-se. Como a capacidade de manter uma conversa pára antes mesmo de se atingir 26 batidas por 10 segundos, esta regra vai mantê-los dentro dos limites do que é seguro.

Estamos convencidos de que este programa de exercícios pode contribuir tanto para a saúde física como para a mental. Queremos deixar bem claro, no entanto, que *você* é responsável por se proteger de um mal-jeito ou de exaustão. Se prestar atenção aos critérios de atividade segura, não há como se machucar ou se estafar. Pedimos que a pessoa aceite ser responsável por si mesma para que faça os exercícios de maneira razoável. Pedimos isso a todos os nossos pacientes e eles raramente se machucam.

A nossa experiência nos mostrou que os pacientes cancerosos são capazes de muito mais atividades físicas do que a maioria das pessoas poderia supor. Lembremos o caso de Tim, por exemplo. Os exercícios, que ele havia se recusado a fazer durante dois anos, fizeram a sua saúde melhorar e ajudaram-no a aliviar a dor. Um dos nossos pacientes com metástases ósseas extensas completou uma minimaratona (cerca de 10 quilômetros) enquanto que um outro, com um câncer inoperável da pélvis, completou recentemente uma corrida de meia maratona (cerca de 21 quilômetros). Um outro ainda, que é paciente e também membro da equipe de psicologia conseguiu completar uma maratona de 42 quilômetros conosco. Ele tem metástases, no pulmão, de um câncer no rim há quatro anos, mas não teve problemas de fôlego durante a corrida. Ele chegou a sair para jantar na noite do dia da corrida, enquanto que nós fomos dormir. Pelo que sabemos, é a primeira vez que uma pessoa com câncer nesse estágio avançado pode completar uma maratona.

Talvez a observação mais convincente que possamos fazer é a de que mais da metade dos pacientes do nosso grupo pesquisado — todos eles tendo sido considerados incuráveis — continuam 100% ativos, tão ativos quanto antes do diagnóstico de câncer. Quando a qualidade de vida melhora, também aumenta o compromisso da pessoa em relação à vida e a sua crença de que poderá curar-se. Apesar de não haver nenhum elemento que possa ser considerado a única causa de uma melhora da qualidade de vida, um programa regular de exercícios faz, sem dúvida alguma, parte desta melhora.

Enquanto acreditamos firmemente nos benefícios dos exercícios físicos, não nos sentimos à vontade para propor uma dieta específica para os pacientes cancerosos. A pesquisa sobre a dieta e o câncer é bastante confusa e contraditória, apesar de existir uma correlação consistente entre a diminuição da ingestão de calorias em animais de laboratório e a diminuição de incidência da doença, e também uma evolução menos rápida do tumor. Mas esta pesquisa foi realizada com animais de laboratório, não com seres humanos.

Sendo assim, tudo o que podemos dizer em relação à nutrição é que os pacientes com excesso de peso gradualmente diminuam o número de calorias — até chegarem ao peso ideal. Além disso, sugerimos que evitem álcool em excesso.

Aprendemos, a partir da nossa experiência, que há muito a se ganhar com a prática regular de exercícios, e insistimos para que comecem imediatamente um programa, qualquer que seja o seu estado físico. Os benefícios físicos e psicológicos podem ser imediatos.

18

Lidar Com os Medos de Recaída e Morte

Praticamente todos os nossos pacientes do projeto de pesquisa do centro de tratamento de Fort Worth receberam o diagnóstico de incuráveis, com um prognóstico que indicava apenas mais um ano de vida. Apesar de a maioria dos participantes do nosso programa ter ultrapassado a expectativa e muitos agora nem mais demonstrarem sinais da doença, a possibilidade de uma recaída e a probabilidade da morte estão sempre presentes para eles.

Todos os pacientes cancerosos temem a possibilidade de uma recaída — e realmente não é incomum que o paciente comece o tratamento, melhore de maneira significativa e depois piore. No caso dos pacientes que seguem o nosso programa parece ainda pior, porque é como se jogasse uma dúvida quanto à eficiência do tratamento e na sua habilidade em fazer as mudanças psicológicas necessárias para manter a saúde. Para fazer face a esta situação, aprendemos a contrabalançar as esperanças de recuperação dos nossos pacientes com uma discussão aberta sobre como lidar com os medos de recaída e morte. É importante que os pacientes compreendam que a mudança psicológica que torna a recuperação possível não é um caminho reto e sim um processo dinâmico, com altos e baixos o tempo todo.

Além do mais, toda mudança leva tempo, mas até o presente momento não existem dados científicos sobre o tempo decorrente entre a mudança psicológica e a mudança fisiológica decorrente que poderia levar à cura. Assim, os pacientes devem reconhecer que cada uma das mudanças ocorridas com a sua saúde — quer elas sejam positivas quer negativas — nos meses subseqüentes é um valioso *feedback* do organismo e contém informações que podem ajudar a indicar o caminho para o objetivo desejado de cura.

A RECAÍDA: O *FEEDBACK* DO ORGANISMO

Estar preparado para uma recaída é a melhor maneira de diminuir o medo dela. Quando os nossos pacientes chegam até nós pela primeira vez, examinamos cuidadosamente as piores possibilidades de que uma recaída ocorra e desenvolvemos uma estratégia, caso aconteça. Descrevemos o que acontece, em geral, quando o paciente descobre que a doença retornou. Normalmente, segue-se um período de confusão e distúrbios emocionais, uma sensação de que "o chão nos fugiu aos pés". Muitos descreveram este período como uma experiência na qual a pessoa sente-se completamente perdida e que pode durar de uma a quatro semanas, dependendo da quantidade de apoio emocional que o paciente recebe. Durante este período, pode haver uma reavaliação ou mudança de tratamento médico. Aconselhamos aos pacientes a não esperarem muito de si mesmos neste momento. Eles precisam de toda a sua energia para sobreviver.

Pedimos aos pacientes que se lembrem de dois pontos. O primeiro é que devem pedir a todas as pessoas ligadas a eles — família, amigos, a equipe médica — amor, carinho e compreensão para as suas mudanaçs de humor. A energia de que precisarão para lutar contra o desespero que sentem virá deste apoio. Em segundo lugar, não devem tomar decisões importantes sobre o que pensam será o desfecho da doença. Se os pacientes acharem que o futuro será tão penoso quanto está sendo o presente, poderão desistir emocionalmente, acelerando o declínio físico. Durante a recaída, lembramos a eles de que se trata de período assustador e doloroso, porém *temporário*. O choque e a confusão desaparecerão. E, quando isto tiver acontecido, eles poderão começar a fazer uma avaliação calma do que aconteceu e do que lhes reserva o futuro.

Assim que o paciente indicar que este período difícil tiver passado e que já recuperou a energia e a perspectiva para examinar o motivo da recaída, começamos a fazer isto junto com ele. Consideramos a recaída não como um fracasso, mas como uma mensagem fisiológica do corpo com implicações psicológicas. Algumas das possíveis mensagens seriam:

1. O paciente rendeu-se inconscientemente aos conflitos emocionais que enfrenta. A recaída indica que precisa da ajuda de um terapeuta para resolver os conflitos ou de encontrar melhores formas de enfrentá-los.

2. O paciente ainda não encontrou a maneira de se dar permissão para satisfazer as suas necessidades emocionais de outras maneiras que não seja através da doença. Uma revisão cuidadosa dos "benefícios" da doença determinará se podem achar outras maneiras de satisfazer as necessidades, mais úteis desta vez.

3. O paciente talvez esteja querendo fazer muitas mudanças ao mesmo tempo, muito depressa — o que por si já provoca

197

um estresse físico. O organismo está avisando para ir mais devagar e não se desgastar tanto.

4. O paciente fez mudanças importantes, mas depois se acomodou e tornou-se complacente. Muitos pacientes descreveram a dificuldade de manter as atividades em um nível menos tenso desde que a ameaça da doença desapareceu. Isto é bastante compreensível. As pessoas em geral reagem às necessidades imediatas e para que um regime de vida torne-se um hábito é necessária uma disciplina rígida.

5. Os pacientes talvez não estejam cuidando de si mesmos emocionalmente falando; o seu comportamento pode estar sendo destrutivo. O organismo estará lembrando a eles para colocar as suas necessidades e saúde em primeiro lugar.

Esta lista não é exaustiva. Um terapeuta pode ser bastante útil para ajudar a mensagem da recaída, mas os pacientes devem, por sua vez, examinar a sua própria mente em busca da mensagem.

Durante este processo será muito útil consultar o seu Guia Mental, como descrevemos no capítulo 15. Incentivamos os pacientes a visualizar o Guia pelo menos uma vez ao dia e perguntar-lhe: "Qual é o significado da minha recaída? Qual é a mensagem dela?"

Outro exercício valioso é o de examinar o período anterior à recaída. Quais os incidentes ou mudanças que estavam ocorrendo, quais os comportamentos ou atividades que eram diferentes? De novo, a objetividade dos amigos, da família ou do terapeuta pode ser de grande valia nesta averiguação. Estes procedimentos de investigação do significado de qualquer piora ou recaída podem fornecer informações valiosas com resultados positivos para os esforços conscientes do paciente para recuperar a sua saúde. Este também pode ser um período para o paciente reavaliar os esforços de recuperação da saúde e decidir se deve ou não mudar de orientação.

MORTE: UMA REDECISÃO

Talvez o fato mais assustador, carregado de emoções e difícil que a vida deva assumir seja a morte. É terrível que o assunto da morte seja praticamente um tabu na nossa sociedade. A omissão de discutir — mesmo que somente para reconhecer — a morte acarreta o medo que temos dela e a nossa incerteza em como abordá-la. Como mencionamos anteriormente, a maioria dos pacientes cancerosos tem menos medo da morte do que da sua qualidade. Eles temem uma morte demorada que esgotará emocional e financeiramente a sua família e amigos. Eles receiam a possibilidade de passarem meses no hospital, longe das pessoas que lhe são caras, levando uma vida solitária, dolorosa e vazia. As famílias tentam evitar completamente o assunto da morte. Quando o paciente tenta discutir a possibilidade da morte a resposta mais freqüente é: "Não fale assim! Você não vai morrer!" Como os pacientes não podem falar sobre a morte mesmo com aqueles que são mais chegados, o medo continua a crescer. (No próximo capítulo discutiremos a importância de comunicar-se abertamente sobre a morte.)

Apesar da relutância de todos em discutir a morte, a Dra. Elizabeth Kubler-Ross, uma das maiores autoridades no assunto, observou que tanto os adultos como as crianças sentem instintivamente quando a morte está perto. Ela também disse (e nós pudemos observar na nossa experiência) que com freqüência as pessoas não se deixam morrer, continuando a lutar porque uma pessoa querida ou mesmo a equipe médica não pode aceitar que morram. Estas pessoas carregam o fardo duplo de saberem que estão morrendo e de terem de se manter vivas por causa dos outros.

Na fase inicial do nosso trabalho, várias experiências que nos eram extremamente dolorosas, a nós e aos nossos pacientes, fizeram com que reexaminássemos o nosso ponto de vista em relação à morte, e nos ensinaram a necessidade de indicar aos nossos pacientes o direito que tinham de assumir o controle, não só da sua vida, como também da sua morte.

Alguns dos nossos pacientes sentiram como se nós tivéssemos dado a eles a chave para uma cura segura e pensaram: "Eu posso conseguir" — e, como viemos a descobrir posteriormente, sentiam-se culpados se falhavam em se recuperar. Esses pacientes vinham a Fort Worth três a quatro vezes por ano para sessões de uma semana e depois voltavam para casa. Entre uma sessão e outra mantínhamos contato por telefone e, ocasionalmente, os visitávamos em casa durante nossas viagens. De repente, toda comunicação cessava durante várias semanas e mais tarde recebíamos a informação de suas famílias de que haviam morrido.

Por causa do envolvimento que tínhamos com esses pacientes sentíamo-nos espantados e magoados por termos sido excluídos dos últimos momentos. Mais tarde, os familiares nos contavam que as últimas palavras foram: "Digam a Carl e a Stephanie que o método ainda funciona." Ou então: "Diga a eles que não é sua culpa." Finalmente, compreendemos. Os nossos pacientes achavam que a nossa ajuda para que se recuperassem fazia com que se sentissem na obrigação de continuarem vivos para provar o valor do programa. Morrer significava que eles haviam traído a si mesmos e a nós. Com o tempo reconhecemos que se esses pacientes podiam assumir o controle da sua vida podiam — e deveriam — assumir o controle da sua morte, se este fosse o caminho que escolhessem.

Discutindo a Morte

Agora, como parte do nosso programa, tentamos libertar os pacientes dessas culpas e ajudá-los a enfrentar os seus medos e crenças a respeito da morte. Um olhar mais direto sobre a possibilidade de libertar os pacientes de muita ansiedade e parece reduzir a dor física da morte. Assim, ficou mais raro para os nossos pacientes sofrerem uma morte prolongada ou dolorosa. Muitos continuam ativos até uma semana ou duas antes da morte, e morrem geralmente em casa junto à família, ou no hospital menos de uma semana após a internação. Achamos que esta melhora na qualidade de morrer vem da capacidade de enfrentar os medos com honestidade e compreensão e do reconhecimento de quando se está prestes a morrer.

Conversamos sobre recaída e morte com os nossos pacientes durante a primeira semana de cada uma das sessões de tratamento. Falamos sobre a possibilidade de em algum momento eles tomarem a decisão de morrerem e pedimos que nos falem a respeito da decisão, ao tomarem-na. Asseguramos-lhes que seremos tão solidários e carinhosos quanto o fomos durante a sua luta para sobreviver. Eles têm o direito de desistir da vida e ir embora.

Mostramos um ponto importante aos nossos pacientes: Quer eles tenham quer não se curado, conseguiram melhorar a qualidade das suas vidas — ou a qualidade das suas mortes — e fizeram prova de grande força e coragem.

AS EXPERIÊNCIAS DOS NOSSOS PACIENTES

As histórias que contamos a seguir mostram a diversidade de experiências que os nossos pacientes enfrentaram ao lidar com a morte.

Frederick

Frederick, de quem falamos no capítulo 16, estava muito próximo da morte quando começamos a trabalhar juntos. Ele era bastante cooperativo e mostrou grande melhora emocional durante a primeira semana que passou no centro. No final da semana, porém, estava claro que ainda restavam muitos problemas a serem resolvidos e supomos que Frederick iria passar por tempestades físicas e emocionais quando voltasse para casa.

Ele nos telefonou dois dias depois de chegar e continuou a nos telefonar a cada dois dias. Estava sentindo grande ansiedade e depressão e o seu estado físico e emocional continuava a piorar. Na quarta conversa que tivemos com ele, dez dias após ter voltado para casa, ele estava muito fraco e próximo da morte. Não se alimentava mais e estava emocionalmente perturbado e exausto. Ele estava fazendo grandes exigências psicológicas a si mesmo e decaía rapidamente e dissemos que parasse de lutar e se desse uma trégua para ver o que acontecia. Sabíamos, é claro, que ao parar de lutar ele poderia acelerar o seu movimento em direção à morte, mas ele já estava de qualquer maneira indo naquela direção.

Nos três dias que se seguiram, Frederick estava semi-inconsciente e dormiu praticamente sem parar. Mais tarde, ele nos contou que sabia que estava próximo da morte e ainda assim sentia-se mais calmo do que antes. No estado semi-inconsciente em que se encontrava ele teve o que nos descreveu como uma espécie de sonho, no qual ele tinha de fazer uma escolha entre a vida ou a morte. Neste estado, ele escolheu viver, e quando voltou ao seu estado de consciência normal, virou-se para sua esposa e falou com ela de maneira clara pela primeira vez em três dias. Ele pediu-lhe que colocasse a fita de relaxamento/visualização e recomeçou a praticar o método. No dia seguinte já estava mais forte e recomeçou a se alimentar. Continuamos a nos comunicar regularmente enquanto ele se tornava mais ativo, passando a freqüentar a igreja e indo nadar na piscina da sua casa.

Quatro meses apenas após ter chegado perto da morte, ele voltou a clinicar. Várias semanas mais tarde, porém, recebeu um telefonema desagradável sobre a suspensão do pagamento do seu seguro-saúde. Este telefonema e a ansiedade por ele provocada pareceram disparar a recaída. A sua saúde deteriorou-se rapidamente, a doença voltou e logo em seguida morreu.

Kim

Kim era uma mulher de trinta e tantos anos com câncer de mama e metástases espalhadas pelo corpo. Ela havia sido muito receptiva no tratamento que seguiu conosco, emocionalmente falando, e sua saúde melhorou bastante durante cerca de um ano. Subitamente, ela teve uma recaída. Ela voltou ao centro para uma visita de rotina e examinou de novo os problemas psicológicos relacionados à sua doença.

Ao voltar para casa, sentiu-se incapaz de reunir as forças necessárias para recuperar a saúde. A temperatura estava muito fria e o clima era tempestuoso, impedindo-a praticamente de fazer os exercícios físicos. Ela perdeu contato com a maioria dos amigos. Enquanto a doença começava a se alastrar a frustração que sentia continuava a crescer. Ela nos telefonou um dia para dizer o quanto sentia-se sem coragem. Havia esquecido o que era *sentir-se* bem, como poderia manter as esperanças de um dia *ficar* boa? Sugerimos a Kim, como havíamos feito com Frederick, que talvez fosse o momento de dar uma parada, dando-se uma trégua. Ela respondeu que a nossa sugestão dava-lhe um imenso alívio.

Durante a nossa conversa telefônica, discutimos também abertamente a possibilidade de que viesse a morrer se parasse de lutar. O dia seguinte à nossa conversa foi um dia cheio para ela. Arrumou a casa, preparou o jantar e comeu junto com a família. Depois do jantar, disse à família que estava com dor de cabeça e que ia para a cama descansar. Quando alguém subiu para verificar se tudo estava em ordem, descobriu que ela havia morrido suavemente durante o sono.

Celeste

Celeste é uma mulher de 32 anos que apresenta um dos casos mais envolventes da nossa experiência com o processo da morte. Trabalhamos com ela durante dois anos e meio, desde que teve o diagnóstico de um leiomiosarcoma em estado avançado. O tempo que passara conosco havia sido cheio de altos e baixos psicológicos, com períodos de remissão e recaída.

Há cerca de um ano, ela soube que tinha metástases profundas no pulmão. Celeste entrou em contato conosco, informou-nos que sentia muitas dores e que estava se preparando para morrer. Havia cessado todos os esforços para alterar o curso da doença e começou a se preparar para a morte. Ficou na cama por vários dias tomando remédios para diminuir a dor, enquanto os seus amigos vieram para lhe dizer adeus.

E, um dia, deu-se conta de que a imagem gloriosa da morte não estava se realizando. Ao invés disso, ela estava num estado de semi-estupor, tomando remédios contra a dor que de nada resolviam, tendo problemas de constipação, sentindo-se desconfortável e dopada. De repente, Celeste ficou muito consciente de que não desejava que o seu filho de quatro anos de idade a visse morrer nessas condições. Ela lembra-se de ter dito a si mesma: "Esta não é a maneira como desejo morrer" e, então, interrompeu toda medicação, levantou-se da cama, retomou suas atividades e fez planos para uma viagem de uma semana, sozinha, ao México. Alguns dias depois, estava no avião, basicamente livre de dores.

Celeste voltou para casa e durante quatro meses gozou de saúde relativamente boa. Então, piorou novamente. Pouco antes da recaída, o seu pai morrera de maneira repentina. A perda que ela sentiu e os problemas legais que seguiram de abertura de testamento foram muito difíceis para ela. Logo depois, recebeu a notícia de que sua mãe também estava com câncer.

Recentemente, Celeste nos telefonou para dizer que estava de novo preparando-se para a morte. Ela acrescentou que ainda acreditava poder recuperar a saúde, mas não se sentia com forças para lutar. Agradeceu-nos o trabalho que havíamos realizado com ela e disse que o crescimento emocional que tinha tido a partir de sua experiência conosco permitia-lhe morer em paz. Após termos expresso nossos sentimentos e nos termos despedido, ela concluiu a conversa dizendo: "Mas ainda estou receptiva para um milagre — não me oporia a ficar boa novamente!"

UMA NOVA PERSPECTIVA SOBRE A VIDA E A MORTE

Esses três pacientes aprenderam que poderiam lutar para manter a vida, se assim o desejassem, ou parar de lutar e se dirigir para a morte. O importante é que cada um deles confrontou a possibilidade da morte de maneira direta e pareciam saber decidir quando estavam prontos para morrer.

Para ajudá-los a formular as suas idéias sobre a morte e o fato de morrer, desenvolvemos um método de visualização (na realidade uma "fantasia orientada") que os ajudará a aumentar a sua perspectiva em relação à vida e suas últimas conseqüências. O objetivo não é o de fazer um "ensaio" da sua morte, mas sim o de estimular um "exame de vida" que poderá indicar objetivos importantes que ainda queiram atingir. Este método pode ajudá-los a se decidirem a abandonar velhas atitudes, crenças e traços de personalidade dando lugar a novas crenças, novos sentimentos e novas maneiras de reagir à vida.

Este método de visualização é usado também com outros tipos de problemas psicológicos que uma doença fatal. Mesmo que você não tenha câncer, convidamos-lhe a participar do processo. Este exercício vai ajudá-lo a esclarecer se acha que a recaída é sinônimo de morte, se você tem uma imagem específica de como irá morrer, como acha que a família e seus amigos reagirão à sua morte e o que acha que acontecerá com a sua consciência quando morrer.

Como as idéias de morte envolvem crenças religiosas para muitas pessoas, tentamos escrever as instruções do método de visualização de maneira a não impor nem pressupor nenhuma fé em particular. Traduza a nossa linguagem em função das suas próprias crenças. Como com outras atividades de visualização será útil ler as instruções lentamente ou gravá-las.

1. Sente-se numa poltrona confortável de um aposento calmo e comece o processo de relaxamento.

2. Quando se sentir relaxado, imagine que o seu médico lhe informa que teve uma recaída. (Se não tiver câncer, imagine que lhe dizem que irá morrer.) Sinta as sensações e pensamentos que tem em resposta a essa informação. Onde você vai? O que você diz? Leve o tempo necessário para imaginar a cena detalhadamente.

3. Agora, veja-se indo em direção à morte. Sinta qualquer tipo de deterioração física que possa estar ocorrendo. Focalize detalhadamente todo o processo da morte. Conscientize-se do que vai perder se morrer. Dê a si mesmo vários minutos para examinar esses sentimentos e senti-los profundamente.

4. Veja as pessoas que o rodeiam em seu leito de morte. Visualize o que elas vão sentir quando o perderem. O que estão dizendo ou sentindo? Dê-se o tempo que for necessário para ver o que está acontecendo. Imagine o momento da sua morte.

5. Assista ao seu próprio funeral ou cerimônia fúnebre. Quem está presente? O que as pessoas estão sentindo? Mais uma vez, dê-se o tempo que for necessário.

6. Veja-se morto. O que acontece com a sua consciência? Deixe que a sua consciência se dirija para onde você acredita que ela vá, após a morte. Fique quieto por alguns minutos e sinta a sensação.

7. Agora, deixe a sua consciência ir para o universo até que chegue à presença daquilo que você acredita ser a fonte do universo. Em sua presença, reexamine a sua vida, detalhadamente. O que você fez que lhe agradou? O que você gostaria de ter feito de maneira diferente? Quais são os ressentimentos que teve e ainda tem? (Observação: tente reexaminar a sua vida e responder a essas perguntas não importa o que acredite que aconteça com a sua consciência após a morte.)

8. Agora, você tem a oportunidade de voltar à terra com um novo corpo e criar um novo plano de vida. Escolheria os

mesmos pais ou escolheria outros? Teria irmãos e irmãs? Os mesmos? Que tipo de trabalho escolheria? O que é essencial para você realizar na nova vida? O que será importante para você nesta nova vida? Pense nas possibilidades de maneira cuidadosa.

9. Sinta que o processo de morte e renascimento é contínuo em sua vida. Toda vez que mudar de crença ou de sentimentos estará passando por um processo de morte e renascimento. Agora que pode experimentar na sua tela mental, está consciente deste processo de morte e renascimento em vida.

10. Volte lenta e calmamente para o presente e fique de novo completamente em estado de alerta.

IMPLICAÇÕES DA FANTASIA DA MORTE E DO RENASCIMENTO

Apesar das reações a essa fantasia serem com certeza muito pessoais e diferentes entre si, observamos algumas reações comuns às pessoas. Uma das mais freqüentes é que os nossos pacientes dizem que a fantasia da sua própria morte não é nem tão difícil nem tão dolorosa como temiam. Em geral, têm intuições valiosas do que dizer às pessoas queridas para diminuir a dor e tristeza inevitáveis da perda. Quando imaginavam o seu próprio funeral, sentiam-se aliviados por verem que os seus parentes e amigos seguiriam a sua vida após terem partido. Também pensavam na maneira como desejariam que fosse feito o enterro.

Este método de reexame de vida é provavelmente dos mais valiosos para que os pacientes — e também para as outras pessoas que fizeram o processo — possam esclarecer as mudanças que gostariam de fazer em suas vidas. Mostramos às pessoas que após terem passado por este processo e chegado a importantes decisões, têm a possibilidade de fazer as mudanças desejadas, para que, quando morrerem não sintam os arrependimentos e ressentimentos que podem ter imaginado. E, ao fantasiarem o tipo de pessoa que desejariam ser se tivessem a oportunidade de criar uma nova vida, estarão decidindo de que maneira querem ser diferentes. Incentivamos os nossos pacientes a descobrir as maneiras de se tornarem aquele tipo de pessoa *agora* — *nesta* vida.

Esperamos que vocês se dêem conta através desse processo de visualização que o caminho para a saúde é na realidade um processo de renascimento. Ao examinar-se a si e à sua participação na saúde, estará se permitindo destruir antigas crenças e criando novas atitudes positivas e uma nova vida — permitindo tornar-se a pessoa que gostaria de ser.

19

O Apoio Familiar

No nosso centro de tratamento de Fort Worth adotamos a política inflexível de que todos os pacientes que adotam o nosso programa devem estar acompanhados pelo cônjuge, ou se forem solteiros, divorciados ou viúvos, insistimos que tragam uma pessoa íntima da família. Já nos aconteceu de trabalharmos também com filhos ou irmãos do paciente. Existem duas razões importantes para termos adotado este sistema. Em primeiro lugar, quando os pacientes são incentivados a modificar a sua atitude em relação à doença ou a adotar programas de visualização ou de exercícios, o apoio do cônjuge e da família será determinante no esforço que fará o paciente para seguir essas determinações.

Em segundo lugar, porém, não menos importante, os cônjuges e outros membros da família precisam tanto de apoio e de orientação quanto os pacientes. Não há experiência que o faça ficar às vezes confuso, sentindo-se inadequado, precisando de compaixão e compreensão do que a de assistir a uma pessoa de quem se gosta sofrer de uma doença fatal. E, no entanto, essa experiência pode fazê-lo sentir-se com mais possibilidades e humano, de uma maneira que talvez nunca tivesse se sentido antes. Alguns dias você poderá sentir-se mais carinhoso e com uma profunda sensação de confraternização; outros dias pode sentir uma intensa frustração e raiva.

ACEITAR OS SENTIMENTOS DOS PACIENTES —
E OS SEUS TAMBÉM

Se existe uma mensagem que queremos transmitir neste capítulo, trata-se da necessidade de aceitar a imensa gama de sentimentos. Haverá momentos carregados de emoção para você e a pessoa amada, e muitos desses sentimentos poderão parecer "inaceitáveis" e "inapropriados" para você. Você talvez sinta raiva e poderá se pegar desejando que ele ou ela já tivessem morrido ou se imaginar fugindo de toda essa situação. A lição difícil a ser aprendida é a não se julgar por ter esse tipo de sentimento. Aceite o fato de que está experimentando esses sentimentos e tente não se julgar.

Nos casos de doenças graves como o câncer, não existem sentimentos "apropriados", "inapropriados", "maduros" ou "imaturos"; são apenas sentimentos e nada mais. Seria fútil dizer a si mesmo o que você "deveria" ou "teria" de estar sentindo. O que importa é descobrir como você poderá reagir de uma maneira que seja mais benéfica para você e para a pessoa que você ama. E o primeiro passo é aceitar os sentimentos, tanto seus como do paciente, e compreender que essas emoções são necessárias e acertadas para se lutar contra a possibilidade da morte.

Todos nós estamos conscientes da necessidade de sermos compreensivos, tolerantes e receptivos com o paciente. Aplique este mesmo princípio a você. Da mesma maneira que você pode entender o medo, terror e mágoa da pessoa de quem gosta, deve se conscientizar do seu próprio medo, terror e mágoa e ser compreensivo consigo mesmo também. Ninguém jamais enfrenta a morte de uma pessoa querida sem ter de enfrentar a sua própria morte. Aceite-se e seja gentil consigo mesmo.

As pessoas variam muito na maneira como lidam com crises. A maneira como alguém se comporta com um diagnóstico de câncer na sua família com toda certeza será idêntica à maneira como lidou com outras crises anteriores. Este capítulo tem como objetivo oferecer apoio e ensinar algumas estratégias básicas para as famílias dos pacientes cancerosos. O nosso objetivo não é o de criar expectativas irrealistas de como a família "deveria" lidar com o diagnóstico de câncer de uma pessoa querida ou de gerar culpas sobre como deveria ter sido tratada uma doença anterior na família. É completamente irrealista esperar aprender novas estratégias para agüentar situações quando as estamos vivenciando. O que tentamos fazer é ensinar às famílias a aceitar e a examinar as dificuldades que estão enfrentando e oferecer algumas técnicas que podem ser úteis.

COMO ESTABELECER UMA COMUNICAÇÃO ABERTA, EFICIENTE E SOLIDÁRIA

As pessoas que têm câncer ou outras doenças graves passam por grandes mudanças de humor. Elas sentem medo, raiva, pena de si mesmas e um sentimento de perda de controle em relação a suas vidas — e essas mudanças de humor assustam-nas muito. No início, a família poderá ficar assustada com essas grandes flutuações no estado emocional do paciente. Talvez a pessoa até decida evitar a comunicação por ser algo doloroso e confuso.

Mas, mesmo quando as emoções são dolorosas, é importante que, durante as primeiras semanas após o câncer ter sido diagnosticado, se estabeleça uma comunicação honesta e aberta. O paciente deve poder — e ser estimulado a — expressar os seus sentimentos. Você e os outros membros da família devem estar preparados para ouvir o que o paciente tem a dizer, mesmo que uma parte de você resista. Se o paciente não tiver a oportunidade de conversar sobre o que o está incomodando — medo, dor, a morte — ele se sentirá isolado. Quando não conseguimos discutir sobre aquilo que realmente tem importância para nós, sentimo-nos realmente bastante solitários.

Uma forma de tornar as coisas mais fáceis para todos é incentivando a livre expressão dos sentimentos, escutar sem julgar e aceitar os seus sentimentos e os do paciente como naturais e necessários. Depois, tente interpretar o significado real do pedido e aceite-o à medida que a sua integridade e a dos outros membros da família não sejam sacrificadas. Não há sombra de dúvida de que será necessário uma quantidade imensa de paciência, sensibilidade e compreensão por parte da família, e saber de antemão o que lhes espera e alguns conselhos sobre como enfrentar a situação poderão ser de grande utilidade.

Incentivar a Expressão dos Sentimentos

Após ter recebido o diagnóstico, em geral o paciente chora muito. Está pensando na possibilidade de sua própria morte e na perda daquela sensação de que viveria eternamente. Está chorando a perda da sua saúde e da imagem que tinha de si mesmo de pessoa cheia de vida e força. A tristeza é uma reação normal e a família deve aceitá-la. Recalcar os sentimentos e manter a compostura face à morte não quer dizer coragem. A coragem é aceitar o ser humano que todos nós somos, mesmo quando outras pessoas tentam impor padrões externos de como você "deveria" se comportar.

A única coisa, e a mais importante que a família pode oferecer, é a vontade de atravessar este período junto com a pessoa amada. A não ser que o paciente prefira ficar sozinho, permaneça perto dele; faça carinhos, toque-o bastante e fique junto com ele. Partilhe os seus sentimentos sem se sentir na obrigação de modificá-los.

Os chamados sentimentos inoportunos mudarão à medida que a sua percepção e compreensão também mudarem, mas tudo se modificará rapidamente se você permitir a si e ao paciente expressá-los ao invés de negá-los. Negar os sentimentos impede a lição que se pode tirar deles, pois os sentimentos dão uma base de experiência a partir de onde pode se desenvolver uma nova compreensão.

Além do que não há uma melhor maneira de manter os sentimentos considerados inoportunos do que tentando negá-los. Quando a mente consciente nega um sentimento, ele passa a um nível inconsciente e dessa forma continua a afetar o seu comportamento sem que você consiga controlá-lo. É como se ficasse preso a ele. Mas, se os sentimentos forem aceitos, há muito mais possibilidade de modificá-los e se liberar deles.

Tudo o que você e sua família sentirem é positivo. Tudo o que o paciente sentir é positivo. Se observar que está tentando modificar a maneira como as outras pessoas sentem-se, pare imediatamente. Isto só trará mágoa e falta de comunicação. Nada pode ser pior para um relacionamento que o sentimento de que não podemos ser nós mesmos.

Ouça e Responda, Porém Mantenha a Sua Integridade

Quando um ente querido está emocionalmente abalado sentimo-nos desesperados, dispostos a fazer qualquer coisa para ajudá-lo. A melhor coisa, neste caso, é perguntar diretamente: "Há algo que eu possa fazer?" E escute com cuidado o que a pessoa tem a dizer. É um momento em que pode haver muito desentendimento, portanto perceba o sentido real daquilo que a pessoa está dizendo.

Se o paciente estiver sentindo pena de si mesmo poderá dizer algo do gênero: "Deixe-me em paz; tudo o que poderia ter acontecido comigo já aconteceu!". Como esta frase contém uma mensagem confusa é melhor repetir o que você acha que ele quis dizer — "Você gostaria que eu o deixasse sozinho?" ou então "Não tenho certeza se você quer que eu fique ou saia" — para ter certeza de que entendeu direito, para que o paciente saiba a maneira como você percebeu o que ele acabou de dizer.

Haverá ocasiões em que o paciente pedirá coisas impossíveis de serem satisfeitas, ou então ele responderá de forma agressiva. Por exemplo se você perguntar "Há algo que eu possa fazer por você?" talvez a resposta seja "Sim, você pode pegar esta doença desgraçada para que eu possa ter uma vida tão normal quanto a sua!". Este tipo de resposta nos deixa magoados e com raiva. Achamos que fizemos um gesto de carinho e levamos um fora. A tendência é, ou a de revidar ou a de ir embora, sem responder.

Ir embora é a resposta mais destrutiva que se possa dar. Se você detiver a sua própria raiva e a dor começará a se retrair emocionalmente do relacionamento, o que trará ainda mais dor e mágoa.

Mesmo uma resposta forçada, mantendo a comunicação, é melhor para ambos, a longo prazo. Por exemplo, tente a seguinte resposta: "Sei que você deve estar sentindo muita frustração e raiva, mais do que eu possa sequer imaginar. Mas fico realmente magoado quando você coloca as coisas desta maneira." Esta resposta comunica não só que você aceita os sentimentos da pessoa como também expressa os seus próprios.

É muito importante manter a sua própria integridade. Se você oferece ajuda e recebe de volta pedidos irracionais, terá que deixar claros os seus limites: "Eu quero ajudar, mas não posso fazer o que está me pedindo. Haveria outra maneira de eu ajudar?" Isto mantém a porta de comunicação aberta e indica que você continua a amar a pessoa e a se preocupar com ela, mas define os limites do que você é capaz e deseja fazer.

Outro problema que pode surgir é um pedido que sacrificaria os outros membros da família. Este problema pode ser resolvido através de uma comunicação clara, até que ambas as partes estejam cientes das implicações do pedido.

Vejamos o seguinte diálogo. O filho visita o pai, em um hospital que fica a 600 km da cidade onde mora:

Filho: Pai, tem algo que eu possa fazer para ajudar?

Pai: Sim, você poderia vir me visitar mais. Isto me ajudaria bastante. Sinto-me tão bem quando você está aqui.

Mesmo que o filho queira fazer o que seu pai está pedindo, ele sabe o quanto é cansativo fazer a longa viagem e como a sua família se sente com as suas ausências freqüentes. Por outro lado, em quase todos os relacionamentos entre pais e filhos, os sentimentos não-resolvidos de culpa ou mágoa tornam mais difícil uma solução. O próximo passo a ser dado é que o filho partilhe o dilema com o seu pai:

Filho: Pai, fico contente que as minhas visitas sejam importantes para você e que você se sinta melhor quando estou aqui. Gostaria que me dissesse quantas vezes quer que eu venha visitar você, porque isto é um pouco problemático para a minha família e estou tentando equilibrar as coisas.

Pai: Não quero dar trabalho. Pode seguir a sua vida e esqueça de mim. Sou velho e, com certeza, não viverei por muito tempo.

Neste ponto o filho poderia adotar a atitude de se deixar desviar do ponto central ou tentar assegurar a seu pai que o amava, ou ficar com raiva da maneira como ele estava aparentemente tentando manipulá-lo e fazê-lo se sentir culpado. Isto, no entanto, o impediria de encontrar uma solução para o dilema básico. O filho deve se manter no ponto central a ser resolvido:

> *Filho*: (*gentilmente*) Pai, você me pediu para vir visitá-lo e eu gostaria realmente de fazer isto. Mas você me ajudaria bastante se me dissesse com que freqüência gostaria que eu viesse visitá-lo.

> *Pai*: Bem, sempre que você puder. Você é quem sabe quantas vezes pode vir.

A conversa poderia terminar neste ponto, mas nenhum dos dois iria sentir-se satisfeito. Por isso, é importante que o filho insista no ponto central:

> *Filho*: (*firme, porém gentilmente*) Pai, quantas vezes você gostaria que eu viesse visitá-lo? É importante que eu saiba. É um pouco complicado vir até aqui e quero sentir-me bem a respeito do compromisso que eu assumir. Iria me ajudar muito se eu soubesse quantas vezes você gostaria que eu o visitasse.

> *Pai*: Bem, eu gostaria de vê-lo sempre que você arranjasse um tempinho. Gostaria de vê-lo todos os fins de semana. Sei que você está muito ocupado, talvez uma vez por mês, então... Não sei... Acho que se você vier uma vez por mês será melhor do que nenhuma.

> *Filho*: É uma longa viagem, portanto, fica difícil vir todas as semanas. Mas também gostaria de vê-lo mais do que uma vez por mês. Por que não combinamos a cada quinze dias? Acho que é razoável enquanto você está doente assim. Daqui a um mês poderemos rever a nossa combinação. Tenho certeza de que estará sentindo-se melhor. Mas, por enquanto, virei vê-lo a cada quinze dias.

> *Pai*: Está bem. Não quero ser um peso para você. Detesto estar doente, causando todo este incômodo.

Mais uma vez, a conversa poderia terminar aqui, mas nem tudo estaria resolvido. Mas ficou mais claro que uma parte da agressividade e da autopiedade do pai vem da sua dificuldade em aceitar o mau estado da sua saúde e a sua fraqueza. Ele precisa sentir que é amado. A melhor resposta que o seu filho poderia dar seria a seguinte:

> *Filho*: Papai, sei que é difícil sentir-se tão doente e quero que saiba que eu o amo e quero estar com você. É muito importante para mim e para a minha família estarmos por perto durante a doença. Talvez cause um pouco de incômodo, mas é para isso que servem as famílias. Quero que saiba que o amo e que quero que fique bom.

A conversa termina com ambas as pessoas sentindo-se bem, sem resquícios de culpa ou desentendimento.

Uma conversa aberta e solidária exige sensibilidade para dizer o que se tem a dizer e ouvir o que se deve ouvir. As sugestões que damos a seguir podem ajudá-lo a auxiliar a pessoa querida.

Tente evitar, da melhor maneira possível, frases que rejeitem ou neguem os sentimentos do paciente, tais como "Não seja tolo, você não vai morrer", ou "Você tem de parar de pensar desta maneira" ou ainda "Você tem de parar de sentir pena de si mesmo". Lembre-se de que não há nada a fazer a respeito dos sentimentos do paciente a não ser escutá-los. Não é necessário compreendê-los ou tentar mudá-los. Ao tentar mudá-los você estará passando a idéia de que os seus sentimentos são inaceitáveis e o fará sentir-se pior ainda.

Não se sinta na obrigação de encontrar soluções para os problemas do paciente nem de "salvá-lo" dos sentimentos depressivos. Deixe-o simplesmente expressar esses sentimentos. Você não deve tentar fazer as vezes de um terapeuta, porque os seus esforços provavelmente vão comunicar uma falta de aceitação de sua parte e uma impressão de que os sentimentos dele deveriam ser diferentes do que são. O melhor que pode fazer é aceitar e reconhecer o que a pessoa querida está sentindo. Se puder, resuma rapidamente a sua interpretação dos sentimentos que a pessoa está expressando: "Você está chateado com a maneira como isto tudo aconteceu" ou então "Isto não parece justo". Mesmo um assentimento ou dizer "Compreendo" pode ser melhor que dizer coisas que poderiam implicar uma falta de aceitação do que a pessoa está dizendo.

Observe se você está falando mais do que ouvindo ou se está terminando as frases no lugar dele. Se for o caso, examine se a sua ansiedade está fazendo você falar e se não seria mais útil deixar que o paciente dirija a conversa.

Se falar menos talvez se depare com longos períodos de silêncio. Há muita introspecção nesses momentos e é natural que tanto você como o paciente fiquem pensativos; isto não significa uma rejeição, de uma parte ou de outra. O silêncio pode até incentivar uma pessoa normalmente reservada a começar a partilhar sentimentos que estavam há muito tempo recalcados.

Caso você não esteja acostumado a longos períodos de silêncio em conversas — e a maioria das pessoas sente-se na obrigação de preencher as pausas que surgem nas conversas — talvez fique um pouco ansioso. Tente sentir-se confortável com o silêncio. Duas pessoas que se sentem bem com o silêncio passam a valorizar mais ainda a conversa porque não se sentem na obrigação de falar, a não ser que tenham realmente algo a dizer. Uma maneira de acabar com a ansiedade é falar sobre ela. Diga como se sente em relação ao silêncio, e depois ouça com atenção o que o outro tem a dizer a respeito. Saiba que muitos dos seus sentimentos podem ser completamente diferentes dos das pessoas de quem gosta. Talvez você esteja preocupado com o lado pragmático da vida cotidiana, enquanto o paciente pode estar sentindo medos profundos da morte e estar revendo o que significa a vida para ele. Às vezes, você achará que começou a entender os sentimentos da outra pessoa e aí o estado de espírito dela muda completamente, de maneira incompreensível para você. Isto é perfeitamente normal: você está passando por duas experiências diferentes e terá naturalmente duas reações diferentes a elas.

Em muitas famílias é quase uma questão de amor e lealdade que todos tenham as mesmas reações. As esposas acham que os seus maridos estão se afastando delas ou que as crianças estão ficando rebeldes, se tiverem reações basicamente diferentes das delas. A exigência de que todos tenham os mesmos sentimentos "apropriados" é ruim para qualquer relacionamento, mas cria uma barreira praticamente intransponível à comunicação quando se está atravessando um período de grandes revoluções emocionais. Tente aceitar as diferenças.

SOLIDARIEDADE PARA COM A RESPONSABILIDADE E PARTICIPAÇÃO DO PACIENTE

Toda família, onde existe um caso de câncer, sente o desejo e a responsabilidade de ser o mais solidária e carinhosa possível. Ao mesmo tempo, é necessário que os familiares satisfaçam as suas próprias necessidades, permitindo que o paciente assuma a sua própria responsabilidade pela doença. Como vocês já sabem bastante bem nesta altura, o nosso tratamento baseia-se na premissa de que todo paciente pode participar de forma ativa da sua própria recuperação. Sendo assim, é essencial que o paciente seja tratado como uma pessoa responsável, não como uma criança irresponsável ou uma vítima.

Seja Solidário Sem o Tratar Como um Bebê

Até que ponto devemos ser solidários com uma pessoa querida que sofre de câncer? A melhor maneira é não tratá-la como se ela fosse um bebê. Esta reação de "infantilizar" o paciente advém da posição de um pai falando a uma criança irresponsável: o pai não acredita que a criança seja capaz de tomar uma decisão e pode chegar a enganar a criança. A seguir damos um exemplo desse tipo de tratamento:

Paciente: Estou com medo desse tratamento. Não quero fazê-lo. Não acho que vá me ajudar.

Atitude insensata: Ora, vamos, você tem de fazer o tratamento. Não vai machucar você. É bom para você. E não vamos falar mais no assunto.

O tratamento pode ser algo doloroso e esta atitude é enganosa e humilhante para o paciente. É como se não acreditássemos que o paciente pudesse lidar com a vida como ela é.

Quando o paciente, o seu esposo, ou outro membro da família estiver com medo, é importante que ela possa comunicar aos outros, de maneira realista e direta, como pessoas adultas, os riscos e dores possíveis. Uma resposta apropriada aos medos do paciente do diálogo anterior seria:

Resposta solidária: Posso compreender que esteja com medo. O tratamento também me assusta. E não sei tudo o que está incluído nele. Mas estamos nisto juntos, e ficarei com você e serei tão solidário quanto possa ser. Acho que é importante que você receba o tratamento e que tenha tantas esperanças nele quanto eu.

Uma posição solidária, ao invés de uma infantilizadora, é tão importante para as crianças quanto para os pacientes cancerosos. Só porque uma criança está doente, isto não significa que ela queira ou precise ser tratada como um bebê. Além do mais, as crianças conseguem lidar de maneira muito mais eficiente com os seus sentimentos do que os adultos, porque os sentimentos delas estão mais perto da superfície, e eles julgam menos o que sentem. Ao não infantilizar as crianças você estará reconhecendo os seus próprios recursos. Assim, quando uma criança estiver assustada com o tratamento, o diálogo pode ser o seguinte:

Resposta solidária: Sim, talvez o tratamento doa e com certeza é assustador. Mas é o tipo de tratamento necessário para que você se recupere, e ficarei o tempo todo com você.

Esta última frase, "Ficarei o tempo todo com você" é essencial. Todas as palavras bonitas são menos úteis do que a sua presença junto ao ente querido, qualquer que seja a idade dele.

Seja Solidário Sem Tentar Salvar o Paciente

Outro problema relacionado com a atitude infantilizadora é o de ser solidário sem se tornar um "salvador". Este papel de salvador, que as pessoas adotam inconscientemente, está baseado nas teorias do Dr. Eric Berne, o pai da Análise Transacional, desenvolvido posteriormente pelo Dr. Claude Steiner, em seus livros *Games Alcoholics Play* e *Scripts People Live*. Geralmente assumimos este tipo de atitude quando tratamos com pessoas fracas, desamparadas, impotentes ou incapazes de viverem as suas vidas. A "salvação" pode parecer que você está ajudando alguém, quando na realidade está reforçando a fraqueza e impotência da pessoa.

As famílias dos pacientes cancerosos caem na armadilha do salvador, porque o paciente geralmente adota a atitude de vítima, do gênero "Estou desamparado e desesperado, tente me ajudar". A posição do salvador é: "Você está desamparado e desesperado, vou tentar ajudá-lo." Outras vezes, o salvador pode adotar a posição de perseguidor: "Você está desamparado e desesperado, e é sua culpa."

Steiner chamou essas interações de "O Jogo da Salvação". No jogo, os participantes mudam de papéis praticamente o tempo todo. Quem conhece um dos papéis também conhece os demais. O problema é que, como muitos dos jogos psicológicos, este é destrutivo. As vítimas pagam um preço alto, perdendo o poder de resolver os seus próprios problemas e mantendo-se em uma posição passiva.

Achamos que nada poderia ser mais destrutivo da possibilidade de o próprio paciente se tornar responsável pela sua saúde. A interação pode começar com a vítima queixando-se da sua dor, falta de energia e falta de capacidade de levar adiante as suas atividades normais. O salvador tenta, então ajudá-lo, fazendo coisas no seu lugar, salvando a vítima da possibilidade de tomar conta de si mesma. O salvador poderá trazer comida e bebida, mesmo que a pessoa seja perfeitamente capaz de fazer isto por si própria. O salvador oferecerá conselhos (que serão rejeitados, em geral) e desempenhará tarefas desagradáveis que não lhe foram pedidas.

O salvador pode parecer afetuoso e carinhoso, mas o que ele está fazendo, na realidade, é contribuir para incapacitar o paciente, física e psicologicamente. No fim, o paciente pode ficar zangado e ressentido por ter sido manipulado. Por outro lado, o salvador, que esteve o tempo todo negando suas próprias necessidades, por estar tão ocupado em satisfazer as necessidades do outro, pode começar a sentir-se hostil em relação a ele e depois sentir-se culpado por estar zangado. Evidentemente, ninguém sai ganhando nesta troca.

Ao invés disso, essas interações servem para isolar o paciente. Quando alguém que se encontra numa posição de poder tenta proteger o paciente (e os outros membros da família) de tratar de assuntos dolorosos — sobretudo a morte — o resultado é a interrupção dos canais de comunicação a respeito dos sujeitos mais importantes a serem tratados por ele — e pela sua família. Além do mais, esta tática inibe a capacidade dos outros membros da família expressarem os seus sentimentos.

É muito ruim também tentar proteger o paciente dos problemas familiares, por exemplo as dificuldades escolares dos filhos. Esta atitude de que o paciente "já tem problemas demais" o isola da sua família justamente no momento em que é mais necessário que ele se sinta envolvido e ligado à vida. A proximidade vem do fato de se partilhar sentimentos: do momento que os sentimentos são presos, a proximidade com os outros começa a desaparecer.

O paciente pode, por sua vez, assumir o papel de salvador "protegendo" a sua família, não contando os seus medos e ansiedades. Neste processo, o paciente torna-se cada vez mais isolado da família. Ao invés de proteger, o paciente está excluindo a família e expressando a sua falta de confiança nas pessoas que o amam. Quando as pessoas são "salvas" de seus sentimentos, elas deixam de ter a oportunidade de experimentá-los e de resolvê-los. E, assim, a família continuará a ter problemas não-resolvidos bem depois do paciente ter-se curado ou morrido.

Da mesma maneira que a família deve evitar salvar o paciente das alegrias e dores da vida em família, os pacientes devem tentar evitar salvar as suas famílias de sentimentos dolorosos. A longo prazo, a saúde mental de todos progride quando os sentimentos são examinados abertamente e resolvidos.

Ajudar ao Invés de Salvar

É fácil ver como o Jogo da Salvação pode começar entre o paciente canceroso e sua esposa ou esposo. O condicionamento cultural que recebemos nos diz que a maneira como as pessoas carinhosas devem reagir à doença é assumindo o controle do paciente, fazendo tudo por ele, ajudando-o ao ponto que ele não precise fazer nada. Isto elimina a responsabilidade que os pacientes possam ter em relação ao seu próprio bem-estar. O que deve ser feito é ajudar em vez de suavizar. No entanto, a fronteira entre os dois é tênue. O elemento principal da ajuda é que se trata de algo que você *deseja* fazer porque faz com que se sinta bem, não porque espera algo da pessoa que ajudou. Sempre que você se sentir ressentido ou zangado, pode estar certo que é porque espera que a pessoa reaja de uma certa maneira. E o hábito pode-se tornar profundo. Para quebrá-lo é necessário prestar muita atenção aos seus sentimentos.

Steiner sugere três outras pistas para identificar o comportamento do salvador. Você está tentando salvar, se:

1. Fizer algo para outra pessoa, não desejando fazê-lo, sem dizer que não deseja fazer.
2. Começar a ajudar alguém e descobrir que ficou com a maior parte da tarefa.

3. Não estiver permitindo-se dizer às pessoas o que *você* deseja para si mesmo. É claro que o fato de dizer o que quer não fará com que sempre o *obtenha* o que deseja, mas estará evitando que os outros reajam contra os seus desejos se não os expressar claramente.

Se você se pegar salvando ao invés de ajudar, lembre-se de que a vida do paciente depende de eles usarem os seus próprios recursos.

RECOMPENSANDO A SAÚDE, NÃO A DOENÇA

Assim como é essencial para os pacientes assumirem o controle de suas vidas, para poderem recuperar a saúde, não é nada raro que os esposos e amigos recompensem a doença, inconscientemente. As famílias geralmente demonstram mais amor, solidariedade e carinho quando os pacientes estão fracos e desamparados. E, assim que os pacientes recuperam a saúde, eles começam a retirar essas recompensas.

É essencial que o esposo, os familiares e amigos incentivem os pacientes a fazerem o que puderem para cuidarem de si mesmos e lhes ofereçam amor, solidariedade e afeição pela independência que adquirirem, não pela sua fraqueza. Se as recompensas forem dadas apenas para a fraqueza, os pacientes ficarão presos à doença e receberão menos incentivo para se recuperarem.

A recompensa da doença ao invés da saúde acontece com mais freqüência quando os familiares geralmente subordinam as suas necessidades às do paciente. Um ambiente em que as necessidades de todos são importantes — não apenas as do paciente — incentiva o paciente a usar os seus próprios recursos para ir em direção à saúde.

Estas sugestões ajudarão a saber recompensar a saúde:

1. *Incentive o paciente a cuidar de si mesmo.* Muitos familiares assumem o controle dos pacientes, negando-lhes praticamente a oportunidade de tomarem conta de si mesmos. Em geral, isto é seguido de comentários do tipo "Você está doente, não deveria estar de pé. Deixe-me tomar conta disto para você." Isto só faz reforçar a doença. Os pacientes devem poder tomar conta das suas próprias necessidades, fazer o que desejam, e os famíliares devem elogiar a força deles: "Acho maravilhosa a maneira como você está cuidando de si" ou "Gostamos muito quando você nos acompanha nas tarefas domésticas".

2. *Faça comentários sobre a boa aparência do doente.* Muitas vezes as pessoas estão tão conscientes da doença que deixam de fazer comentários quando o doente demonstra sinais de melhora.

Preste atenção nesses sinais de melhora e faça com que o paciente saiba o quanto você está contente.

3. *Fique com o paciente quando ele faz coisas não relacionadas com a doença.* Às vezes temos a impressão — entre as visitas ao médico, tratamentos, medicação, limitações físicas — de que não existem outras atividades que não as relacionadas com a doença. Para enfatizar a vida, em detrimento da morte, é importante que o paciente e sua família façam juntos coisas agradáveis. O fato de se estar com câncer não significa que tenha de parar de se divertir. Muito pelo contrário: quanto mais agradável for a sua vida, mais o paciente se esforçará por continuar vivo.

4. *Continue a manter contato com o paciente à medida que ele se recupera.* Como já mencionamos, muitas famílias oferecem apoio e atenção ao paciente enquanto ele está doente, mas o ignoram assim que ele começa a se restabelecer. Como todos nós gostamos de atenção, isto significa que quando estamos doentes somos recompensados, enquanto que ao ficarmos curados perdemos a atenção que recebíamos anteriormente. Continue a oferecer o mesmo nível de atenção e solidariedade durante a fase de recuperação.

Para ter certeza de que estará recompensando a saúde e evitando a atitude de salvador, cada um dos familiares deverá prestar atenção às suas próprias necessidades emocionais. Isto é certamente difícil e vai de encontro ao papel de "negação do *eu*" que a sociedade impõe como atitude em relação à doença. Mas quando desistimos de levar em consideração as nossas necessidades para somente considerar as dos outros, estaremos criando um clima propício ao aparecimento do ressentimento e da doença. E talvez a pessoa nem se dê conta de que está tendo tais sentimentos. Com freqüência a mãe repreenderá os seus filhos de maneira áspera por estes estarem reclamando de terem de modificar os seus hábitos em função da doença do pai, mas em parte essa aspereza advém do fato de se estar evitando os seus próprios sentimentos de frustração e ressentimento.

Muitas famílias colocam as necessidades do doente acima das dos outros porque esperam, talvez inconscientemente, que o paciente vá morrer. Esta expectativa pode ser notada em comentários do gênero "Talvez estes sejam os últimos meses que vamos passar juntos, quero ter certeza de que tudo será perfeito." Esta atitude tem duas sérias conseqüências: o ressentimento e a expressão de uma expectativa negativa. Como já dissemos anteriormente, a família passa a sentir raiva pelo sacrifício desnecessário e o paciente, por sua vez, fica ressentido com o pedido sutil de gratidão pelo sacrifício imposto pela família a si mesma. A habilidade da família em manter interesses mais ou menos normais sem ter de bajular o doente reduzirá o ressentimento de ambas as partes.

Além do mais, o auto-sacrifício da família expressa a crença de que o doente vai morrer. Deixar de lado as discussões ou deixar de fazer planos a longo prazo e, ainda, evitar qualquer tipo de alusão a doenças graves ou à morte de um conhecido também comunicam a expectativa da morte. O que se evita, em geral, é o que se teme, então, por omissão, a família está expressando as suas expectativas. E como as expectativas são muito importantes no resultado final do câncer e de outras doenças, as expectativas negativas da família minam seriamente a capacidade do paciente em manter a esperança.

Dessa forma, é essencial que o doente seja tratado como se a família quisesse que ele viva. Não é necessário que a família acredite que o paciente *irá* ficar curado; basta acreditar que ele *pode* se curar.

Outras convicções que as famílias podem estar comunicando ao doente, abertamente ou não, têm a ver com a avaliação que fazem do tratamento e da competência da equipe médica. Mais uma vez, como a convicção íntima do paciente quanto à eficácia do tratamento e a confiança que ele deposita em seu médico têm uma função importante na sua recuperação e é necessário reexaminar as suas próprias expectativas e tentar modificá-las para que elas se tornem mais positivas. Você faz parte do "sistema de solidariedade" do paciente, portanto é necessário que você tenha uma participação na sua saúde e recuperação.

O ideal é que a família tenha uma confiança profunda não só no fato de que o paciente pode se recuperar como também de que o tratamento é um aliado forte e poderoso. Sabemos que isto exigirá um grande esforço por parte da família, pois ela, como o paciente, foi programada para aceitar o dito de que o câncer é igual à morte. Mas as suas convicções têm uma grande importância.

COMO SATISFAZER AS NECESSIDADES DE UMA LONGA DOENÇA

As sugestões que fizemos — estabelecer uma comunicação clara e honesta e evitar só levar em consideração as necessidades do doente — baseiam-se na realidade do convívio com o paciente durante muitos meses e até anos. O preço a pagar pela falta de uma comunicação mal-estabelecida ou por uma tentativa constante de salvar o paciente, é o de passar boa parte da sua vida vivendo um papel falso. É um grande desgaste de energia tentar fingir que tudo está bem quando não se está sentindo isso. A falta de honestidade quanto à possibilidade de uma recaída ou morte irá criar distância e desconforto no seu relacionamento.

A desonestidade também irá se refletir na saúde física dos familiares. O estresse de se ter de lidar com uma doença longa e fatal pode ser uma ameaça à sua própria saúde, a não ser que enfrente o problema abertamente. Com certeza é doloroso ser honesto, mas em nossa experiência é muito menos doloroso comparado à distância e isolamento que surgem quando as pessoas não podem ser elas mesmas.

Talvez a família também ache difícil dar todo o apoio emocional de que o paciente necessita, dada a intensidade do relacionamento no momento e também ao fato de que os familiares têm as suas próprias necessidades. No entanto, não há nenhuma regra que imponha ao paciente receber carinho somente da família próxima e muitos pacientes se beneficiarão ao estabelecerem novos laços de amizade com pessoas fora do círculo familiar que possam dar a eles o carinho e reconhecimento de que precisam. A atitude do paciente em procurar novas amizades não deve ser vista como um fracasso por parte da sua família. Não se pode esperar que os familiares consigam satisfazer todas as necessidades emocionais do doente e ainda as suas.

Tanto o paciente como a sua família podem utilizar um aconselhamento psicológico periódico para resolver dificuldades ou receber ajuda de como aprender a satisfazer as suas necessidades em situações potencialmente geradoras de culpa. Muitos departamentos de oncologia oferecem serviços de aconselhamento como parte do programa de tratamento. Existe também um número cada vez maior de psicólogos, psicoterapeutas e conselheiros que estão recebendo treinamento no aconselhamento de pacientes cancerosos e suas famílias, e a maioria das comunidades já possui sacerdotes e terapeutas qualificados para tal.

O aconselhamento familiar é útil para alargar a comunicação e proporcionar um clima de segurança para enfrentar os problemas que podem originar ansiedade. Também pode ajudar os pacientes a tratar de alguns dos fatores que possam ter contribuído para criar uma suscetibilidade à doença.

O fardo financeiro, praticamente inevitável, sofrido pela família é outra área difícil que deve ser tratada de maneira direta e honesta. O peso das despesas com a doença faz com que os membros da família sintam-se culpados por gastarem dinheiro consigo mesmos. O nosso condicionamento social exige que todo o dinheiro que já não esteja reservado para as necessidades básicas deva ser poupado para as necessidades do doente. E, por sua vez, os doentes também sentem-se culpados pois sabem que a doença está causando esta dificuldade financeira à sua família.

Todos esses sentimentos tornam-se insuportáveis se tanto o paciente e sua família acreditarem que a morte é inevitável. A família fará com que o paciente gaste dinheiro enquanto que o paciente achará que tudo isto não serve de nada e que o dinheiro deveria ser gasto com aqueles que "ainda têm uma vida pela frente." É difícil equilibrar as necessidades financeiras. Para se conseguir isto é necessário encontrar soluções criativas e uma discussão honesta.

APRENDER E CRESCER

Apesar de todos os problemas sérios que está enfrentando, se estiver realmente disposto a enfrentar de maneira direta e honesta a experiência de lidar com uma doença fatal de uma pessoa que lhe é querida, a experiência pode contribuir para o seu crescimento pessoal. Muitos dos nossos pacientes e suas famílias contaram-nos que a comunicação estabelecida durante a doença levou a uma maior intimidade e um fortalecimento do relacionamento.

Outra conseqüência que vemos com freqüência quando uma pessoa se depara com a possibilidade da morte de um ente querido é que ela tem de aprender a enfrentar os seus próprios sentimentos em relação à morte. Ao se deparar com a morte de maneira indireta a pessoa descobre que a morte não mais a assusta tanto.

Comentamos nos capítulos anteriores que alguns dos pacientes que enfrentaram o câncer e se esforçaram para modificar a orientação da doença desenvolveram uma força psicológica maior do que a que possuíam antes da doença — a sensação de estarem "melhores do que antes". O mesmo acontece com as suas famílias. As pessoas que enfrentam o câncer com honestidade e receptividade também conseguem ficar "melhores do que antes". Quer o paciente fique ou não curado, a família pode desenvolver uma força psicológica que durará o resto de suas vidas.

Bibliografia

Abse, D. W.; Wilkins, M. M.; Kirschner, G.; Weston, D. L.; Brown, R. S.; Buxton, W. D. Self-frustration, nighttime smoking, and lung cancer. *Psychosomatic Medicine*, 1972, 34, 395.

Abse, D. W.; Wilkins, M. M.; Vande Castle, R. L.; Buxton. W. D.; Demars, J. P.; Brown, R. S.; and Kirschner, L G Personality and behavioral characteristics of lung cancer patients. *Journal of Psychosomatic Research*, 1974, 18, 101-13.

Achterberg, J.; Simonton, O. C.; and Simonton, S. *Stress, Psychological Factors, and Cancer*. Fort Worth: New Medicine Press, 1976.

Ader, R., and Cohen, N. Behaviorally conditioned immunosuppression. *Psychosomatic Medicine*, 1975, 37, 333-40.

Ahlborg, B., Leukocytes in blood during prolonged physical exercise. *Forsvarsmedicin*, 1967, 3, 36.

Ahlborg, G., and Ahlborg, G. Exercise leukocytosis with and without beta-adrenergic blockage. *Acta Med. Scand.*, 1970, 187, 141-46.

Amkraut, A. A., and Solomon, G. F. Stress and murine sarcoma virus- (moloney-) induced tumors. *Cancer Research*, July 1972, 32, 1.428-33.

—————. From the symbolic stimulus to the pathophysiological response: Immune mechanisms. *International Journal of Psychiatry in Medicine*, 1975, 5(4), 541-63.

Amkraut, A. A.; Solomon, G. F.; Kasper P.; and Purdue, A. Stress and hormonal intervention in the graft-versus-host response. In B. P. Jankovic and K. Isakovic (Eds.), *Microenvironmental aspects of immunity*. New York: Plenum Publishing Corporation, 1973, 667-74.

Anand, B. K.; Ohhina, G. S.; and Singh, B. Some aspects of electro-encephalographic studies in Yogi. *Electroencephalography Clinical Neurophysiology*, 1964, 13, 452-56.

Andervont, H. B. Influence of environment on mammary cancer in mice. *National Cancer Institute*, 1944, 4, 579-81.

Aring, C. D. Breast cancer revisited, *JAMA*, 1975, 232(7), 742-44.

Bacon, C. L.; Rennecker, R.; and Cutler, M. A. Psychosomatic survey of cancer of the breast. *Psychosomatic Medicine*, 1952, 14, 453-60.

Bahnson, C. B. Basic epistemological considerations regarding psychosomatic processes and their application to current psychophysiological cancer research. Paper presented at the First International Congress of Higher Nervous Activity, Milan, 1968.

———. Psychophysiological complementarity in malignancies: Past work and future vistas. Paper presented at the Second Conference on Psychophysiological Aspects of Cancer, New York, May 1968.

———. Second conference on psychophysiological aspects of cancer. *Annals of the New York Academy Sciences*, 1969, *164*, 307-634.

———. The psychological aspects of cancer. Paper presented at the American Cancer Society's Thirteenth Science Writer's Seminar, 1971.

Bahnson, C. B., and Bahnson, M. B. Cancer as an alternative to psychosis: A theoretical model of somatic ad psychologic regression. In D. M. Kissen and L. L. LeShan (Eds.), *Psychosomatic aspects of neoplastic disease*. Philadelphia: J. B. Lippincott Company, 1964, 184-202.

———. Denial and repression of primitive impulses and of disturbing emotions in patients with malignant neoplasms. In D. M. Kissen, and L. L. LeShan (Eds.), *Psychosomatic aspects of neoplastic disease*. Philadelphia: J. B. Lippincott Company, 1964, 42-62.

———. Role of ego defenses: Denial and repression in the etiology of malignant neoplasm. *Annals of the New York Academy of Sciences*, 1966, *125*, 827-45.

Bahnson, M. B., and Bahnson, C. B. Ego defenses in cancer patients. *Annals of the New York Academy of Sciences*, 1969, *164*, 546-99.

Balitsky, K. P.; Kapshuk, A. P.; and Tsapenko, V. F. Some electrophysiological peculiarities of the nervous system in malignant growth. *Annals of the New York Academy of Sciences*, 1969, *164*, 520-25.

Baltrusch, H. J. F. Results of clinical-psychosomatic cancer research. *Psychosomatic Medicine (Solothurn)*, 1975, *5*, 175-208.

Bard, M., and Sutherland, A. M. Psychological impact of cancer an its treatment: IV. Adaptation to radical mastectomy. *Cancer*, July-August 1955, *8*, 656-72.

Barrios, A. A. Hypnotherapy: A reappraisal. *Psychotherapy:Theory, Research, and Practice*, 1970, *7*(1), 2-7.

Bathrop, R. W. Depressed lymphocyte function after bereavement. *Lancet*, April 16, 1977, 834-36.

Beary, J. F., and Benson, H. A simple psychophysiologic technique which elicits the hypometabolic changes of the relaxation response. *Psychosomatic Medicine*, March-April 1974, 115.

Beecher, H. K. The powerful placebo. *JAMA*, 1955, *159*, 1.602-1.606.

Behavioral factors associated with etiology of physical disease. In C. B. Bahnson (Ed.), *American Journal of Public Helth*, 1974, *64*, 1034-55.

Bennette, G. Psychic and cellular aspects of isolation and identity impairment in cancer. A dialectic of alienation. *Annals of the New York Academy of Sciences*, 1969, *164*, 352-64.

Benson, H. Your innate asset for combating stress. *Harvard Business Review*, 1974, *52*, 49-60.

———. *The relaxation response*. New York: William Morrow & Company, 1975.

Benson, H.; Beary, F.; and Carol, M. P. The relaxation response. *Psychiatry*, February 1974, 37.

Benson, H., and Epstein, M. D. The placebo effect: A neglected asset in the care of patients. *JAMA*, 1975, *12*, 1.225-26.

Benson, H.; Rosner, B. A.; Marzetts, B. A.; and Klemchuk, H. Decreased blood pressure in pharmacologically treated hypertensive patients who regularly elicited the relaxation response. *The Lancet*, February 23, 1974, 289.

Bernard, C. *Experimental medicine*. 1865.

Bernard, C. [*An introduction to the study of experimental medicine*] (H. C. Green, trans.). New York: Dover, 1957.
Bittner, J. J. Differences observed in tumor incidence of albino strain of mice following change in diet. *American Journal of Cancer*, 1935, *25*, 791-96.
Blumberg, E. M. Results of psychological testing of cancer patients. In J. A. Gengerelli and F. J. Kirkner (Eds.), *Psychological Variables in Human Cancer*. Berkeley and Los Angeles: University of California Press, 1954, 30-61.
Blumberg, E. M.; West, P. M.; and Ellis, F. W. A possible relationship between psychological factors and human cancer. *Psychosomatic Medicine*, 1954, *16*(4), 276-86.
——————. MMPI findings in human cancer. *Basic Reading on the MMPI in Psychology and Medicine*. Minneapolis: Minnesota University Press, 1956, 452-60.
Bolen, J. S. Meditation and psychotherapy in the treatment of cancer. *Psychic*, July-August 1973, 19-22.
Booth, G. General and organic specific object relationships in cancer. *Annals of the New York Academy of Sciences*, 1969, *164*, 568-77.
Brooks. J. Transcendental meditation and its potential role in clinical medicine. *Synapse* (School of Medicine, Wayne State University), December, 7, 1973, *1*(3).
Brown, B. *New mind, new body*. New York: Harper & Row, 1975.
Brown, F. The relationship bettween cancer and personality. *Annals of The New York Academy of Sciences*, 1966, *125*, 865-73.
Brown, J. H.; Varsamis, M. B.; Toews, J.; and Shane, M. Psychiatry and oncology: A review. *Canadian Psychiatric Association Journal*, 1974, *19*(2), 219-22.
Buccola, V. A., and Stone, W. J. Effects of jogging and cycling programs on physiological and personality variables in aged men. *Research Quarterly*, May 1975, *46*(2), 134-39.
Bulkley, L. D. Relation of diet to cancer. *Med. Rec.*, 1914, *86*, 699-702.
Burnet, F. M. The concept of immunological surveillance. *Prog. Exp. Tumor Research*, 1970, *13*, 1.027.
Burrows, J. *A practical essay on cancer*. London, 1783.
Butler, B. The use of hypnosis in the case of cancer patients. *Cancer*, 1954, *7*, 1.
Cannon, W. B. *Bodily changes in pain, hunger, fear, and rage* (2nd ed.). New York: Appleton-Century, 1934.
Cardon, P. V., Jr., and Mueller, P. S. A possible mechanism: Psychogenic fat mobilization. *Annals of the New York Academy of Sciences*, 1966, *125*, 924-27 .
Cassel J. An epidemiological perspective of psychosocial factors in disease etiology. *American Journal of Public Health*, 1974, *54*, 1.040-43.
Chesser, E. S., and Anderson, J. L. Treatment of breast cancer: Doctor/patient communication and psychosocial implications. *Proceedings of the Royal Society of Medicine*, 1975, *68*(12), 793-95.
Chigbuh, A. E. Role of psychosomatic factors in the genesis of cancer. *Revista Internazionale di Psicologia e Ipnosi*, 1975, *16*(3), 289-95.
Cobb, B. A social-psychological study of the cancer patient. *Cancer*, 1954, 1-14.
Collingwood. T. R. The effects of physical training upon behavior and self--attitudes, *Journal of Clinical Psychology*, October 1972, *28*(4), 583-85.
Collingwood, T. R., and Willett, L. The effects of physical training upon self-concept and body attitude. *Journal of Clinical Psychology*, July 1971, *27*(3), 411-12.

Coppen, A. J., and Metcalf, M. Cancer and extraversion. In D. M. Kissen and L. L. LeShan (Eds.), *Psychosomatic aspects of neoplastic disease.* Philadelphia and Montreal: J. B. Lippincott Company, 1964, 30-34.

Chile, G., Jr. *What every woman should know aboult the breast cancer controversy.* New York: Macmillan, 1973.

Cullen, J. W.; Fox, B. H.; and Isom, R. N. (Eds.). *Cancer: The behavioral dimensions.* New York: Raven Press, 1976.

Cutler, E. Diet on cancer. *Albany Medical Annals,* 1887.

Cutler, M. The nature of the cancer process in relation to a possible psychosomatic influence. In J. A. Gengerelli and F. J. Kirkner (Eds.), *Psychological variables in human cancer.* Berkeley and Los Angeles: University of California Press, 1954, 1-16.

Doloman, G. F. Emotions, stress, the central nervous system, and immunity. *Ann N. Y. Acad. Sci.,* 1969, *164*(2),335-43.

Dorn. H. F. Cancer and the marital status. *Human Biology,* 1943, *15*, 73-79.

Dunbar, F. *Emotions and bodily changes: A survey of literature-psychosomatic interrelationships 1910-1953* (4th ed.). New York: Columbia University Press, 1954.

Ellerbroek, W. C. Hypotheses toward a unified field theory of human behavior with clinical application to acne vulgaris. *Perspectives in Biology and Medicine,* Winter 1973, 240-62.

Evans, E. *A Psychological study of cancer.* New York: Dodd, Mead & Company, 1926.

Everson, T. C., and Cole, W. H. *Spontaneous regression of cancer.* Philadelphia, 1966, 7.

Ewing, J. Animal experimentations and cancer. Defense of Research Pamphlet 4, American Medical Association, Chicago, 1911.

Feder, S. L. Psychological considerations in the care of patients with cancer. *Annals of the New York Academy of Sciences,* 1966, *125*, 1.020-27.

Fisher, S., and Cleveland, S. E. Relationship of body image to site of cancer. *Psychosomatic Medicine,* 1956, *18*(4), 304-309.

Folkins, C. H. Effects of physical training on mood. *Journal of Clinical Psychology,* 1976, *32*(2), 385-88.

Fox, B. H. Psychosocial epidemiology of cancer. In J. W. Cullen, B. H. Fox, and R. N. Isom (Eds.), *Cancer: The behavior of dimensions.* New York: Raven Press, 1976.

Fox, B. H., and Howell, M. A. Cancer risk among psychiatric patients. *International Journal of Epidemiology,* 1974, *3*, 207-208.

Fox, E. *Sermon on the mount.* New York: Harper & Row, 1938.

Frankel, A., and Murphy, J. Physical fitness and personality in alcoholism: Canonical analysis of measures before and after treatment. *Quarterly Journal Stud. Alc.,* 1974, *35*, 1.272-78.

Friedman, M. and Rosenman, R. *Type A behavior and your heart.* New York: Alfred A. Knopf, 1974.

Friedman, S. B.; Glasgow, L. A.; and Ader, R. Psychosocial factors modifying host resistance to experimental infections. *Annals of the New York Academy of Sciences,* 1969, *164*, 391-93.

Galen. *De tumoribus* [About tumors].

Gary, V., and Guthrie, D. The effect of jogging on physical fitness and self--concept in hospitalized alcoholics. *Quarterly Journal Stu. Alc.,* 1972, *33*, 1.073-78.

Gendron, D. *Enquiries into nature, knowledge, and cure of cancers.* London, 1701.

Gengerelli, J. A., and Kirkner, F. J. (Eds.). *Psychological variables in human cancer*. Berkeley and Los Angeles: University of California Press, 1954.
Glade, P. R.; Zalvidar, N. M.; Mayer, L.; and Cahill, L. J. The role of cellular immunity in neoplasia. *Pediatric Research*, 1976, *10*, 517-22.
Glasser, R. *The body is the hero*. New York: Random House, 1976.
Gottschalk, L. A.; Kunkel, R.; Wohl. T. H.; Saenger, E. L.; and Winger. C. N. Total and half body irradiation: Effect on cognitive and emotional processes. *Archives of General Psychiatry*, November 1969, *21*, 574-80.
Gottschalk, L. A.; Stone, W. M.; Gleser, G. C.; and Iacono, J. M. Anxiety and plasma free acids (FAA). *Life Sciences*, 1969, *8*(2), 61-69.
Green, E., and Green, A. *Beyond Biofeedback*. New York: Delacorte, 1977.
Green, E. E.; Green, A. M.; and Walters, E. D. Voluntary control of internal states: Psychological and physiological. *Journal of Transpersonal Psychology*, 1970,2(1), 1-26.
―――. Biofeedback for mind-body self-regulation: Healing and creativity. Paper presented at The Varieties of Healing Experience, Cupertino, California, October 1971.
Greene, W. A., Jr. Psychological factors and reticuloendothelial disease: I. Preliminary observations on a group of males with lymphomas and leukemia. *Psychosomatic Medicine*, 1954, *16*, 220-30.
―――. The psychosocial setting of the development of leukemia and lymphoma. *Annals of the New York Academy of Sciences*, 1966, *125*, 794-801.
Greene, W. A., Jr., and Miller, G. Psychological factors and reticuloendothelial disease: IV. Observation on a group of children and adolescents with leukemia: An interpretation of disease development in terms of the mother--child unit. *Psychosomatic Medicine*, 1958, *20*, 124-44.
Greene, W. A., Jr.; Young, L.; and Swisher, S. N. Psychological factors and reticuloendothelial disease: II. Observations on a group of women with lymphomas and leukemia. *Psychosomatic Medicine*, 1956, *18*, 284-303.
―――. Psychological and somatic variables associated with the development and course of monozygotic twins discordant for leukemia. *Annals of the New York Academy of Sciences*, 1969, *164*, 394-408.
Greer, S., and Morris, T. Psychological attributes of women who develop breast cancer. A controlled study. *Journal of Psychosomatic Research*, 1975, *19*, 147-53.
Grinker, R. R. Psychosomatic aspects of the cancer problems. *Annals of the New York Academy of Sciences*, 1966, *125*, 876-82.
Grissom, J. J.; Weiner, B. J.; and Weiner, E. A. Psychological substrate of cancer. *Psychologie Medicale*, 1976, *8*(6), 879-90.
Grossarth-Maticek, R. Cancer and family structure. *Familiendynamik*, 1976, *21*(4), 294-318.
Hagnell. O. The premorbid personality of persons who develop cancer in a total population investigated in 1947 and 1957. *Annals of the New York Academy of Sciences*, 1966, *125*, 846-855.
Handley, W. S. A lecture on the natural cause of cancer. *British Medical Journal*, 1909, *1*, 582.
Harrower, M.; Thomas, C. B.; and Altman, A. Human figure drawings in a prospective study of six disorders: Hypertension, coronary heart disease, malignant tumor, suicide, mental illness, and emotional disturbance. *Journal of Nervous Mental Disorders*, 1975, *161*, 191-99.
Hedge, A. R. Hypnosis in cancer. *British Journal of Hypnotism*, 1960, *12*, 2-5.
Hellison, D. R. Physical education and the self-attitude. *Quest Monograph*, January 1970, *13*, 41-45.

Henderson, J. G. Denial and repression as factors in the delay of patients with cancer presenting themselves to the physician. *Annals of the New York Academy of Sciences*, 1966, *125*, 856-64.

Hoffman, S.; Paschikis, K. E.; and Cantarow, A. Exercise, fatigue, and tumor growth, *Fed. Proc.*, March 1960, *19*(abs.), 396.

Hoffman, S. A.; Paschikis, K. E.; DeBiar, D. A.; Cantarow, A.; and Williams, T. L. The influence of exercise on the growth of transplanted rat tumors. *Cancer Research*, June 1962, *22*, 597-99.

Holland, J. C. Psychological aspects of cancer. In J. F. Holland and E. Frei III (Eds.), *Cancer medicine*. Philadelphia: Lea & Febiger, 1973.

Holmes, T. H., and Masuda, M. *Life change and illness susceptibility*. Paper presented as part of Symposium on Separation and Depression: Clinical and Research Aspects, Chicago, December 1970.

Holmes, T. H. and Rahe, R. H. The social readjustment rating scale. *Journal of Psychosomatic Research*, 1976, *11*, 213-18.

Hueper, W. C. Environmental and occupational cancer. U. S. Public Health Report N.º 1.948, Suppl. 209, pp. 35-47, U. S. Government Printing Office, Washington, D. C.

Hughes, C. H. The relations of nervous depression toward the development of cancer. *St. Louis Medicine and Surgery Journal*, 1885.

Humphrey, J. H. Cited in review of L. L. LeShan's book by P. B. Medawar, *New York Review of Books*, June 9, 1977, *24*(10).

Hurlburt, K. Personal communication, March 1975.

Hutschnecker, A. A. *The will to live*. New York: Thomas Y. Crowell Company, 1953.

Ismail, A. H., and Trachtman, L. E. Jogging the imagination. *Psychology Today*, March 1973, *6*(10), 78-82.

Jaffer, Frances. *Any time now*. Effie's Press, 1977.

Jones, A. D. Theoretical considerations concerning the influence of the central nervous system on cancerous growth. *Annals of the New York Academy of Sciences*, 1966, *125*, 946-51.

Josephy, H. Analysis of mortality and causes of death in a mental hospital. *American Journal of Psychiatry*, 1949, *106*, 185-89.

Katz, J.; Gallagher, T.; Hellman, I.; Sachar, E.; and Weiner, H. Psychoendocrine considerations in cancer of the breast. *Annals of the New York Academy of Sciences*, 1969, *164*, 509-16.

Kavetsky, R. E. (Ed.). *The neoplastic process and the nervous system*. Kiev: The State Medical Publishing House, 1958.

Kavetsky, R. E.; Turkevich, N. M.; and Balitsky, K. P. On the psychophysiological mechanism of the organism's resistance to tumor growth. *Annals of the New York Academy of Sciences*, 1966, *125*, 933-45.

Kavetsky, R. E.; Turkevich, N. M.; Akimova, R. H.; Khayetsky, I. K.; and Matveichuf, Y. D. Induced carcinogenesis under various influences on the hypothalamus. *Annals of the New York Academy of Sciences*, 1969, *164*, 517-19.

Kidd, J. G. Does the host react against his own cancer cells? *Cancer Research*, 1961, *21*, 1.170.

Kissen, D. M. Lung cancer, inhalation and personality. In D. M. Kissen and L. LeShan (Eds.), *Psychosomatic aspects of neoplastic disease*. Philadelphia: J. B. Lippincott, 1963, 3-11.

—————. Personality characteristics in males conducive to lung cancer. *British Journal of Medical Psychology*, 1963, *36*, 27,

—————. Relationship between lung cancer, cigarette smoking, inhalation and personality and psychological factors in lung cancers. *British Journal of Medical Psychology*, 1964, *37*, 203-16.

———. The significance of personality in lung cancer in men. *Annals of the New York Academy of Sciences*, 1966, *125*, 933-45.

———. Psychosocial factors, personality, and lung cancer in men aged 55-64. *British Journal of Medical Psychology*, 1967, *40*, 29.

Kissen, D. M.; Brown, R. I. F.; and Kissen, M. A. A further report on personality and psychological factors in lung cancer. *Annals of the New York Academy of Sciences*, 1969, *164*, 535-45.

Kissen, D. M., and Eysenck, H. G. Personality in male lung cancer patients. *Journal of Psychosomatic Research*, 1962, *6*, 123.

Kissen, D. M., and Rao, L. G. S. Steroid excretion patterns and personality in lung cancer. *Annals of the New York Academy of Sciences*, 1969, *164*, 476-82.

Klein, E. Tumor-specific transplantation antigens. *Annals of the New York Academy of Sciences*, 1969, *164*, 344-51.

Klein, G. Immunological surveillance against neoplasia. *The Harvey Lectures*, 1973-64, Series 69.

Klopfer, B. Psychological variables in human cancer. *Journal of Projective Techniques*, 1957, *21*, 331-40.

Kostrubala, T. Prescription for stress: Running. *Practical Psychology for Physicians*, 1975, *2*(10), 50-53.

Kowal, S. J. Emotions as a cause of cancer: Eighteenth and nineteenth century contributions. *Psychoanalytic Review*, 1955, *42*, 217-27.

Krc, I.; Kovarova, H.; Janicek, M.; and Hyzak. A. The effects of physical exercise on the absolute blood basophil leukocyte count. *Acta Univ. Palacki Olomuc Fac Med.*, 1973, *66*, 253-58.

LaBarba, R. C. Experimental and environmental factors in cancer. *Psychosomatic Medicine*, 1970, *32*, 259.

LaBaw, A. L.; Holton, C.; Tewell, K.; and Eccles, D. The use of self-hypnosis by children with cancer. *The American Journal of Clinical Hypnosis*, 1975, *17*(4), 233-38.

Lappe, M. A., and Prehn, R. T. Immunologic surveillance at the macroscopic level-nonselective elimination of premalignant skin papillomas. *Cancer Research*, 1969, *29*, 2.374-80.

LeShan, L. L. A psychosomatic hypothesis concerning the etiology of Hodgkin's disease. *Psychologic Report*, 1957, *3*, 365-75.

———. Psychological states as factors in the development of malignant disease: A critical review. *Journal of the National Cancer Institute*, 1959, *22*, 1-18.

———. A basic psychological orientation apparently associated with malignant disease. *The Psychiatric Quarterly*, 1961, *35*, 314.

———. An emotional life history pattern associated with neoplastic disease. *Annals of the New York Academy of Sciences*, 1966, *125*, 780-93.

———. You can fight for your life. New York: M. Evans & Company, 1977.

LeShan, L. L., and Bassman, M. Some observations on psychotheraphy with patients with neoplastic disease. *American Journal of Psychotherapy*, 1958, *12*, 723-34.

LeShan, L. L., and Worthington, R. E. Some psychologic correlatives of neoplastic disease: Preliminary report. *Journal of Clinical and Experimental Psychopathology*, 1955, *16*, 281-88.

———. Loss of cathexes as a common psychodynamic characteristic of cancer patients: An attempt at statistical validation of a clinical hypothesis. *Psychologic Report*, 1956, *2*, 183-93.

———. Personality as a factor in the pathogenesis of cancer: A review of the literature. *British Journal of Medical Psychology*, 1956, *29*, 49-56.

———. Some recurrent life history patterns observed in patients with malignant disease. *Journal of Nervous Mental Disorders,* 1956, *124,* 460-65.
Lewis, N. D. C. *Research in dementia praecox.* New York Committee for Mental Hygiene, 1936.
Lombard, H. L., and Potter, E. A. Epidemiological aspects of cancer of the cervix: Hereditary and environmental factors. *Cancer,* 1950, *3,* 960-68.
Luk-yandnko, V. L. The conditioned reflex regulation of immunological responses. Department of Physiology of the Higher Nervous Activity, Moscow State University and Sukhumi Medical Biological Station, U.S.S.R. Academy of Medical Sciences, June 1958.
MacMillan, M. B. A note on LeShan and Worthington's "Personality as a factor in the pathogenesis of cancer." *British Journal of Medical Psychology,* 1957, *30,* 41.
Marcial, V. A. Socioeconomic aspects of the incidence of cancer in Puerto Rico. *Annals of the New York Academy of Sciences,* 1960, *84,* 981.
Marmorston, J. Urinary hormone metabolite levels in patients with cancer of the breast, prostate, and lung. *Annals of the New York Academy of Sciences,* 1966, *125,* 959-73.
Marmorston, J.; Geller, P. J.; and Weiner, J. M. Pretreatment urinary harmone patterns and survival in patients with breast cancer, prostate cancer, or lung cancer. *Annals of the New York Academy of Sciences,* 1969, *146,* 483-93.
Mason, J. W. Psychological stress and endocrine function. In E. J. Sachar (Ed.), *Topics in psychoendocrinology.* New York: Grune & Stratton, 1975.
Mastrovito, R. C. Acute psychiatric problems and the use of psychotropic medications in the treatment of the cancer patient. *Annals of the New York Academy of Sciences,* 1966, *125,* 1.006-10.
Meerloo, J. The initial neurologic and psychiatric picture syndrome of pulmonary growth. *JAMA,* 1951, *146,* 558-59.
———. Psychological implications of malignant growth: Survey of hypotheses. *British Journal of Medical Psychology,* 1954, *27,* 210-15.
Miller, F. R., and Jones, H. W. The possibility of precipitating the leukemic state by emotional factors. *Blood,* 1948, *8,* 880-84.
Miller, H. Emotions and malignancy. Paper presented at the American Society of Clinical Hypnosis Convention, San Francisco, November 1969.
Mitchell, J. S. Psychosomatic cancer research from the viewpoint of the general cancer field. In D. M. Kissen and L. L. LeShan (Eds.), *Psychosomatic aspects of neoplastic disease.* Philadelphia: J. B. Lippincott Company, 1964, 211-16.
Moore, C., and Tittle, P. W. Muscle activity, body fat, and induced rat mammary tumor. *Sugery,* March 1973, *73*(3), 329-32.
Moses, R., and Cividali, N. Differential levels of awareness of illness: Their relation to some salient features in cancer patients. *Annals of the New York Academy of Sciences,* 1966, *125,* 984-94.
Muslin, H. L.; Gyarfas, K.; and Pieper, W, J. Separation experience and cancer of the breast. *Annals of the New York Academy of Sciences,* 1966, *125,* 802-06.
Nakagawa, S., and Ikemi, Y. A psychosomatic study of spontaneous regression of cancer. *Medicina Psicosomatica,* 1975, *20*(4), 378.
Newton, G. Early experience and resistance to tumor growth. In D. M. Kissen and L. L. LeShan (Eds.). *Psychosomatic aspects of neoplastic disease.* Philadelphia: J. B. Lippincott, 1963, 71-79.
———. Tumor susceptibility in rats: Role of infantile manipulation and later exercise. *Psychological Reports,* 1965, *16,* 127-32.
Nunn, T. H. *Cancer of the breast.* London: J. & A. Churchill, 1822.

Old, L. J., and Boyse, E. A. Immunology of experimental tumors. *Annual Review of Medicine*, 1964, *15*, 167.

Orbach, C. E.; Sutherland, A. M.; and Bozeman, M. F. Psychological impact of cancer and its treatment. *Cancer*, 1955, *8*, 20.

Paget, J. *Surgical pathology* (2nd ed.). London: Longman's Green, 1870.

Paloucek, F. P., and Graham, J. B. The influence of psychosocial factors on the prognosis in cancer of the cervix. *Annals of the New York Academy of Sciences*, 1966, *125*, 814-16.

Parkes, C. M.; Benjamin, B.; and Fitzgerald, R. G. Broken heart: A statistical study of increased mortality among widowers. *British Medical Journal*, 1969, *1*, 740-43.

Patterson, W. B. The quality of survival in response to treatment. *JAMA*, July 21, 1975, *233*(3), 280-81.

Pelletier, K. R. *Mind as healer, mind as slayer*. New York: Delta, 1977.

Pendergrass, E. Host resistance and other intangibles in the treatment of cancer. *American Journal of Roentgenology*, 1961, *85*, 891-96.

Peper, E., ad Pelletier, K. R. Spontaneous remission of cancer: A bibliography. Mimeograph, 1969.

Prehn, R. T. The relationship of immunology to carcinogenesis. *Annals of the New York Academy of Sciences*, 1969, *164*, 449-57.

Psychophysiological aspects of cancer. In E. M. Weyer (Ed.), *Annals of the New York Academy of Sciences*, 1966, *125*(3), 773-1.055.

Rapaport, F. T., and Lawrence, H. A. A possible role for cross-reacting antigens in conditioning immunological surveillance mechanisms in cancer and transplantation: II. Prospective studies of altered cellular immune reactivity in cancer patients. *Transplantation Proceedings*, June 1975, *7*(2), 281-85.

Rashkis, H. A. Systematic stress as an inhibitor of experimental tumors in Swiss mice. *Science*, 1952, *116*, 169-71.

Rasmussen, A. F., Jr. Emotions and immunity. *Annals of the New York Academy of Sciences*, 1969, *164*, 458-62.

Resier, M. Retrospects and prospects. *Annals of the New York Academy of Sciences*, 1966, *125*, 1.028-55.

Reznikoff, M. Psychological factors in breast cancer: A preliminary study of some personality trends in patients with cancer of the breast. *Psychosomatic Medicine*, 1955, *18*, 2.

Reznikoff, M., and Martin, P. E. The influence of stress on mammary cancer in mice. *Journal of Psychosomatic Research*, 1957, *2*, 56-60.

Reznikoff, M., and Tomblin, D. The use of human figure drawings in the diagnosis of organ pathology. *Journal of Consulting Psychology*, 1956, *20*, 467-70.

Richter, C. P. On the phenomenon of sudden death in animals and man. *Psychosomatic Medicine*, 1957, *19*, 191-98.

Rigan, D. Exercise and cancer. A review. *Journal A.O.A.*, March 1963, *62*, 596-99.

Riley, V. Mouse mammary tumors: Alteration of incidence as apparent function of stress. *Science*, August 1975, *189*, 465-67.

Rosenbaum, E., and Rosenbaum, I. R. *Mind and body: A rehabilitation guide for patients and their families*. San Francisco: Published by the authors c/o Mt. Zion Hospital.

Rosenthal, R. *Experimenter effects in behavioral research*. New York: Appleton-Century-Crofts, 1966.

Rosenthal, R. The volunteer subject. *Human Relations*, 1965, *18*, 389-406.

Rosenthal, R., and Rosnow, R. L. (Eds.). The volunteer subject. *Artifact in behavioral research.* New York: Academic Press, 1969.

Rusch, H. P., and Kline, B. E. The effect of exercise on the growth of a mouse tumor. *Cancer Research,* 116-18.

Sacerdote, P. The uses of hypnosis in cancer patients. *Annals of the New York Academy of Sciences,* 1966, *125,* 1.011-19.

Sakurai, N.; Yamaoka, S.; and Maurakami, M. Relationship between exercises and changes in blood characteristics in horses. *Exp. Rep. Equine Health Lab.,* 1967, *4,* 15-19.

Salk, J. Immunological paradoxes: Theoretical considerations in the rejection or retention of grafts, tumors, and normal tissue. *Annals of the New York Academy of Sciences,* 1969, *164,* 365-80.

Samudzhan, E. M. Effect of functionally weakened cerebral cortex on growth of inoculated tumors in mice. *Med. Zhurn.,* AN Ukranian SSSR, 1954, *24*(3), 10-14.

Samuels, M., and Samuels, N. *Seeing with the mind's eye.* New York and Berkeley: Random House and the Bookworks, 1975,

Scheflen, A. E. Malignant tumors in the institutionalized psychotic population. *Archives of Neurology and Psychiatry,* 1951, *64,* 145-55.

Schmale, A. T., and Iker, H. The psychological setting of uterine cervical cancer. *Annals of the New York Academy of Sciences,* 1966, *125,* 807-13.

─────. Hopelessness as a predictor of cervical cancer. *Social Science and Medicine,* 1971, *5,* 95-100.

Schonfield, J. Phychological factors related to delayed return to an earlier life-style in successfully treated cancer patients. *Journal of Psychosomatic Research,* 1972, *16,* 41-46.

─────. Psychological and life-experience differences between Israeli women with benign and cancerous breast lesions. *Journal of Psychosomatic Research,* 1975, *19,* 229-34.

Second conference on psychophysiological aspects of cancer. In M. Krauss (Ed.), *Annals of the New York Academy of Sciences,* 1969, *164*(2), 307-634.

Seligman, M. E. P. *Helplessness: On depression, development, and death.* San Francisco: W. H. Freeman and Company, 1975.

Selye, H. *The stress of life.* New York: McGraw-Hill, 1956.

Shands, H. C. The informational impact of cancer on the structure of the human personality. *Annals of the New York Academy of Sciences,* 1966, *125,* 883-89.

Sheehy, G. *Passages.* New York: E. P. Dutton and Company, 1976.

Silvertsen, I., and Dahlstrom, A. W.. Relation of muscular activity to carcinoma: Preliminary report. *Journal of Cancer Research,* 1921, *6,* 365-78.

Silvertsen, I., and Hastings, W. H. Preliminary report on influence of food and function on incidence of mammary gland tumor in "A" stock albino mice. *Minnesota Med.,* December 1938, *21,* 873-75.

Simonton, O. C., and Simonton, S. Belief systems and management of the emotional aspects of malignancy. *Journal of Traspersonal Psychology,* 1975, *7*(1), 29-47.

Smart, A. Conscious control of physical and mental states. *Menninger Perspective,* April-May 1970.

Smith, W. R., and Sebastian, H. Emotional history and pathogenesis of cancer. *Journal of Clinical Psychology,* 1976, *32*(4), 863-66.

Snow, H. *The reappearance [recurrence] of cancer after apparent extirpation.* London: J. & A. Churchill, 1870.

─────. *Clinical notes on cancer.* London: J. & A. Churchill, 1883.

─────. *Cancer and the cancer process.* London: J. & A. Churchill, 1893.

Solomon, G. F. Emotions, stress, the central nervous system, and immunity. *Annals of the New York Academy of Sciences*, 1969, *164*, 335-43.
Solomon, G. F., and Amkraut. A. A. Emotions, stres, and immunity. *Frontiers of Radiation Therapy and Oncology*, 1972, *7*, 84-96.
Solomon, G. F., and Moos, R. H. Emotions, immunity and disease. *Archives of General Psychiatry*, 1964, *11*, 657.
Solomon, G. F.; Amkraut, A. A.; and Kasper, P. Immunity, emotions and stress. *Annals of Clinical Research*, 1974, *6*, 313-22.
Sommers, S. C., and Friedell, G. H. Studies of carcinogenesis in parabiotic rats. *Annals of the New York Academy of Sciences*, 1966, *125*, 928-32.
Sonstroem, R. J., and Walker, M. I. Relationship of attitudes and locus of control to exercise and physical fitness. *Perceptual and Motor Skills*, 1973, *36*, 1.031-34.
Southam, C. M. Relationships of immunology to cancer: A review. *Cancer Research*, 1960, *20*, 271.
―――. Discussion: Emotions, immunology, and cancer: How might the psyche influence neoplasia? *Annals of the New York of Sciences*, 1969, *164*, 473-75.
Stamford, B. K.; Hambacher, W.; and Fallica, A. Effects of daily physical exercise on the psychiatric state of institutionalized geriatric mental patients. *Research Quarterly*, 1974, *45*(1), 34-41.
Stavraky, K. M. Psychological factors in the outcome of human cancer. *Journal of Psychosomatic Research*, 1968, *12*, 251.
Stein, M.; Schiavi, R. C.; and Camerino, M. Influence of brain and behavior on the immune system. *Science*, February 6, 1976, *191*, 435-39.
Stein, M.; Schiaci, R. C.; and Luparello, T. J. The hypothalamus and immune process. *Annals of the New York Academy of Sciences*, 1969, *164*, 462-72.
Steiner, C. *Scripts people live.* New York: Bantam,' 1974.
Stephenson, I. H., and Grace, W. Life stress and cancer of the cervix. *Psychosomatic Medicine*, 1954, *16*, 287.
Stern, E.; Mickey, M. R.; and Gorski, R. A. Neuroendocrine factors in experimental carcinogenesis. *Annals of the New York Academy of Sciences*, 1969, *164*, 494-508.
Stern, K. The reticuloendothelial system and neoplasia. In J. H. Heller (Ed.), *Reticuloendothelial structure ·and function.* New York: The Ronald Press Company, 1960, 233-58.
Sundstroem, E. S., and Michaels, G. *The adrenal cortex in adaptation to altitude, climate, and cancer.* Berkeley: University of California Press, 1942.
Surawicz, F. G.; Brightwell, D. R.; Weitzel, W. D.; and Othmer, E. Cancer, emotions, and mental illness: The present state of understanding. *American Journal of Psychiatry*, 1976, *133*(11), 1.306-1.309.
Takahashi, H. Effects of physical exercise on blood: 2. Changes in the hematological picture with physical loads. *Journal Nara Med. Assoc.*, 1975, *26*(6), 431-37.
Tannenbaum, A. Role of nutrition in origin and growth of tumors. In *Approaches to tumor chemotherapy*, 1947, 96-127.
Tarlau, M., and Smalheiser, I. Personality patterns in patients with malignant tumors of the breast and cervix: Exploratory study. *Psychosomatic Medicine*, 1951, *13*, 117-21.
Thomas, C. B., and Duszynski, D. R. Closeness to parents and the family constellation in a prospective study of five disease states: Suicide, mental illness, malignant tumor, hypertension, and coronary heart disease. *The Johs Hopkins Medical Journal*, 1973, *134*, 251-70.
Thomas, L. Reactions to homologous tissue antigens in relation to hypersensitivity. *Cellular and Humoral Aspects of the Hypersensitive States*, 1959, 529-32.

Tillman, K. Relationship between physical fitness and selected personality traits. *The Research Quarterly*, *36*(4), 483-89.

Turkevish, N. M. Significance of typological peculiarities of the nervous system in the origin and development of cancer of the mammaries in mice. *Vopr. Oncol.*, 1955, *1*(6), 64-70.

Ulene, A. *Feeling fine*. Los Angeles: J. P. Tarcher, 1977.

Visscher, M. B.; Ball, Z. B.; Barnes, R. H.; and Silvertsen, I. Influence of caloric restriction upon incidence of spontaneous mammry carcinoma in mice. *Surgery*, January 1942, *11*, 48-55.

Wallace, R. K., and Benson. H. The physiology of meditation. *Science*, March 1970, *167*, 1.751-54.

Wallace, R. K., and Benson, H. The physiology of meditation. *Scientific American*, February 1972, 84.

Wallace, R. K.; Benson, R.; and Wilson, A. F. A wakeful hypometabolic physiologic state. *American Journal of Physiology*, September 1971, 795.

Walse, W. A. *Nature and treatment of cancer*. London: Taylor and Walton, 1846.

Waxenberg, S. E. The importance of the communications of feelings about cancer. *Annals of the New York Academy of Sciences*, 1966, *125*, 1.000-1.005.

Weiner, J. M.; Marmorston, J.; Stern, E.; and Hopkins, C. E. Urinary hormone metabolites in cancer and benign hyperplasia of the prostate: A multivariate statistical analysis. *Annals of the New York Academy of Sciences*, 1966, *125*, 974-83.

Weinstock, C. Psychodynamics of cancer regression. *Journal of the American Academy of Psychoanalysis*, 1977, *5*(2), 285-86.

Weiss, D. W. Immunological parameters of the host-parasite relationship in neoplasia. *Annals of the New York Academy of Sciences*, 1969, *164*, 431-48.

Weiss, D. W.; Faulkin, L. J., Jr.; and DeOme, K. B. Acquisition of heightened resistance and susceptibility to spontaneous mouse mammary carcinomas in the origianl host. *Cancer Research*, 1964, *24*, 732.

Weitzenhoffer, A. M. *Hypnotism: An objective study in suggestibility*. New York: John Wiley & Sons, 1953.

West, P. M. Origin and development of the psychological approach to the cancer problem. In J. A. Gengerelli and F. J. Kirkner (Eds.), *The psychological variables in human cancer*. Berkeley and Los Angeles: University of California Press, 1954, 17-26.

West, P. M.; Blumberg, E. M.; and Ellis, F. W. An observed correlation between psychological factors and growth rate of cancer in man. *Cancer Research*, 1952, *12*, 306-307.

Wheeler, J. I., Jr., and Caldwell, B. M. Psychological evaluation of women with cancer of the breast and of the cervix. *Psychosomatic Medicine*, 1955, *17*(4), 256-68.

Wintrok, R. M. Hexes, roots, snake eggs? M. D. vs occult. *Medical Opinion*, 1972, *1*(7), 54-57.

Wolf, S. Effects of suggestion and conditioning on the action of chemical agents in human subjects: The pharmacology of placebos. *Journal of Clinical Investigation*, 1950, *29*, 100-109.

Os Autores

Os Simonton são reconhecidos, no mundo inteiro, como líderes do movimento holístico de saúde. A abordagem completa por eles adotada na luta contra o câncer combina o tratamento médico tradicional com o tratamento psicológico — para criar um ambiente mais favorável, tanto interior como exteriormente, à recuperação do paciente. E os resultados têm sido espetaculares: os pacientes tratados pelo Simonton têm tido uma taxa de sobrevida duas vezes superior à média e, em muitos casos, progredido admiravelmente ou se curado completamente.

Carl e Stephanie Simonton trabalharam com os hospitais e escolas de medicina mais importantes dos Estados Unidos, ajudando-os a criar o mesmo tipo de programas de aconselhamento ao canceroso que existe em sua clínica no Texas. Eles são atualmente considerados os mais importantes profissionais da área de tratamento das causas psicológicas do câncer.

O Dr. O. Carl Simonton, D.A.B.R. é radioterapeuta e diretor do Cancer Counseling and Research Center em Dallas, Texas.

Stephanie Matthews-Simonton é psicoterapeuta e diretora do programa de psicoterapia intensivo do Centro.

James L. Creighton trabalhou com os Simonton e, independentemente, em aconselhamento e cuidados do paciente canceroso.

CORA

O QUE É O CORA

É uma sociedade civil de caráter privado, de âmbito nacional e sem fins lucrativos, destinada à união dos esforços de auto-ajuda das pessoas atingidas pelo câncer. O CORA surgiu a partir da vivência pessoal de alguns ex-pacientes, e por iniciativa destes, de familiares, amigos, profissionais médicos e paramédicos, tendo como objetivos principais: aprimorar as condições psicossociais das pessoas portadoras de moléstias oncológicas; estimular o esforço individual de recuperação pelo esclarecimento dos doentes sobre as oportunidades de superação de suas dificuldades; combater a discriminação contra o câncer pelo esclarecimento à sociedade sobre esta moléstia; incentivar o complemento da formação do pessoal médico e paramédico quanto aos aspectos psicossociais envolvidos no tratamento e recuperação; recomendar normas de conduta e princípios para o relacionamento médico-paciente; defender os direitos dos portadores de moléstias oncológicas e representá-los publicamente; promover o intercâmbio com entidades afins no âmbito nacional e internacional; incentivar as atividades de pesquisa científica no seu campo de atuação.

O QUE É O PAAA — PROGRAMA AVANÇADO DE AUTO-AJUDA

O PAAA é um trabalho especialmente dirigido a grupos de pacientes de câncer, introduzido e adaptado no Brasil pelo CORA, mediante um convênio com o Cancer Support and Education Center, Menlo Park, Califórnia, EUA, onde é aplicado há mais de 15 anos.

O Programa Avançado de Auto-Ajuda é um trabalho em grupos, com abordagem diferente de tudo que o leitor já viu ou imaginou. São cerca de 60 horas de trabalho em conjunto, com técnicas dirigidas, que dão ao participante a oportunidade de entrar em contato com suas emoções mais profundas a respeito da doença.

No Programa o paciente não será tratado como uma vítima do câncer, mas como uma pessoa que busca ajuda para enfrentar esse problema de frente. Ele estará convivendo com outros pacientes empenhados na mesma luta e com ex-pacientes que passaram por tudo aquilo que ele está passando e conseguiram superar a moléstia.

O paciente vai entrar em contato com sua voz interior, descobrindo o que realmente deseja para si próprio. Vai aprender a transformar os sentimentos de desamparo e desesperança em forte desejo de viver.

Já se foi o tempo em que a medicina convencional não levava em consideração os fatores emocionais na evolução da doença. No PAAA o paciente vai aprender técnicas que vão ajudá-lo a se aliar aos seus tratamentos, potencializando os seus efeitos. O tratamento médico é importantíssimo, mas a atitude diante dele pode ser fundamental.

ESTRUTURA DO PAAA

Os grupos são formados por oito a doze pacientes e respectivos acompanhantes — pessoas próximas, se possível da família — um coordenador com formação em psicologia ou psiquiatria e monitores, na proporção de um para quatro participantes.

Monitores e coordenadores — entre os quais vários ex-pacientes de câncer — foram especialmente habilitados para esse trabalho pelo Programa de Formação e Treinamento ministrado no Brasil pela equipe técnica do Cancer Support and Education Center, sob a coordenação da Dra. Magdalen B. Creighton.

O Programa está estruturado em nove sessões semanais, cada qual com seis horas consecutivas de trabalho, observado um intervalo para refeição. Essas sessões desenvolvem-se em torno de temas abordados de forma direta e criativa, oferecendo ao paciente oportunidades de partilhar seus sentimentos e preocupações com o grupo.

Além do trabalho de grupo, o Programa proporciona sessões individuais de aconselhamento com monitores, orientação nutricional e massagens relaxantes ao longo das nove semanas.

PROCURE O CORA

É perfeitamente compreensível que pessoas com câncer mergulhem em sentimentos de solidão e depressão. Os tratamentos são assustadores, as pessoas em volta passam a se comportar de forma estranha. A cada dia aumenta o peso do tabu da doença.

O Programa Avançado de Auto-Ajuda fará com que o paciente passe a acreditar que pode colaborar na luta contra o seu câncer, sentindo-se fortalecido, mais participante e mais responsável pela sua própria vida.

Informações mais completas poderão ser obtidas no endereço abaixo:

Rua Delfina, 305 – Vila Madalena, São Paulo, SP. Tel.: (11) 3813-3340.

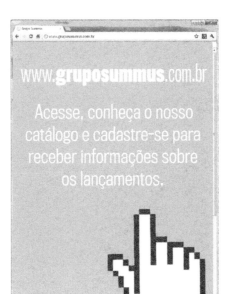

www.gruposummus.com.br